痹病
用药传薪

孟彪　高立珍　赵和平 / 编著

BIBING YONGYAO CHUANXIN

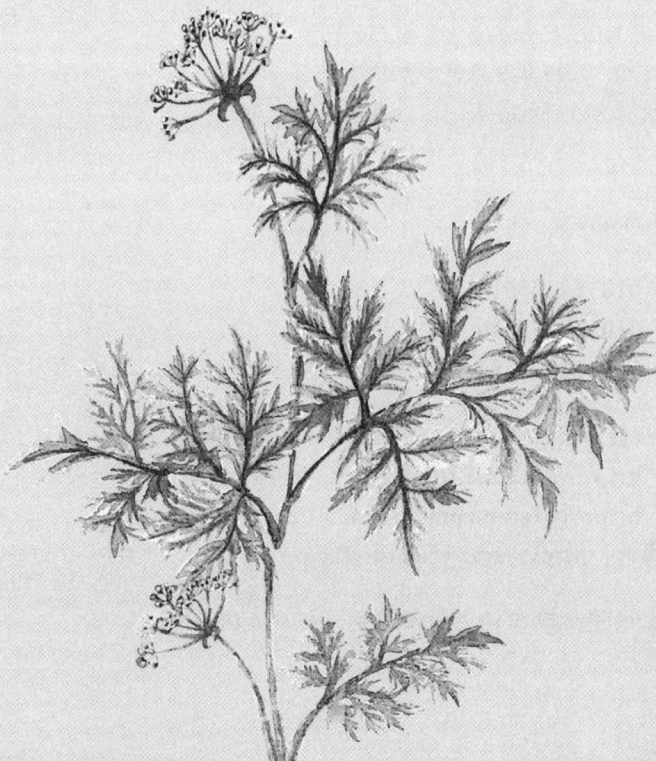

全国百佳图书出版单位

中国中医药出版社

·北京·

图书在版编目（CIP）数据

痹病用药传薪 / 孟彪，高立珍，赵和平编著 .

北京：中国中医药出版社，2025.8

ISBN 978-7-5132-9636-6

Ⅰ . R255.6

中国国家版本馆 CIP 数据核字第 20257GK286 号

中国中医药出版社出版

北京经济技术开发区科创十三街 31 号院二区 8 号楼

邮政编码　100176

传真　010-64405721

河北盛世彩捷印刷有限公司印刷

各地新华书店经销

开本 710×1000　1/16　印张 14.5　字数 230 千字

2025 年 8 月第 1 版　2025 年 8 月第 1 次印刷

书号　ISBN 978-7-5132-9636-6

定价　68.00 元

网址　www.cptcm.com

服 务 热 线　010-64405510

购 书 热 线　010-89535836

维 权 打 假　010-64405753

微信服务号　zgzyycbs

微商城网址　https://kdt.im/LIdUGr

官 方 微 博　http://e.weibo.com/cptcm

天猫旗舰店网址　https://zgzyycbs.tmall.com

如有印装质量问题请与本社出版部联系（010-64405510）

自　序

痹病亦称痹证，自古有之，诊断易而治愈难，是临床常见病、多发病。从《黄帝内经》"风寒湿三气杂至，合而为痹也"，至朱良春先生的益肾蠲痹法，历代先贤在治疗痹病方面积累了丰富的经验。

余从医三十余载，曾跟随伍炳彩、唐祖宣国医大师，经方家黄煌教授，以及风湿病专家赵和平教授学习。诸师之学术思想及临床经验对我们治疗痹证颇有启发，为我们提升临床疗效打下了坚实的基础。

余所负责之风湿病科为湖北省中医重点专科，国家中医药管理局优势专科。多年来，我们一直在临床苦苦求索，力求能以最简单的方药为患者解除痛苦。余读书与临证偶有所得即记录下来，集腋成裘，竟亦达十数万字。古人讲"用药如用兵"，充分把握每味药的特性，准确用药是提高临床疗效不可或缺的环节。我们把临床治痹用药经验总结出来，给基层医生及规培医生作专题讲解，未料却受到他们的喜爱。今把我们多年来用药经验汇集成册与大家分享。

本书的第一部分内容讲述单味药，其中既有我们用药的心得体会，亦有古今医家的独到经验，还有大量的验方、秘方（古籍中的处方为保持原貌，仍用两、钱等单位，未转换成克）及趣闻轶事。第二部分内容讲述对药。对药是方剂的最小配伍单位和核心部分，也是药物上升到药方的关键环节，是医者长期医疗实践智慧的结晶，具有丰富的内容和奥妙的内涵，学好对药对我们临床处方大有裨益。

本书虽名为《痹病用药传薪》，但书中内容丰富多彩，并非局限于痹病，且通俗易懂，切合临床实用。我们衷心希望本书能对中医临床工作者有所裨益。限于水平，书中舛误之处在所难免，敬请广大同仁提出宝贵意见，以便再版时修订提高。

孟 彪
2025 年 5 月于十堰市中医医院

目　录

上篇　单味药

下篇 对药

上 篇

单味药

洋金花

洋金花为茄科植物白曼陀罗的干燥花，其性温，味辛，有毒，归肺、肝经，有止咳平喘、镇痛、解痉的功效。

洋金花是曼陀罗的花，具有较强的毒性。传说华佗的麻沸散中的主药即本药。华佗麻沸散的组成已不可考。日本华冈青洲经验方麻沸散是由曼陀罗花一斤，生草乌、香白芷、当归、川芎各四钱，天南星一钱组成，可治风湿骨痛、胃痛、牙痛、头痛、关节痛、神经痛。洋金花治疗风湿痹痛可以内服，也可以外用。如《全国中草药汇编》中治关节炎：取曼陀罗花9g，热水冲泡，烫洗患处。我们的专科制剂——强力风湿液即有洋金花，其组成为：洋金花10g，生草乌10g，生马钱子15g，祖师麻15g，细辛10g，威灵仙10g，秦艽10g，木防己15g，鸡血藤20g，苏木10g，青风藤30g，当归15g，地龙20g，樟脑10g，冰片10g。上药加入75% 乙醇4000mL 中浸泡15天后即可应用。本方具有温经散寒、祛风除湿、通络止痛之功，对于诸般痹证，表现为肢体、关节、筋骨、肌肉疼痛，麻木，屈伸不利，或关节肿胀等症有一定效果。用法：外搽患处，每日三次。

此外，洋金花的平喘作用非常好，如治哮喘：取曼陀罗花两五，火硝一钱，川贝母一两，法半夏八钱，泽兰六钱，款冬花五钱。上共研细末，用老姜一斤，捣烂取汁，将药末合匀，以有盖茶盅一只盛贮封固，隔水蒸一小时久，取出，以熟烟丝十两和匀，放通风处，吹至七八成干（不可过于干燥，恐其易碎）时，贮于香烟罐中备用。每日以旱烟筒或水烟袋，如寻常吸烟法吸之（《外科十三方考》立止哮喘烟）。

20 世纪90 年代，我们在市里上班，在农村居住。村子的街头巷尾土疙瘩旁边，常有洋金花的倩影。村里人都知道这种植物有毒，称之为鸡信（称砒霜为信石），认为鸡吃之会毙命。对于顽固性的咳嗽或哮喘患者，我们常采洋金花晒干加入烟丝中，为患者制成简易的烟卷令其点燃吸之。虽不能根治，但缓解患者的痛苦，效果还是比较明显的。如今三十年过去了，回想起当年帮患者制作洋金花烟的场景仍历历在目。

【用量用法】口服 0.3 ～ 0.6g，宜入丸散，亦可作卷烟分次燃吸（一日量不超过 1.5g）。外用适量。

【名家论述】

1.《本草纲目》云：诸风及寒湿脚气，煎汤洗之。又主惊痫及脱肛，并入麻药。

2.《叶橘泉实用经效民间单方》云：神经性气喘、呼吸困难，呼气长而作哮声，吸气短促，其发作有间歇性，发则气管枝陡然收束，呼吸困难，喘息不能平卧，数小时或数日则止；止则一似常人，毫无病征之可见，此之谓神经性支气管喘息。于发作时，用曼陀罗花子半分，水一杯，煎二三沸，去渣，加入蜂蜜一瓢匙调味，频频呷服，镇静定喘之效极著。

马钱子

马钱子为马钱科植物云南马钱或马钱的成熟种子，其味苦，性寒，有大毒，归肝、脾经，有通络止痛、散结消肿的功效。

民谚云"马钱子，马钱子，马前吃了马后死"，即言其有剧毒，服之可数步毙命。但本药运用得当，确为良药，临床多用于治疗风湿顽痹、麻木瘫痪。《医学衷中参西录》载："其毒甚烈……开通经络，透达关节之力，实远胜于它药也。"故其为治风湿顽痹、拘挛疼痛、麻木瘫痪之常用药，可治疗各种风湿病，包括类风湿关节炎、强直性脊柱炎、骨关节炎等。本品单用即有效，也可配麻黄、甘草、乳香、没药、全蝎等为丸服。现代研究表明，马钱子具有明显抗炎及抑制免疫反应的作用。

余（本书中第一人称"余""我"均为孟彪）读大学时曾购得《当代名医临证精华·痹证专辑》一书，书中都是名老中医治疗痹证之经验，令人爱不释手。书中载有颜德馨先生之经验方——龙马定痛丹，其组成为马钱子 30g，土鳖虫、地龙、全蝎各 3g。制时先将马钱子用土炒至膨胀，再入香油炸之，俟其有响爆之声，外呈棕黄色，切开呈紫红色时取出，与地龙、土鳖虫、全蝎共研细末，后入朱砂，制成蜜丸40粒。龙马定痛丹渊出清代王清任之"龙马自来丹"，原方用治痫症、瘫腿。颜德馨教授吸收了历代医家的经验，经过长期临床验证，并不断总结，在原方基础上加入土鳖虫、全蝎等药，定名为"龙马定痛丹"。适逢家嫂左肘部疼痛数日未止，放假后，余如法炮制，配制出龙马定痛丹，让家嫂晚上服一丸，次日痛止，其效果令我惊奇。但家嫂说服药后出现四肢不自主抽动，亦令余惊出了一身冷汗。当年真是初生牛犊不怕虎，学到啥都迫不及待地尝试。从那次以后，再让患者服药，多从半丸服起，逐渐加量，则无斯弊，即有反应，亦较轻微。

治疗风湿痹病，我们还常用补肾通络丸1号方：制马钱子50g，全蝎100g，白芍100g，甘草100g，鹿筋50g等。上药共研极细粉，配成水泛丸。本方有补肾强筋、祛风活血、通络定痛之功效，治疗风湿、类风湿关节炎及其关节僵肿变形，骨质增生症，肩周炎，急性腰扭伤，腰椎间盘突出症及其手术后遗症等，有一定效果。

《现代实用中药》用马钱子与甘草等分为末，炼蜜为丸服，以治手足麻木、半身不遂。用于散结消肿定痛，可与穿山甲同用，如《救生苦海》中的马前散、《外科方奇方》中的青龙丸等。清代医家王洪绪言：马钱子能摄经络骨骼之寒湿，去皮里膜外之凝结。《外科全生集》用马钱子配小金丹治结核。若喉痹肿痛，可配山豆根等研末吹喉，如《医方摘要》番木鳖散。治疗胃下垂可配伍黄芪、枳壳、升麻。治疗肌无力及运动神经元疾病，我们常在辨证处方中加用制马钱子粉0.3～0.6g，冲服，常能提高疗效。

马钱子的炮制至关重要，我们常采用张锡纯制法：将马钱子先去净毛，水煮两三沸而捞出，用刀将外皮皆刮净，浸热汤中，日暮各换汤一次，浸足三昼夜，取出，再用香油煎至纯黑色，擘开视其中心微有黄意，火候即到。用温水洗数次，以油气净尽为度（《医学衷中参西录》）。因本品味极苦，入汤剂及散剂往往难以下咽，故临床应用时常配合相关药物，制成水丸，每日服量不超过药典规定量。临床观察，患者服药少则数月，多则数年，未发现有蓄毒现象。马钱子虽为良药，但应用时应注意以下几点：①用制马钱子，要炮制得宜。不可炮制太轻，轻则毒性较大；也不可炮制过度，过度则药力丧失。②用制马钱子要配合其他扶正药，以丸剂为宜。如配黄芪、当归、生地黄、赤芍等，既增加疗效，又减少其毒性。研究表明，麝香、延胡索可增强马钱子的毒性，故不宜同用。马钱子配伍一定量的赤芍可降低其毒性，随着赤芍用量增大，马钱子毒性降低程度增加。甘草对马钱子毒性亦有影响，有报道，马钱子与倍量以上的甘草同煎，可减少或解除马钱子毒性作用。临床常配用全蝎，全蝎可缓解马钱子的抽搐等副作用。③要从小量开始，逐渐加至治疗量。④对个别敏感者，用微量治疗为妥，或即刻停药。

马钱子的毒理作用是对脊髓有高度的选择性兴奋作用，对大脑皮质及延髓也有兴奋作用。中毒表现：中毒之初有咀嚼肌、颈肌抽动，吞咽困难，呼吸加速，有窒息感，继而发绀、大汗、强直性痉挛、角弓反张、牙关紧闭、面肌痉挛呈苦笑状，严重者可因呼吸麻痹而死亡。抢救措施：首先停药，将患者置于安静的环境中，避免声、光刺激，并以硫酸镁或硫酸钠导泻，静脉滴注速尿促进毒物排出。急性中毒者应立即洗胃。抽搐者可用苯妥英钠静脉注射。对于中毒反应较轻者可取生甘草60g，水煎服，也可以服绿豆汤等解救。

【用法用量】内服：0.3～0.6g，炮制后入丸、散用。外用：适量，研末调涂。

【使用注意】马钱子有大毒，不宜生用；孕妇禁用；其有毒成分能被皮肤吸收，故外用时不宜大面积涂敷。

【名家论述】

1.《本草纲目》云：治伤寒热病，咽喉痹痛，消痞块，并含之咽汁，或磨水嚼咽。

2.《红蓼山馆医集》云：青龙丸（济世经验集方），处方：马钱子四两，山甲片一两二钱，白僵蚕一两二钱。制法：马钱子以米泔水浸三日，刮去皮毛，麻油炒透，山甲炒黄，僵蚕炒断丝，共研细末，用黄米饭捣和为丸，如梧子大备用。服法：量人虚实老幼斟酌使用，临睡前用引药送服药丸五分。服后暖睡不可冒风，如冒风则周身麻木，抽掣发抖，但过片刻即安。初起者一二服即行消散。已成脓者自能出毒，不必咬头开刀。老年气血衰弱及半月内新产妇人只服四分。小孩周岁者服九粒，两岁者十一粒，三岁者十五粒，四岁者十九粒，六七岁者二十一粒，八九岁者二十三粒，十岁以上者服三分，十五岁以上者服四分。如不能吞送者，以开水或甜酒化服。引药如下：头面者，用羌活五分、川芎五分为引；肩背者，用角刺尖五分为引；两臂者，用桂枝五分为引；腰间者，用杜仲五分为引；颈咽者，用桔梗五分为引；胸腹者，用枳壳五分为引；足膝者，用牛膝、木瓜各五分为引；男妇瘰疬痰毒，用夏枯草三钱引煎黄酒服；跌打挛筋，用红花、当归五分煎黄酒服。适应证：此系龙门狐朱来彻炼师秘方。治疗疔疮肿毒、跌仆闪肭、伤筋挛痛、贴骨痛疽、颈项瘰疬、乳串结核、痰气凝滞、硬块成毒、小儿痘发痈疽等症。（作者按：青龙丸组成简单，方中马钱子败毒止痛，穿山甲通络穿透，僵蚕化痰散结，药味虽少，但药力迅猛。本方的炮制方法亦很得当，以黄米饭捣和为丸，顾护胃气以防伤正。其服药法亦很讲究，要求服后暖睡不可冒风，否则易发生抽搐，此皆临床观察所得。各年龄段服药剂量亦要严格把握，并以药引煎汤送服，引药直达病所。本方的药物配伍、制作及服药方法，都值得我们临床借鉴。）

细辛

细辛为马兜铃科多年生草本植物北细辛、汉城细辛或华细辛的干燥根或根茎，其味辛，性温，归肺、肾经，有散风祛寒、通窍止痛、下气祛痰的功效。细辛因其"根极细而味极辛"得名。其味辛，走窜之性甚强，能够温通经脉，擅长止痛。细辛味辛、性温，辛可散内外之寒，温能化内生之饮，并长于止痛。现代药理研究认为，细辛对炎症介质释放、毛细血管渗透性增强、白细胞游走、结缔组织增生等环节均有抑制作用。这种良好的抗炎作用，是细辛治疗风湿痹痛的药理学基础。细辛与麻黄、附子等同用，即《伤寒论》之麻黄细辛附子汤，除了可以治疗少阴病反发热脉沉者，还可以广泛用于风寒湿所致的诸痹痛。由于细辛具有良好的温经止痛作用，治疗血虚受寒之冻疮时，可与当归、桂枝、芍药等同用，如当归四逆汤、当归四逆加吴茱萸生姜汤等；治疗头风头痛，经久不愈的眉棱骨痛，常采用川芎茶调散；治疗肺寒伏饮而咳喘、痰多色白、清稀如泡沫，常采用小青龙汤；治疗鼻塞不通，可以用细辛末少许，吹入鼻中（《普济方》）；龋齿作痛可单用本品浓煎，用棉球蘸药汁咬于痛处，可有立竿见影之效；治疗口腔溃疡，可取细辛适量研末，每次 2g，生姜汁调和，外敷神阙穴，上覆塑料薄膜，胶布固定，4 ~ 6 小时后取下，连用 3 ~ 5 天，有一定疗效。细辛味辛，具有开窍作用，可用于外寒客窍之暴聋、暴盲等。关于细辛的用量，差异很大，少者严守古之"细辛不过钱"之说，多者用至数十克。清代张志聪在《本草崇原·本经上品·细辛》中亦批评了这样的说法："宋元祐陈承谓：细辛单用末不可过一钱，多则气闭不通而死。近医多以此语忌用，嗟嗟。凡药所以治病者也，有是病，服是药，岂辛香之药而反闭气乎？岂上品无毒而不可多服乎？方书之言，俱如此类，学者不善详察而遵信之，伊黄之门，终身不能入矣。"即使"细辛不过钱"一说尚且为真，也是细辛粉末致毒，临床中细辛均用汤剂，与粉末剂型不同，不可一概而论。我们认为，不必拘泥"细辛不过钱"之说，可据病情的需要酌情加量。现代药理研究证实，细辛毒性主要源自其挥发油中的黄樟醚，急性中毒时表现为呼吸麻痹，在人体表现为头痛、腹痛、呕吐等症状，渐至躁动不安、嗜睡、呼吸困难、深昏迷。此药中有毒挥发油甲基丁香酚、黄樟醚的量会随着煎煮时间的延长而下降，且与他药配伍后有毒挥发油也呈不同程度下降，而有效成分细辛脂素却随煎煮时间的延长而显著增加，故细辛的煎煮过程实际为一减毒、增效的过程。治疗风湿痹痛，我们一般用 6 ~ 10g，多时用 15g。黄煌老师认为，临床安全使用过钱量细辛的秘诀是：打开锅盖煎药，打开窗户通风。

【用量用法】3 ~ 6g，水煎服，大剂量可用 10 ~ 30g。

【使用注意】本品性味辛烈，用量不宜过大。忌与藜芦同服。

【名家论述】

1.《本草经疏》云：细辛，风药也。风性升，升则上行，辛则横走，温则发散，故主咳逆，头痛脑动，百节拘挛，风湿痹痛，死肌。盖痹及死肌，皆是感地之湿气，或兼风寒所成，风能除湿，温能散寒，辛能开窍，故疗如上诸风寒湿疾也。细辛，其性升燥发散，即入风药，亦不可过五分，以其气味俱厚而性过烈耳。

2.《本草正义》云：细辛，芳香最烈，故善开结气，宣泄郁滞，而能上达颠顶，通利耳目，旁达百骸，无微不至，内之宣络脉而疏通百节，外之行孔窍而直透肌肤。

川乌

川乌为毛茛科植物乌头的干燥块根，其味辛，性大热，有大毒，归脾、肺、膀胱、三焦经，有祛寒湿、散风邪、温经、止痛的功效。

川乌属于辛热有大毒之品，许多临床医生都不敢用，怕中毒，怕出医疗事故。其实只要掌握住用药的诀窍是不会中毒的，而且常能化腐朽为神奇，达到立竿见影的效果。我们所说的诀窍就是应用附子时的注意事项，川乌与附子为同一植物，只不过是散寒止痛力量大些。对于风寒湿邪所致的痹痛、麻木诸症，多与草乌、麻黄、生姜等配伍。用于治疗风寒湿邪或痰湿瘀血留滞经络，肢体筋脉挛痛，关节屈伸不利，痛无定处，或腿臂间痛，日久不愈者，以本品与草乌、地龙、乳香、没药等配伍，方如《太平惠民和剂局方》活络丹。

古人治疗痹证喜用川乌，或入汤，或入散，或熬粥，或制丸，或制膏，不一而足。许学士《普济本事方》之川乌粥法："治风寒湿痹，麻木不仁。川乌（生，去皮尖，为末），上用香熟白米作粥半碗，药末四钱，同米用慢火熬熟，稀薄，不要稠，下姜汁一茶匙，蜜三大匙，搅匀，空腹啜之，温为佳。如是中湿，更入薏苡仁末二钱，增米作一中碗服。此粥大治手足四肢不遂，痛重不能举者，有此证预服防之。左氏云：风淫末疾。谓四肢为四末也，脾主四肢，风邪客于肝则淫脾，脾为肝克，故疾在末。谷气引风湿之药，径入脾经，故四肢得安，此阳剂极有力。予常制此方以授人，服者良验。"此方颇受朱良春先生推崇。再如《太平圣惠方》中记载："治疗风痹，荣卫不行，四肢疼痛：川乌头一两（去皮切碎，以大豆同炒，候豆汁出即住），干蝎半两（微炒）。上件药，捣罗为末，以酽醋一中盏，熬成膏，可丸，即丸如绿豆大，每服以温酒下七丸。"

川乌总生物碱具有抑制免疫性炎症及镇痛作用，对皮肤黏膜的感觉神经末梢有局部麻醉作用。故我们也常把川乌作为外用药使用，或研面外敷，或与木瓜、伸筋草、细辛等水煎外洗，对于风寒湿痹痛均有明显的效果。

【用法用量】3～6g，水煎服，或入丸、散。外用：研末调敷。

【使用注意】阴虚阳盛、热证疼痛者及孕妇忌服。反半夏、瓜蒌、贝母、白蔹、白及。

【名家论述】

1.《医学启源》云：川乌，疗风痹半身不遂，引经药也。

2.《主治秘要》云：其用有六：除寒一也；去心下坚痞二也；温养脏腑三也；治诸风四也；破聚滞气五也；感寒腹痛六也。

3.《长沙药解》云：乌头，温燥下行，其性疏利迅速，开通关腠，驱逐寒湿之力甚捷，凡历节、脚气、寒疝、冷积、心腹疼痛之类并有良功。制同附子，蜜煎取汁用。

草乌

草乌为毛茛科植物北乌头及乌头的干燥块根，其味辛、苦，性热，有大毒，归心、肝、脾经，有祛风除湿、温经止痛的功效，并有麻醉作用。

草乌辛热有大毒，其性悍烈，善于通经络，止疼痛，常用于治疗风寒痰湿瘀阻经络的肢体麻木疼痛，常与川乌、地龙、乳香、没药等配伍，如《太平惠民和剂局方》活络丹。王士福老中医常以草乌配川乌治疗风湿顽痹，多有疗效。其经验是重用二乌（各30g）配以生甘草30g，且二乌同生甘草先煎1小时，后下余药，其毒自解。但如无经验，还是小量酌加为好，以免中毒。因草乌具有显著的麻醉镇痛作用，故亦常可水煎外洗。

【用量用法】3～6g，水煎服。

【使用注意】本品毒大力猛，须炮制后方可内服，并当先煎1～2小时，以降低毒性，孕妇忌用。反半夏、瓜蒌、贝母、白蔹、白及。

【名家论述】

1.《本草纲目》云：草乌头、射罔，乃至毒之药，非若川乌头、附子，人所栽种，加以酿制，杀其毒性之比。自非风顽急疾，不可轻投。……此类只能搜风胜湿，开顽痰，治顽疮，以毒攻毒而已，岂有川乌头、附子补右肾命门之功哉？

2.《本草求真》云：草乌头，《本经》治恶风洗洗汗出，但能去风而不能回阳散寒可知。乌附五种，主治攸分：附子大壮元阳，虽偏下焦，而周身内外无所不至；天雄峻温不减于附，而无顷刻回阳之功；川乌专搜风湿痛痹，却少温经之力；侧子善行四末，不入脏腑；草乌悍烈，仅堪外治。此乌、附之同类异性者。

附子

附子为毛茛科多年生草本植物乌头的块根上所附生的块状子根的加工品，其味辛、甘，性大热，有毒，归心、脾、肾经，有回阳救逆、补火助阳、逐风寒湿邪的功效。

附子为中药中的一员猛将，辛热有毒，长于散寒定痛，通行经络，回阳救逆。临床常用于风寒湿痹的治疗，尤其对寒邪偏胜，表现为冷痛，遇寒即发，得温则解，并常伴畏寒、肢冷、苔白、脉弦细者效果更佳，如《金匮要略》的桂枝加附子汤。本品也常用于亡阳厥逆，肌肤冰冷，呼吸气微，脉微细或沉伏，即休克虚脱的救治。如李可老中医的破格救心汤，由附子 $30 \sim 300$g，干姜 60g，炙甘草 60g，高丽参 $10 \sim 30$g（煎浓汁兑服），山茱萸 $60 \sim 120$g，生龙牡粉、活磁石粉各 30g，麝香 0.5g（分次冲服）等组成。用于命门火衰，下半身冷，腰膝酸软冷痛，小腹冷而有牵掣痛，小便次数多，脉细弱，常配山茱萸、熟地黄，如附桂八味丸。

【用量用法】熟附片的常用量为 $3 \sim 10$g，水煎服。如作药引加强补药作用时，用 $3 \sim 6$g 即可；用于温中散寒、通络止痛，用 $10 \sim 15$g；救治虚脱休克，可用 $20 \sim 300$g，但须由有经验的医生用药，不可盲目加大剂量。

【注意事项】

本品临床常用，据报道中毒事件时有发生，究其原因主要为以下几点：①剂量过大或连续服用时间过长，从而导致蓄积中毒；②配伍不当，如与贝母相配；③大量应用时煎煮时间过短，少于 30 分钟；④患者体质虚弱等。其中毒的途径有口服丸剂、酊剂、汤剂中毒，膏剂过敏，以及乳母服药殃及乳儿等。中毒的预防：为了防止附子中毒，我们首先要弄清它的适应证。附子的适应证主要是虚证、寒证，主要掌握脉无力、口中和（口不渴，舌不干燥）。如果用于热性病，一定要配以它药，只取其止痛或强心之功。如治疗湿热痹可配以苍术、滑石、薏苡仁、竹叶、连翘、豆蔻、茯苓皮等，取其镇痛除痹之长。

另外，合理的配伍也能减轻附子的毒性以保证用药安全。如：①附子配蜂蜜。因为蜂蜜中含有许多氨基酸，能与乌头碱反应生成无毒的盐。②附子配干（生）姜。熟附片同干（生）姜同煮（煮 1 小时），其毒性大为降低。附子配干姜用于回阳救逆，如四逆汤；附子配生姜用于温经散寒，如桂枝芍药知母汤。③附子配甘草。附子与甘草同煎，可减轻其毒性。④附子配大黄或麻黄。大黄、麻黄中含有较多鞣质，与附子同煎，有毒的乌头碱可生成不为肠道吸收的鞣酸乌头碱，从而降低毒性。⑤附子配酸味药物。附子配伍白芍、木瓜或乌梅等酸味药物，既可增强疗效，又能降低毒性，因为这类药物能把乌头碱分解成乌头原碱。

在煎服法上，我们强调，附子超过 10g 应该久煎，因久煎之后，毒性基本消失，而有效成分不致被破坏。一般情况下，10～20g 先煎半小时，20g 以上先煎 1～2 小时，并以口尝舌间无麻感为度较为安全。在服法上，我们认为应中病即止，饭后服用。如果病势已去大半，则当减量，也可以加薏苡仁、泽泻、通草等甘淡之品渗泄其毒，以防毒物蓄积为害。因饭后服用可以使药物吸收缓慢，也减少毒素的吸收。

对于剂型，我们认为，汤剂为最佳选择。因为汤剂久煎可以减毒，而丸、散、酊等剂型并没有消除有毒成分，剂量有时难以掌握。再者，患者的体质不同，对药物的耐受力也不同。临床上，我们常根据患者的体质和病情，适当调整附子的用量。如体弱多病者、老人、小儿等均应减量。对于过敏体质的人，服用附子，应从小剂量开始，逐渐增加药量，直至以知为度，中病即止。一旦出现瞑眩及唇舌麻木等感觉，当立即停药或减量。

综上所述，我们认为，只要对附子进行严格炮制，适当配伍，久久煎煮，中毒是完全可以避免的。毒药并不可怕，可怕的是没有章法地乱用。我们只有明其利而用之，知其弊而制之，方堪称善用此药也。

【名家论述】

1.《本草正》云：附子，因其善走诸经，故曰与酒同功，能除表里沉寒，厥逆寒噤，温中强阴，暖五脏，回阳气，格阳喉痹，阳虚二便不通及妇人经寒不调，小儿慢惊等证。大能引火归原，制伏虚热，善助参、芪成功，尤赞术、地建效，无论表证里证，但脉细无神，气虚无热者所当急用。

2.《本草正义》云：附子，本是辛温大热，其性善走，故为通行十二经纯阳之要药，外则达皮毛而除表寒，里则达下元而温痼冷，彻内彻外，凡三焦经络，诸脏诸腑，果有真寒，无不可治。惟此物善腐，市肆中皆盐制之药，而又浸之水中，去净咸味。实则辛温气味，既一制于盐之咸，复再制于水之浸，久久炮制，真性几乎尽失，故用明附片者，必以干姜、吴萸等相助为理，方有功用，独以钱许，其力甚缓。

全蝎

全蝎为钳蝎科动物东亚钳蝎的干燥体，其味咸，性平；有毒。归肝经。有息风止痉，攻毒散结，通络止痛的功效。

张寿颐曰："蝎乃毒虫，味辛，其能治风者，盖亦以善于走窜之故，则风淫可祛，而湿痹可利。"本品特长有三：一为长于通络，《玉楸药解》谓其"穿筋透骨，逐湿除风"，故常用于风湿顽痹；二为善于解痉，故可用于面神经痉挛、小儿惊风及阵发性咳嗽等顽症；三为善于定痛，故常用于治疗顽固性偏正头痛。带状疱疹后遗神经痛临床治疗颇难，但经过反复观察，全蝎对此有较好的止痛作用。可取本品研末冲服，每服 2g，每天 3 次，如配用辨证的汤剂则效果更佳。治疗风湿顽痹，可以本品配伍蜈蚣、威灵仙、鸡血藤、马钱子、穿山甲等；用于治疗顽固性偏正头痛，朱良春老中医常以本品配伍钩藤、紫河车。全蝎配大枣是我院刘吉善老中医的常用对药，刘老认为，全蝎主入肝经，性善走窜，既平息肝风，又搜风通络，有良好的息风止痉之效，为治痉挛抽搐之要药，故常用来治疗头痛、风湿痹证、疮疡肿毒等。因其具有入肝经通络之功，且有解毒散结之效，故常配伍大枣，来治疗外风内热、小儿疳积、咳嗽喘息等。两药一攻一补，祛邪而不伤正，疏风止咳平喘兼能健脾解毒散结。现代研究发现全蝎的水、醇提取物有抑制癌细胞的作用，故刘老亦常把全蝎配大枣常用于肿瘤及慢性萎缩性胃炎等病的治疗。全蝎为虫类药，含异体蛋白，易过敏，而大枣具有抗过敏作用，配用大枣，可以减轻或减少全蝎过敏的现象。

黄煌老师常采用止痉散（制半夏:天麻:蜈蚣:全蝎 = 2:2:1:1，打粉，装胶囊，每次 3g，每日 2 次）来治疗癫痫、面肌痉挛、小儿脑瘫、小儿多动症、小儿癫痫、脑胶质细胞瘤等以抽动为特征的疾病，有一定效果。癫痫、脑胶质细胞瘤，合柴胡加龙骨牡蛎汤；面肌痉挛，合温胆汤、柴胡加龙骨牡蛎汤；小儿多动症、脑瘫，合温胆汤。

本品亦可用于治疗疮疡肿毒、瘰疬结核等病证。本地民间治疗此类疾病多采用全蝎油炸口服，有一定效果。记得有一年到北京游玩，在前门的小摊上，发现有一串串的炸全蝎售卖，似糖葫芦一样，颇为有趣，易生疮疡肿毒者服之应该对证。本品有一定毒性，用量不可过大。在常量下服用，虽无明显副作用和毒性，但仍属窜散之品，血虚生风者忌用，孕妇慎用。一般认为全蝎药力在尾，尤其治破伤风、急惊风之抽搐、痉挛，用蝎尾较好，治中风半身不遂用全蝎较好。但目前药房一般并未细分头、身、尾，而是用全蝎。

【用量用法】3 ～ 10g，水煎服；研粉吞服，每次 0.6 ～ 2g；外用适量。

【名家论述】

1.《本草经疏》云：蝎，《本经》味甘辛有毒，然察其用，应是辛多甘少气温，入足厥阴经。诸风掉眩属肝木，风客是经，非辛温走散之性则不能祛风逐邪，兼引诸风药入达病所也，故大人真中风、小儿急惊风皆须用之。

2.《本草纲目》云：治肾虚耳聋，十年者二服可愈。小蝎四十九个，生姜（如蝎大）四十九片，同炒，姜干为度，研末都作一服。初夜温酒服之，至一二更时更进一服，尽量饮酒，至醉不妨，次日耳中如笙簧声即效。

蜈蚣

蜈蚣为蜈蚣科节足动物少棘巨蜈蚣的干燥全体，其味辛、咸，性温，有毒，归肝经，有祛风止痉、通络止痛、攻毒散结的功效。

张锡纯说："（蜈蚣）其性尤善搜风，内治肝风萌动，癫痫，眩晕，抽掣，外治风中经络，口眼㖞斜，手足麻木。"在临床上凡风动抽搐或顽麻疼痛，诸药无效者，配用本品，多能奏效。治疗风湿痹痛，多与全蝎配伍，息风止痛作用尤佳。蜈蚣脊柱特别发达，以通达督脉见长，故常用于强直性脊柱炎的治疗。蜈蚣亦可用于治疗肿瘤，如《医学衷中参西录》中记载："有病噎膈者，服药无效，偶思饮酒，饮尽一壶而病愈。后视壶中有大蜈蚣一条，恍悟其病愈之由，不在酒实在酒中有蜈蚣也。盖噎膈之证，多因血瘀上脘，为有形之阻隔（西人名胃癌，谓其处凸起如山石之有岩也），蜈蚣善于开瘀，是以能愈。观于此，则治噎膈者，蜈蚣当为急需之品矣。"吉林省名老中医石春荣教授应用蜈蚣治疗肝气郁结而致之阳痿，效果甚好。石老验方名为"蜈蚣疏郁汤"，方用大蜈蚣 2 条（研末分吞），地龙 10g，海参 10g（研末分吞），蚕蛹 10g，柴胡 10g，香附 10g，王不留行 10g，白芍 20g，当归 15g。蜈蚣为疏达肝脉之首选药物，而疏达肝脉法主要针对肝郁阳痿而设。石老认为蜈蚣以形体肥大者效力尤佳，较之瘦小者，疗效相差何止倍蓰，且不宜去头足，以恐效减，并多喜以酒润之，烘干后研末服，即借酒力以增其行窜畅达之能。

李士懋国医大师非常擅长使用蜈蚣，他认为："蜈蚣用以治肝风，用量要大，一般 20 ～ 40 条，量小则效微或罔效。若用于虚风者，量不宜大，2 ～ 3 条足矣。基本配伍为：蜈蚣 20 ～ 40 条，全蝎 6 ～ 9g，僵蚕 9 ～ 12g，生黄芪 30 ～ 60g，赤芍 9 ～ 12g，乳香 6 ～ 9g。蜈蚣配以全蝎、僵蚕息风之力更雄。配以黄芪者，乃借黄芪升举之力，托蜈蚣直达于颠。且黄芪'主大风'，量小则升，量大能息大风。加赤芍、乳香者，开破气血之凝聚，助蜈蚣之行窜搜风。其他配伍可随证加减，如肝热者，可加龙胆草、栀子、牡丹皮；血虚者，加当归、川芎、白芍、熟地黄；阴虚者，加白芍、生地黄、女贞子、墨旱莲；夹痰者，加陈皮、半夏、胆南星、菖蒲；脉弦劲者，加牛膝、生石决明、生牡蛎；脉沉细而弦急者，加川楝子、姜黄以疏畅气机。关于蜈蚣的毒性问题，我们临床屡用，甚至每剂用至 60 条，亦从未见有毒性反应。1973 年我曾以 5 条蜈蚣为粉，一次吞服，除有草腥味外，别无不适，头脑反觉清爽。关于用法问题，我们从来都是以全蜈蚣入药，不去头足，不炒不炙，以大者、生者为佳。"（《陕西中医》，1990 年第 6 卷第 6 期）笔者应用蜈蚣一般 1～3 条，李老用蜈蚣的确骇人听闻，笔者与李老弟子牛广斌为优才同学，询之果然。今将李老经验录于此以广见闻，供大家参考。

虫类药物偏燥，久用有伤阴燥血之嫌，可与生地黄、当归等养血之品相伍，则无斯弊。此外，本品外用尚可治疗疮疡肿毒、瘰疬溃烂、蛇虫咬伤等。

【用法用量】内服：入散剂 0.6～1g，入煎剂 1～2 条。外用：适量。

【名家论述】

1.《本草纲目》云：治小儿惊痫风搐，脐风口噤，丹毒，秃疮，瘰疬，便毒，痔漏，蛇瘕，蛇伤。治手指头上生天蛇头疮，蜈蚣一条烧烟熏之，一二次即愈；或为末，猪胆汁调涂之。

2.《玉楸药解》云：拔脓消肿。

僵蚕

僵蚕为蚕蛾科昆虫家蚕的幼虫在未吐丝前，因感染白僵菌后发病致死的干燥虫体，其味咸，性平。归肝、肺经。有祛风定惊，通络定痛，化痰散结的功效。

僵蚕僵而不腐，得清化之气，故又名"天虫"，是治疗温病最为常用的药物，如杨栗山《伤寒瘟疫条辨》中首推本品和蝉蜕为治疗时行温病的要药。本品长于通络定痛，临床可用于治疗各种风湿痹痛。治疗重型类风湿关节炎，反复发作，久治未愈而寒湿偏胜者，可采用朱良春老中医的"五虎汤"（炙僵蚕、炙全蝎各 6g，蜈蚣 3 条，制川乌、制草乌各 3g）多可收效。治疗风湿痹痛证属痰瘀互结者，我们常以僵蚕配伍土鳖虫，以化痰逐瘀。痰重者，可加芥子；瘀血明显者，可配地龙、鸡血藤等以增强疗效。此外，本品亦常用于痰核瘰疬、惊风抽搐及风热头痛、目赤、咽喉肿痛、喉痹等症。

蚕茧入药始见于《本草纲目》，书中记载用来治痈肿无头，又疗诸疳疮及下血、血淋、血崩，止消渴、反胃，除蛔虫。我院刘吉善先生常用其清热解毒之功，祛在表之湿热，疗皮肤瘙痒；取其降肾火、滋肾水之功以止口渴；用其制酸止吐之功，而疗反酸呕吐等症；用僵蚕配鱼腥草，清热解毒，消肿止痛，以治疗口腔溃疡。

【用量用法】5 ～ 10g，水煎服。

【名家论述】

1.《神农本草经》云：主小儿惊痫夜啼，去三虫，灭黑䵟，令人面色好，男子阴疡病。（编者按：僵蚕有定惊之功，常与蝉蜕配用，对于小儿夜啼效佳。《神农本草经》载本品"令人面色好"，可见后世用七白散治疗面部生斑亦是有所本的）。

2.《仁寿堂药镜》云：茧内蚕蛾，取雄者，微火炒黄，强阴益精气，敷诸疮，灭瘢，止遗精，暖肾。缫丝汤瓮贮，埋土内年深，消渴病宜取饮，引清气上朝口舌，降相火，下泄膀胱。因属火有金之用故也。（作者按：缫丝即蚕茧，有清热养阴之功，对治疗消渴有一定效果）。

地龙

地龙为巨蚓科动物参环毛蚓、通俗环毛蚓、威廉环毛蚓或栉盲环毛蚓的干燥体，其味咸，性寒，归肝、脾、膀胱经，有通络止痛、清热定惊、平喘利尿的功效。

地龙善于通络止痛，故适用于经络阻滞、血脉不畅、肢节不利的痹证。因其性寒，故尤其适宜于治疗热痹，常与防己、络石藤、忍冬藤、桑枝等除湿热、通经络药物配伍。清代名医薛雪的《湿热条辨》第四条曰："湿热证，三四日即口噤，四肢牵引拘急，甚则角弓反张，此湿热侵入经络脉隧中，宜鲜地龙、秦艽、威灵仙、滑石、苍耳子、丝瓜藤、海风藤、酒炒黄连等味。"

本条有药而无方名，李士懋老师把它命名为"薛氏 4 号方"，并广泛用于临床治疗各种疑难杂症。本人学习李老经验，常把本方用于湿热痹证的治疗，效果明显。天津一位朋友患全身疼痛数月，查 C 反应蛋白 39.5mg/L（0～5），ESR51mm/h（0～15），服醋酸泼尼松 15mg 每天、雷公藤多苷片及甲氨蝶呤等未见改善，舌质微红，苔腻，中间有裂纹，遂处以薛氏 4 号方加减：地龙 15g，秦艽 10g，威灵仙 10g，滑石 15g，苍耳子 10g，丝瓜络 10g，海风藤 18g，黄连 5g，桑枝 15g，葛根 15g，姜黄 15g，海桐皮 15g，全蝎 8g，白芍 20g，甘草 10g。10 剂后，患者疼痛已明显改善，嘱继服上方巩固。若用治风寒湿痹，肢体关节麻木、疼痛、屈伸不利等症，可与川乌、草乌、天南星、乳香等祛风散寒、通络止痛药配伍，如《太平惠民和剂局方》小活络丹。对于痰瘀互结者，我们常以僵蚕与地龙相配，效果较佳。《本草纲目》言其："性寒下行，性寒故有解诸热疾，下行故能利小便，治足疾而通经络也。"现代药理研究表明，本品含蚯蚓解热碱、蚯蚓素、蚯蚓毒素等，有解热镇静、抗惊厥、扩张支气管等作用，临床上常用于治疗高热惊厥、癫狂、肺热哮喘、小便不利、尿闭不通、气虚血滞之半身不遂等。此外，本品外用对于流行性腮腺炎亦有较好的疗效。方法：捉五六条鲜蚯蚓冲去泥土，放入一小碗内，添一匙白砂糖，静置 15 分钟，即可看到渗出的液体，清澈透明，用敷料蘸浸此药液糊贴到患处，3 小时一换，1～2 日即愈（《杏林薪传》）。

【用法用量】内服：水煎服，4.5～9g；鲜品，10～20g；研末吞服，每次 1～2g。外用：适量。

【名家论述】

1.《本草从新》云：蚯蚓乃至微之物，实至神之物也。大热发狂之症，与其用白虎汤以泻之，不若用蚯蚓浆水以疗之。盖石膏虽泻火，而能伤胃；蚯蚓既泻火，而又不损胃土。蚯蚓生于土中，土为蚯蚓之母，子见母而自安故也。

2.《本草便读》云：性下行，利水通经，皆取咸寒退火热，治囊肿，毒因火附，须求蚯蚓净泥砂。地龙即蚯蚓，此物蛰于土，且所食者亦土，善窜穴下行，咸寒无毒，入脾胃二经，凡一切大热狂乱、大腹水肿、小便不通等证，皆可用此下导。又治湿热脚气上攻，内用外用各方，皆有神效。

土鳖虫

土鳖虫为鳖蠊科昆虫地鳖或冀地鳖的雌虫干燥体，其味咸，性寒，有毒，归心、肝、脾经，有逐瘀、破积、通络、理伤的功效。

《长沙药解》曰："䗪虫善化瘀血，最补损伤。《金匮》鳖甲煎丸，用之治病疟日久，结为癥瘕；大黄䗪虫丸用之治虚劳腹满，内有干血；下瘀血汤用之治产后腹痛，内有瘀血；土瓜根散用之治经水不利，少腹满痛。以其消癥而破瘀也。"《本草经疏》认为土鳖虫"治跌打扑损，续筋骨有奇效"。本品活血疗伤，续筋接骨，为伤科要药，治骨折伤痛，配自然铜、骨碎补、乳香等祛瘀接骨止痛，如《杂病源流犀烛》接骨紫金丹；骨折伤筋后筋骨软弱，常配续断、杜仲等壮筋续骨，达到促进骨折愈合和强筋骨的目的，如《伤科大成》壮筋续骨丸。临床上治疗跌打损伤引起的腰痛，单用土鳖虫焙干研面，每服3g，每天2次，黄酒送服更佳，一般服用3天即有良效。本品为虫蚁搜剔之品，善于走窜，具有使"血无凝者，气可流通"之功用，故常用于治疗久痹顽痹。因痹证日久多有痰瘀互结，故临床常以本品与僵蚕作为对药治疗各种顽痹，对于关节肿痛及变形者尤为适合。本品配伍益母草、仙鹤草，尚可治疗顽固性蛋白尿。土鳖虫药性平和，活血而不伤气血，无论证属虚实，只要夹瘀，其舌质紫暗或有瘀斑、瘀点之顽病、久病，均可用之。孕妇及无瘀血者忌用。

【用量用法】入汤剂，3～9g；研末服，1～3g，以黄酒送服为佳；或入丸、散。

【名家论述】

1.《神农本草经》云：味咸寒。主心腹寒热洗洗，血积癥瘕，破坚，下血闭。

2.《本草经疏》云：治跌扑损伤，续筋骨有奇效。乃足厥阴经药也。夫血者，身中之真阴也，灌溉百骸，周流经络也。血若凝滞，则经络不通，阴阳之用互乖，而寒热洗洗生焉。咸寒能入血软坚，故主心腹血积，癥瘕血闭诸证。血和而荣卫通畅，寒热自除，经脉调匀，月事时至，而令妇人生子也。又治疟母，为必用之药。

蜂房

蜂房为胡蜂科昆虫大黄蜂或果马蜂、日本长脚胡蜂的巢，其味甘，性平，有毒，归肝、胃经，有祛风止痛、攻毒消肿、杀虫止痒的功效。

蜂房因得风露日久，善能祛风除湿，行血止痛，为治疗风湿痹痛之要药。鄂西北山区气候寒冷潮湿，患风湿者甚众。山民们常采集屋檐下之蜂房及山中野川乌，切碎后炒焦研细末，取适量黄酒冲服，或以上药加麦麸炒热后外敷，散寒除痹，每获良效。我科强力风湿灵药酒即以此对药为主药，多年来用于治疗各种风湿痹病，取得了较好的疗效，今录之，供大家参考。强力风湿灵药酒：蜂房 150g，制川乌 60g，秦艽 150g，细辛 160g，续断 100g，当归 100g，鸡血藤 150g，木瓜 250g，川芎 100g，仙茅 200g，淫羊藿 200g，山茱萸 250g，黄芪 200g，桑椹子 200g，山药 250g，羌活、独活各 120g，砂仁 100g，威灵仙 200g。以上药物混合粉碎为粗末，置缸内，加入白酒 6000mL，密封浸泡，每日搅拌一次，浸泡三月，取出浸液，再加白酒 6000mL，浸泡一月，取出浸液与第一次浸液混合，静置澄清，滤过分装即可。本药酒为棕红色的澄清液体，气微香、味苦。口服，一日二次，每次 10～30mL，饭后服。本药亦可外用，涂擦患处。

蜂房亦归类于虫类药，对类风湿关节炎、强直性脊柱炎等关节僵硬、疼痛、变形均有一定作用，常与蜈蚣、土鳖虫、穿山甲等虫蚁搜剔之品及当归、鸡血藤等养血活血之药配用。治疗急性乳腺炎，可取蜂房剪碎置于铁锅中，以文火焙至焦黄取出，研为极细末，每次 3g，用黄酒冲服，每日 3 次，有一定效果。

此外，本品亦常用于治疗喉痹肿痛、瘾疹瘙痒、小儿遗尿、阳痿等病。对于慢性肝炎表现为阳虚者，汪庆安医生常用蜂房治疗，认为本品既能助阳，又能攻毒外出。慢性肝炎见阳虚症状者，毒邪深伏于肝，与湿胶结，加之正气不足，正虚邪恋而缠绵不愈。湿为阴邪，易伤阳气，而蜂房能助阳气，化湿邪，攻毒外出，一药三用。

【用量用法】3～10g，水煎服。

【名家论述】

1.《本草备要》云：解毒杀虫，甘平有毒。治惊痫瘰疬，附骨痈疽，根在脏腑。涂瘰疬成瘘，炙研，猪脂和涂。止风虫牙痛，煎水含漱。时珍曰：阳明药也，取其以毒攻毒，兼杀虫之功耳。敷小儿重舌，烧灰酒和敷舌下，日数次。起阴痿，烧灰敷阴上。取悬于树受风露者，炙用。治痈肿醋调涂，洗疮煎用。

2.《本草崇原》云：气味甘，平，有毒。主治惊痫瘰疬，寒热邪气，癫疾，鬼精蛊毒，肠痔。火熬之良。蜂房水土结成，又得雾露清凉之气，故主祛风解毒，镇静清热。仲祖鳖甲煎丸用之，近医用之治齿痛，褪管，攻毒，解毒，清热祛风。学者以意会之可也。

穿山甲

穿山甲为鲮鲤科地栖性哺乳动物鲮鲤的干燥鳞甲，其味咸，性微寒。归肝、胃经。有活血散结、通经下乳、消痈溃坚的功效。

《医学衷中参西录》中记载："穿山甲，味淡性平，气腥而窜，其走窜之性，无微不至，故能宣通脏腑，贯彻经络，透达关窍，凡血凝血聚为病，皆能开之。以治疗痈，放胆用之，立见功效。并能治癥瘕积聚，周身麻痹，二便秘塞，心腹疼痛。若但知其长于治疮，而忘其他长，犹浅之乎视山甲也。"用于风湿痹痛日久入络之肢体拘挛、关节畸形、强直等症，常以穿山甲配伍土鳖虫、僵蚕、蜂房等，能化痰逐瘀，通络止痛。用于癥瘕痞块、瘰疬积聚等症，常以本品配伍三棱、莪术、丹参、鳖甲等同用，若属气滞痰凝，则应配伍行气、软坚药同用。治疗风湿病伴有皮下结节，如脂膜炎、结节性红斑后期等，常配伍猫爪草、山慈菇等。用于产后乳汁不下，可配伍王不留行、通草，气血不足者可再加黄芪、当归、人参等以补益气血，则效果更佳。因为穿山甲为国家二级保护动物，药源已逐渐稀少，且价格较贵，故多研面冲服，有效而且节约药材。

【用量用法】内服：水煎服，3～9g；研面服，1～3g。外用：适量。

1.《本草纲目》云：穿山甲，古方鲜用，近世风疟疮科通经下乳，用为要药，盖此物穴山而居，寓水而食，出阴入阳，能窜经络，达于病所故也。……谚曰：穿山甲、王不留，妇人食了乳长流，亦言其迅速也。李仲南言其性专行散，中病即止，不可过服。

2.《本草再新》云：穿山甲搜风祛湿，解热败毒。

猪蹄甲

猪蹄甲为猪科动物猪的蹄甲，其味咸，性平，归胃、大肠经，有通经活络、解毒生肌、化痰通乳的功效。

猪蹄甲我院老中医都称之为豨莶，《神农本草经》谓其"主五痔，伏热在肠，肠痈内蚀"，验之临床，效果明显。猪蹄甲主要含角蛋白、肽类、氨基酸类、酯类、糖类、甾体化合物、无机盐及多种微量元素等化学成分。现代药理研究证实，猪蹄甲有止血、抗炎、抗感染、催乳、止汗等多种药理作用。猪蹄甲给人的感觉是污秽之物，但洗净炒过后不仅不臭，而且还有香味。本药药源广泛，价廉易得，药性似穿山甲而药力略缓，是临床不可多得之良药。因猪蹄甲中含有的胆固醇单体及锌、硒等微量元素，与穿山甲基本一致，故常用猪蹄甲作为穿山甲的代替品使用。治诸痔，可用《仁斋直指方》之猪甲散："猪悬蹄甲不拘多少，烧存性，为末，陈米饮调二钱，空心服。"我们体会，本品长于通经络、止痹痛、化瘀浊、通肠道，配鸡血藤、大血藤、穿破石、穿山龙等，可治疗风湿痹痛；配大血藤、败酱草、薏苡仁，可治疗肠痈；配艾叶、苦参、鸡矢藤等，可治诸痔疾；配三棱、莪术、芥子、王不留行，可治疗子宫肌瘤、卵巢囊肿；配黄芪、当归、通草，可治疗产后乳少。

【用量用法】水煎服，10～20g；入丸散，每天1～3g。

【名家论述】

1.《神农本草经》云：主五痔，伏热在肠，肠痈内蚀。

2.《圣济总录》云：黑金散，治久咳嗽喘息：猪蹄合子四十九枚（黑者，水浸洗净），天南星一枚（大者锉），款冬花（带蕊者末）半两。上三味，用瓶子一枚，铺猪蹄合子在内，上以天南星匀盖之，合了，盐泥赤石脂固济火煅，白烟出为度，候冷取出，入款冬花末并麝香一分，龙脑少许，同研。每服一钱匕，食后煎桑根白皮汤调下。

白花蛇

白花蛇为眼镜蛇科动物银环蛇的幼蛇或蝮蛇科动物五步蛇去除内脏的干燥体，其味甘、咸，性温，有毒，归肝、脾经，有祛风通络、定惊止痉、镇痛消癥的功效。

蛇性走窜，善行而无处不及，实为祛风良药，朱良春老中医谓其能外达皮肤，内通经络，而透骨搜风之力尤强，称之为"截风要药"。凡疠风顽痹，肢体麻木，筋脉拘挛，半身不遂，口眼㖞斜，惊痫抽掣，瘾疹瘙痒，症势深痼，而风毒壅于血分者，均以此为主药，屡屡获效。本品不仅善于祛风镇痛，而且具有促进营养神经的磷质产生之功，对拘挛、抽搐、麻木等症有缓解改善作用；还能增强机体免疫功能，使抗原、抗体的关系发生改变，防止组织细胞进一步受损，促使痹证病情稳定，提高疗效。治疗类风湿关节炎可采用朱老"蛇蝎散"：全蝎 15g，白花蛇 20g，六轴子 4.5g，炙蜈蚣 10 条，钩藤 30g，共研细末，分作 10 包。每服 1 包，第 1 天服 2 次，以后每晚服 1 包，服完 10 包为 1 疗程。经临床验证，此方对强直性脊柱炎、腰椎间盘突出症、骨关节炎及其他风湿顽痹均有一定疗效。对于诸般顽痹、筋脉拘挛、关节不利、肌肉顽麻者也可采用谢海洲经验方：白花蛇 1 条，全蝎 5g，当归 10g，川芎 10g，地龙 10g，羌活 10g，独活 10g，防风 6g，威灵仙 15g，水煎服（《谢海洲用药心悟》）。治疗中风口眼㖞斜，半身不遂，常与防风、羌活、当归等配伍，如《濒湖集简方》白花蛇酒。此外，本品亦常用于治疗小儿惊风抽搐及各种皮肤顽疾。

【用法用量】水煎服，3～9g；研末吞服，每次 0.5～1g，每日 2～3 次；或浸酒、熬膏、入丸、散服。

【名家论述】

1.《本草纲目》云：白花蛇，能透骨搜风，截惊定搐，为风痹惊搐、癫癣恶疮要药。取其内走脏腑，外彻皮肤，无处不到也。凡服蛇酒后，切忌见风。

2.《本草经疏》云：白花蛇味虽甘咸，性则有大毒。《经》曰：风者百病之长，善行而数变。蛇性走窜，亦善行而无处不到，故能引诸风药至病所，自脏腑而达皮毛也。凡疠风疥癣，喎斜拘急，偏痹不仁，因风所生之证，无不借其力以获瘥。《本经》著其功能，信非虚矣。

乌梢蛇

乌梢蛇为游蛇科动物乌梢蛇除去内脏的干燥体，其味甘，性平，归肺、脾、肝经，有祛风通络、定惊止痉的功效。

乌梢蛇善行，长于祛风通络，定惊止痉。现代药理研究证明其有抗炎、镇痛、镇静、抗惊厥等作用。临床常用于治疗风湿顽痹，筋肉麻木拘挛等，尤其以偏于风寒、游走不定者最好，可配伍羌活、秦艽、防风等。孟彪主任医师以本药为主配伍葛根、鹿衔草、当归、川芎等治疗颈椎病效果亦佳。治疗慢性湿疹、荨麻疹等风热留于皮肤的疾患，可配伍徐长卿、白鲜皮等。笔者运用李可老中医创制的乌蛇荣皮汤治疗不少皮肤疑难重症，获得了满意效果，其组成为生地黄（酒浸）、当归各30g，桂枝10g，赤芍15g，川芎、桃仁、红花各10g，牡丹皮、紫草各15g，定风丹（何首乌、蒺藜）60g，白鲜皮、乌梢蛇各30g（蜜丸先吞），炙甘草10g，生姜10片，大枣10枚。用于治疗破伤风惊痫、抽搐可配伍白花蛇、蜈蚣，如《圣济总录》中的"夺命散"。

【用量用法】入煎剂用,6～12g；研粉吞服，每次2～3g；亦可浸酒服。

【名家论述】

1.《本草述》云：按李（时珍）氏谓此种（乌梢蛇）与白花蛇同功，但性善耳。第两种虽味俱甘，皆入血，而白花蛇独兼有咸，则入血而祛风者，乌梢蛇似难与之同，故《本草》所列主治，即有轻重之别也。但方书之用乌者，于他证或与白花蛇合用，或分用，且用乌蛇反多于白者，岂以其性善之故，于他证更有攸利软。

2.《太平圣惠方》云：治面上疮及黚：乌蛇二两，烧灰，细研如粉，以腊月猪脂调涂之。

水牛角

水牛角为牛科动物水牛的角，其味苦、咸，性寒，归心、肝经，有清热解毒、凉血止血的功效。

水牛角咸寒入血，可清血分热毒。本品乃血肉有情之骨药，用于治疗风湿等骨病，有同气相求之妙。治疗风湿热痹，包括类风湿关节炎、风湿热及痛风等风湿病的活动期，以关节红肿热痛，痛势较剧，舌红，苔黄腻，脉滑数为特征者，可配伍五味消毒饮、地龙、赤芍、生地黄、砂仁、豆蔻等。如我们所拟之牛角解毒汤一方：水牛角 30g，蒲公英 30g，地丁 30g，紫背天葵 30g，地龙 15g，赤芍 30g，鸡血藤 30g，僵蚕 10g，生薏苡仁 50g，桂枝 10g，生地黄 30g，砂仁 10g，豆蔻 10g，专为风湿热痹所设，经过多年临床验证，效果尚佳。本品治疗过敏性紫癜，常配伍槐米、连翘；治疗各种血证，常配伍仙鹤草、黄芩等。此外，临床常把本品作为犀角的代替品而用于热入营血所致的高热、神昏、惊风抽搐及吐血、发斑等。牛角含蛋白胶质，有补益肝肾，升高红、白细胞及血小板之功，可用于贫血、血小板减少等血液系统疾病。朱良春先生常以之与油松节、鸡血藤合用，收效更佳。本品药源广泛，价格低廉，凡血分有热者，皆可配用。但本品力量较弱，量少难以为功。

【用量用法】30～50g，水煎服。

【名家论述】

1.《神农本草经》云：下闭血，瘀血疼痛，女人带下血。

2.《药性论》云：黄牛角腮灰，能止妇人血崩不止，赤白带下，止冷痢、泻血。

狗骨

　　狗骨为犬科动物狗的骨头。狗杀死后，剔去骨骼上的筋肉，将骨挂于当风处晾干。不能暴晒，以免走油变色，以四肢骨为佳。其味甘、咸，性温，归脾、肝、肾经，有强壮筋骨、祛风定痛的功效。

　　狗骨作用类似于虎骨，而力量稍弱。狗骨能补肝肾，强筋骨，祛风定痛。《四川中药志》谓本品"治风湿关节痛，冷骨风痛，腰腿无力及四肢麻木"。临床上常以本品作为虎骨的代替品，用于治疗筋骨软弱，足膝无力，行走艰难，筋骨疼痛挛急，屈伸不利，白虎历节，疼痛走注等。本品泡酒名之曰狗骨酒，方用狗骨500g，泡入10斤白酒中，一个月后即可服用，用于治疗风湿痹证，颈肩腰腿痛，肌肉萎缩等。本药也可与其他补肝肾、祛风湿之品配用，水煎服，亦可熬膏用。

　　王为兰老中医狗骨胶制法可供参考，其方法如下。组成：狼狗骨5000g，黄酒160g，冰糖250g。制法：取骨用刀刮净筋肉，或置冷水中浸泡，勤换水，待筋肉腐烂，捞出刮净，用清水洗净，打碎，置锅内，注入适量清水，用武火加热煮熬，注意保持一定水位及沸点。煮熬8～10小时，取出汤液，再加清水煮熬，反复出汤4次，置容器内沉淀滤净，将滤净的汤液置锅内用武火加热。间断搅拌，捞出泡沫，随着药液的浓度增加，酌减火力，保持微沸，约12小时。将冰糖加入汁内，待冰糖溶化，浓度加大，加入黄酒，不断搅拌。8～10小时后，改用微火，待浓度呈极黏稠，起大泡，表面有丝状物时取出，趁热倾入抹麻油的胶槽内。冷凝后，按规格切成小块，置阴凉避风处。约10天翻动1次，干燥后，垫防潮纸装盒包装。

　　【用法用量】内服：浸酒或烧存性研末，每次1.5～3g；狗骨胶可每服3～10g，黄酒炖化服用，或入汤药中烊化。外用：适量，煅黄研末调敷。

　　【名家论述】

　　1.《名医别录》云：烧灰疗下利，生肌。

　　2.《本草拾遗》云：煎为粥，热补，令妇人有子。

蚂蚁

蚂蚁为蚁科动物丝光褐林蚁及双齿多刺蚁等多种无毒蚂蚁的全体，其味咸、酸，性平，归肝、肾经，有补肾益精、通经活络、解毒消肿的功效。

唐代李公佐的《南柯太守传》载：广陵人淳于棼倚着宅前的大槐树醉卧，梦中被招为大槐安国的驸马，当了二十多年的大槐安国南柯郡的太守，享尽了富贵荣华。后八十岁寿终，从梦中惊醒，发现梦里的"大槐安国"，原来是槐树下的一个大蚂蚁窝，而南柯郡则是槐树南枝上的一个小蚂蚁洞。这就是成语"南柯一梦"的由来。我国食用和药用蚂蚁已有三千多年的历史，《周礼·天官》中说的"醢人"，是宫廷中专门制作肉酱的厨师，其中就包括用"蚳"即蚂蚁的卵制成的"蚳醢"。蚂蚁又名玄驹，是一种温和的滋补良药，能够扶正固本，补肾益精，除了有很好的补益作用，对风湿类疾病有很好的治疗作用。痹证的发生主要是由于素体肾气亏虚，风、寒、湿三邪侵袭，经络气血运行不畅，筋骨失养，日久则渐致筋挛骨松，关节变形，不得屈伸。肾主骨，藏精生髓，肝主筋，肝肾同源，肝肾共养筋骨，肾虚则髓不能满，肝虚则筋不利。而蚂蚁可补肾祛寒，养肝荣筋，并能祛瘀通络，实乃治本之法。虽起效慢，但无毒无害，远期疗效可观。为了加强疗效，也可配伍应用黄芪、淫羊藿、枸杞子、骨碎补等益气、抗风湿、补肾、健骨的中药。本品除了治疗风湿病，也常用于治疗肾虚头昏、耳鸣、失眠、多梦、阳痿、遗精等病证。

【用法用量】 内服：研末，2～5g；或入丸剂；或浸酒饮。外用：适量，捣烂涂敷。

【名家论述】

1.《本草纲目》云：蚁，释名玄驹，大者为昆蜉，亦曰蚂蚁……其卵名蚳，山人掘食之。蚁力最大，能举等身铁，人食之能益气力，泽颜色。

2.《本草纲目拾遗》云：山蚂蚁子，近行伍中营医以此合壮药，颇效。益气力，泽颜色。

蚕沙

蚕沙为蚕蛾科昆虫家蚕幼虫的干燥粪便，其味辛、甘，性温，归肝、脾、胃经，有祛风除湿、活血通经的功效。

蚕沙为蚕之粪便，为秽浊之品，能以浊治浊，长于清理经络及肠道之湿浊。如《温病条辨》的名方宣痹汤，即以本品配伍防己、滑石、连翘、栀子、薏苡仁等清热除湿药，治疗湿热蕴于经络，寒战热炽，关节红肿烦痛等症。病在上肢者，可配桑枝、桂枝；病在下肢者，可配独活、牛膝。治疗类风湿关节炎，病久关节变形，僵硬不遂，可用本品与白花蛇、全蝎、蜂房、僵蚕、芥子等相配，以搜风湿、化痰浊而止痹痛。本品与吴茱萸、木瓜等配伍，常用于治疗湿邪所致腰痛、呕吐、腹泻、小腿腓肠肌痉挛等，方如王孟英的蚕矢汤。湿浊较重，头晕颈痛者也可用本品制成药枕，睡时枕于颈下，亦有一定作用。本品有活血通经之功，可以治疗月经久闭，如《内经拾遗方论》之蚕沙酒："蚕沙四两（炒半黄色），无灰酒一壶。重汤煮熟，去沙，温饮一盏"，用于临床有一定效果。另外，本品亦常用于治疗皮肤病，如《太平圣惠方》中记载："治风瘙瘾疹，遍身皆痒，搔之成疮：蚕沙一升，以水二斗，煮取一斗二升，去滓，温热得所以洗之，宜避风。"

【用量用法】10～15g，水煎服。

【名家论述】

1.《名医别录》云：主肠鸣，热中，消渴，风痹，瘾疹。

2.《本草拾遗》云：炒黄，袋盛，浸酒，去风缓诸节不随，皮肤顽痹，腹内宿冷，冷血，瘀血，腰脚疼冷；炒令热，袋盛热熨之，主偏风筋骨瘫缓，手足不随，及腰脚软，皮肤顽痹。

雷公藤

雷公藤为卫矛科植物雷公藤的根，其味苦、辛，性凉，有大毒，归肝、肾经，有清热解毒、祛风除湿、舒筋活血、通络止痛、杀虫止痒的功效。

本品具有通行十二经络之力，临床常用于治疗风湿痹痛，如类风湿关节炎、强直性脊柱炎及其他风湿免疫类疾病，多有较好的疗效。现代药理研究证实，雷公藤含有 70 多种成分，具有 10 多种药理作用，尤其是具有较显著的抗炎作用，且其大多数成分具有免疫抑制作用，少数呈免疫调节作用，恰好是对类风湿关节炎发病机制中的主要环节发挥作用。雷公藤副作用较多，其对生殖系统的影响在一定程度上限制了本药的应用。育龄女性服药 2 ～ 3 个月后可出现月经紊乱，主要为月经量减少，服药长者闭经发生率 30％～ 50％。为了减少以上副作用，我们常采用以下措施：①雷公藤常用 6 ～ 10g，配用鸡血藤 30g，鸡血藤具有调经作用（雷公藤能使部分患者出现白细胞减少，而鸡血藤能升高白细胞），也可以配用当归、熟地黄等养血之品。②如果患者出现了较为严重的月经紊乱，则先停用雷公藤，改用马钱子或青风藤，等月经调理正常后再用雷公藤。因雷公藤毒性较大，部分患者口服后可出现消化道反应，如恶心、腹胀、轻度腹痛、胃纳减退、腹泻等，此时可减少药量或口服香连丸即可缓解。对于出现头晕、口干、口腔黏膜糜烂、咽痛、皮肤瘙痒、皮疹等副作用者，汤药中加入对证治疗的药物多可减轻或缓解。

【用量用法】成人可用 6 ～ 15g，小儿酌减。

【使用注意】本品有大毒，用药剂量不宜过大，年老体弱者更应加倍注意。为了减少不良反应，须严格去净二层根皮，药用木质部分，煎剂宜煎熬 1 小时以上。饭后服用可减轻消化道反应。用药过程中定期检查血常规、尿常规、肝肾功能，必要时停药。有心、肝、胃、肾、脾等脏器疾病的患者及青年妇女慎用，孕妇忌用。

【急性中毒与解救】本品毒性大，有服叶 2 ～ 3 片发生中毒者，服用嫩芽 7 个（约 12g）或根皮 30 ～ 60g 可以致死，甚至食用雷公藤花酿制的蜂蜜亦可引起中毒。一般内服后约 2 小时出现症状，如煎服同时饮酒者，症状出现更早、更重。中毒症状为剧烈呕吐、腹痛、腹泻、血便、胸闷、气短、心跳无力、脉搏细弱、血压下降、发绀、体温下降、休克及呼吸衰竭。2 ～ 3 日后出现脱发、浮肿、尿毒症以至急性肾衰竭。一般在中毒后 24 小时左右死亡，最多不超过 4 天。如中毒后能度过 5 天，预后较好。中毒后一般急救措施，除催吐洗胃、灌肠、导泻外，可服鲜萝卜汁 4 两或炖服莱菔子 8 两，也可用鲜韭菜汁或浓茶、羊血等以解毒。

【名家论述】

1.《湖南药物志》云：杀虫，消炎，解毒。

2. 江西《草药手册》云：治风湿关节炎：雷公藤根、叶，捣烂外敷，半小时后即去，否则起泡。

鸡血藤

鸡血藤为豆科攀缘灌木密花豆（三叶鸡血藤）或香花崖豆藤（山鸡血藤）的藤茎，其味苦、微甘，性温，归肝、肾经，有补血行血、舒筋活络、强筋健骨的功效。

本品温而不燥，补而不滞，既能补血又能行血，守走兼备，尤其适用于痹证日久，血虚体弱者。《本草纲目拾遗》称"其藤最活血，暖腰膝，已风瘫"。鸡血藤的成分有鸡血藤醇，其药理表现为补血、显著抗炎、较强抑制前列腺素生物合成，以及对细胞免疫功能双向调节作用。本品色红专入血分，藤类又长于入络，故本品长于治疗风湿痹痛，肢体麻木，腰膝酸痛等，多配伍四物汤或大血藤、络石藤、雷公藤等祛风湿药物。若是老人手足痿弱、麻木、瘫痪、眩晕，属血脉瘀滞之类中风者，如脑血管意外所致的肢体瘫痪，可在病情稳定期用鸡血藤调气补血，行滞活络，常配桑椹、丹参、杜仲、山茱萸等药。治疗血栓闭塞性脉管炎可配伍忍冬藤、当归、玄参、党参、蜈蚣、川牛膝、丹参、石斛、鹿角霜等。治疗原发性血小板减少性紫癜，可配伍仙鹤草、升麻、栀子等。此外，本品也常用于白细胞减少症、月经不调、经闭腹痛等疾病的治疗。对于白细胞减少症，徐富业先生的升白汤有较好的疗效，药用鸡血藤 50g，何首乌 15g，熟地黄 25g，补骨脂 10g，淫羊藿 10g，党参 20g。民间对于月经不调或贫血的女性，常采用口服鸡血藤煲鸡蛋的方法，有一定效果。方用鸡血藤 30g，鸡蛋 2 个，加清水两碗同煮，蛋熟后去壳再煮片刻，煮成 1 碗后，加白砂糖少许调味，每日 2 次，饮汤，食鸡蛋。鸡血藤可以水煎服，亦可以熬制鸡血藤膏配合中药内服或作为疾病巩固治疗时服用。如《中国药典》一部所载之鸡血藤膏：滇鸡血藤膏粉87.5g，川牛膝23.8g，续断21.2g，红花2g，黑豆5g，熟糯米粉175g，饴糖120g。以上7味，除滇鸡血藤膏粉、熟糯米粉、饴糖外，其余各药加水煎煮3次，滤过，合并煎液，浓缩成浸膏，加入滇鸡血藤膏粉等3味，充分拌匀，制成方块，干燥即得。此膏具有补血、活血、调经之功，用于血虚之手足麻木、关节酸痛、月经不调等，均有佳效。鸡血藤甘温无毒，性较温和，一般小剂量（10～20g）养血和血，中剂量（20～30g）活血通经，大剂量（30～150g）逐瘀通络止痛。

【用量用法】10～150g，水煎服；亦可浸酒服。

【名家论述】

1.《湖南药物志》云：行血补血，通经活络，暖腰膝，健筋骨。治血虚，麻木瘫痪，腰膝酸痛，月经不调。

2.广州部队《常用中草药手册》云：补血强筋。治贫血，月经不调，经闭，遗精，风湿筋骨痛，胃痛。

青风藤

青风藤为防己科落叶木质藤本植物青藤或青风藤科植物青风藤的干燥藤茎，其味辛、苦，性微温，归肝、脾经，有祛风除湿、通络止痛、利水消肿的功效。

《本草便读》云："凡藤蔓之属，皆可通经入络，盖藤者缠绕蔓延，犹如网络，纵横交错，无所不至，其形如络脉。"青风藤长于祛风除湿，通络止痛，临床常用于治疗各种风湿痹痛。因其又能利水消肿，故对于下肢肿胀明显者效果尤佳。《本草汇言》载："青风藤，散风寒湿痹之药也，能舒筋活血，正骨利髓。故风病软弱无力，并劲强偏废之症，久服常服，大建奇功。"《本草纲目》载："治风湿流注，鹤膝风，麻痹瘙痒，损伤疮肿，入酒药中用。"用于热痹，关节红肿热痛者，用青风藤15g，汉防己9g配伍水煎服，名为清防饮；治疗腰椎间盘突出症，可用青风藤 30g，黄芪 60g，黑豆 30g，水煎服，有一定疗效。朱良春先生常以青风藤配穿山龙、拳参、忍冬藤治疗多种类风湿疾患，并被朱老誉为"降风湿因子四联药"。青风藤主要含有青藤碱、青风藤碱、双青藤碱等，其药理作用为具有显著的抗炎、镇痛、抑制免疫、镇静、释放组胺等作用。临床观察本品治疗风湿痹痛确有疗效，但青藤碱组胺释放作用可促使肥大细胞和嗜碱性粒细胞释放组胺，导致皮肤瘙痒、潮红、出汗等不良反应，故服用本品宜从小剂量服起，如无过敏反应可加大剂量，或配用徐长卿 30g，地肤子 30g，即可减轻不良反应。此外，本品亦可用于跌打瘀肿，无论内服还是外敷，均有助于消肿散瘀。

【用法用量】内服：每次 10～15g，水煎服。外用：适量。

【附注】青风藤根部在四川、河南作汉防己用；湖北以华防己和木防己藤茎作青风藤；广西用青风藤科青风藤藤茎；福建以茜草科植物鸡矢藤藤茎作青风藤。日本称青藤为汉防己，实际上与我国正品汉防己并不相同。上述复杂品种，仅华防己藤与青藤近似，但均不是正品，与青藤显著不同。应加以鉴别。

【名家论述】

1.《图经本草》云：生天台山中，其苗蔓延木上，四时常有。彼土人采其叶入药，治风有效。

2.《浙江天目山药植志》云：行水利尿，泻下焦血分湿热。治风水肿，脚气，风湿关节疼痛，口眼歪斜，痈肿恶疮。

海风藤

海风藤为胡椒科常绿攀缘藤本植物风藤的藤茎，其味辛、苦，性微温，归肝经，有祛风除湿、通经活络的功效。

《浙江中药手册》认为海风藤可以"宣痹，化湿，通络舒筋，治腿膝痿痹，关节疼痛"。本品可用于治疗风湿痹痛，关节不利，筋脉拘挛及跌打损伤疼痛，常配秦艽、当归、桂枝、桑枝等，如《医学心悟》蠲痹汤和松枝酒均配有海风藤。现代药理研究证实，海风藤成分有细叶青蒌藤素、黄酮类等，其药理表现为抗炎、镇痛、抗血小板聚集及提高心肌对缺氧的耐受性。海风藤又能阻断皮肤血管通透性增强反应，可用于治疗类风湿关节炎、结缔组织病的肿胀疼痛等。本品对反应性关节炎、类风湿关节炎、骨关节炎、坐骨神经痛、颈椎病，均有一定效果。因本品擅长治疗关节游走性疼痛，故称之为"截风要药"。但本品力缓，少用难以为功。

【用法用量】内服：10～30g，水煎服，大剂量可用至50g。外用：适量，浸酒外敷。

【名家论述】

1.《本草再新》云：行经络，和血脉，宽中理气，下湿除风，理腰脚气，治疝，安胎。

2.《饮片新参》云：海风藤色灰微黑，形作水轮状。苦辛温微甘。功能散风湿，治骨节痹痛。

忍冬藤

忍科藤为忍冬科多年生常绿缠绕灌木金银花的幼嫩藤茎，其味甘，性寒，归心、肺、脾、胃经，有清热解毒、散结消肿、通经活络的功效。

忍冬藤首载于《名医别录》。本品凛冬不凋，昼开夜合，性寒而不伤胃，燥湿而不伤阴，是祛风通络药中少数性凉而药性平和的中药。《本草纲目》载本品可治疗："一切风湿气及诸肿毒，痈疽疥癣，杨梅诸恶疮，散热解毒。"本药是治疗风湿类疾病的常用药物，对类风湿关节炎、反应性关节炎、骨关节炎、颈椎病、痛风等，均有一定效果。现代药理研究认为本品主要含黄酮类忍冬苷和绿原酸等成分，其药理作用主要表现为抗炎止痛、抑制体液免疫、抗过敏、抗变态反应作用。忍冬藤与土茯苓、虎杖、蜂房相伍，常可用于对抗停减激素的反跳。治疗风湿热痹，我们常配伍土茯苓、苍术、黄柏、薏苡仁、川牛膝、络石藤、蒲公英等。本品既可以水煎内服，又可以水煎外洗，还可以泡酒服。外洗治痹我们常用忍冬藤、大血藤、海风藤、络石藤、雷公藤、威灵仙各 30g，煎水熏洗患处。复方忍冬藤酒方：忍冬藤 60g，大血藤 30g，徐长卿 30g，威灵仙 30g，乌梢蛇 15g，红花 15g，治疗多种风湿痹痛有较好的疗效。本药亦可用于治疗温病发热、热毒血痢、传染性肝炎、痈肿疮毒等。徐书老师常用其验方忍冬甘草汤来治疗未化脓的阑尾炎，效果极佳。其常用量为忍冬藤 100g，甘草 15g，水煎服。

【用法用量】内服：煎汤，9 ~ 30g，亦可入丸、散或浸酒。外用：煎水熏洗、熬膏贴或研末调敷。本品甘寒无毒，鲜者用量可加大。

【名家论述】

1.《本草正义》云：忍冬，《别录》称其甘温，实则主治功效皆以清热解毒见长，必不可以言温，故陈藏器谓为小寒，且明言其非温；甄权则称其味辛，盖惟辛能散，乃以解除热毒，权说是也。今人多用其花，实则花性轻扬，力量甚薄，不如枝蔓之气味俱厚。古人只称忍冬，不言为花，则并不用花入药，自可于言外得之。观《本草纲目》所附诸方，尚是藤叶为多，更是明证。《别录》谓：主治寒热身肿，盖亦指寒热痈肿之疮疡而言，与陈自明《外科精要》之忍冬酒、忍冬圆同意，非能泛治一切肿胀。……濒湖谓治诸肿毒，痈疽疥癣，杨梅诸恶疮，散热解毒。则今人多用其花，寿颐已谓不如藤叶之力厚，且不仅煎剂之必须，即外用煎汤洗涤亦大良。

2.《外科精要》云：忍冬酒治疗一切痈疽：忍冬藤（生取）五两，大甘草节一两。上用水二碗，煎一碗，入无灰好酒一碗，再煎数沸，去滓，分三服，一昼夜用尽，病重昼夜二剂，至大小便通利为度；另用忍冬藤一把烂研，酒少许敷四围。

络石藤

络石藤为夹竹桃科植物络石的干燥带叶藤茎，其味苦，性微寒，归心、肝、肾经，有祛风通络、凉血消肿的功效。

《要药分剂》云："络石之功，专于舒筋活络，凡患者筋脉拘挛，不易伸屈者，服之无不获效，不可忽之。"《本草正义》云："此物善走经脉，通达肢节，今用以舒节活络，宣通痹痛甚验。"本品苦可燥湿，寒可清热，故尤其适用于湿热痹证，对关节肿痛者效果尤佳，临床常配用忍冬藤、秦艽、生地黄、桑枝等。治疗筋骨疼痛，可用络石藤一至二两，浸酒服，亦有一定效果。《神农本草经》谓其"主痈肿不消，喉舌肿，水浆不下"，可见本品有消肿功能。《近效方》记载："治疗喉痹咽塞，喘息不通，须臾欲绝，用络石藤一百克，煮水一大碗，徐徐服下，极效。"验之临床，确有一定疗效。另外，本品亦有一定祛风止痒作用，对于各种皮肤瘙痒，可配伍首乌藤、蝉蜕、徐长卿等，内服、外用均可。

【用量用法】10 ~ 30g，水煎服。

【名家论述】

1.《本草纲目》云：络石，气味平和，其功主筋骨关节风热痈肿，变白耐老，即医家鲜知用者，岂以其近贱而忽之耶？服之当浸酒耳。

2.《得配本草》云：络石，配射干、山栀，治毒气攻喉。配参、苓、龙骨，治白浊已甚。

大血藤

大血藤为木通科植物大血藤的干燥藤茎，其味苦，性平，归大肠、肝经，有祛风止痛、活血通络、清热解毒的功效。

大血藤色红，藤类中空有孔，既入血分，又入气分，长于通经活络。治疗风湿痹痛，腰腿疼痛，关节不利，常与独活、鸡矢藤、鸡血藤等药同用，亦可单用本品泡酒服或与鸡血藤、杜仲、木瓜、五加皮、鸡矢藤等同泡酒服。本品既能清热解毒，活血化瘀，又能祛腐排脓，乃治疗肠痈腹痛之要药。《景岳全书》载："治肠痈，生于小肚角，微肿而小腹隐痛不止者是。若毒气不散，渐大内攻而溃，则成大患：红藤一两许，以好酒二碗，煎一碗，午前一服，醉卧之。午后用紫花地丁一两许，亦如前煎服，服后痛必渐止为效。然后以当归五钱，蝉蜕、僵蚕各二钱，天龙、大黄各一钱，石礞蚆五钱（此草药也），老蜘蛛二个（捉放新瓦上，以酒盅盖定，外用火煅干存性），共为末，每空心用酒调送一钱许，日逐渐服，自消。"临床也可把大血藤30～50g加到薏苡附子败酱散或大黄牡丹皮汤中应用，加强祛腐排脓之功。由于大血藤有良好的清热解毒活血作用，亦常用于治疗妇科炎症，如王渭川先生治疗盆腔炎的经验方银甲丸（金银花、连翘、升麻各五钱，生鳖甲、大血藤、蒲公英、紫花地丁各一两，茵陈、大青叶、椿根皮、生蒲黄、桔梗、琥珀各四钱。共研细末，炼蜜为63丸）即用有此药，临床应用多有效验。

本品亦为伤科要药，常用于跌打损伤的治疗，内服或配成膏药外用，均有效验。本品亦可用于癥瘤的治疗。

【用法用量】水煎服，9～30g。外用适量。

【名家论述】

1.《简易草药》云：治筋骨疼痛，追风，健腰膝，壮阳事。

2.《中药志》云：祛风通经络，利尿杀虫，治肠痈，风湿痹痛，麻风，淋病，蛔虫腹痛。

首乌藤

首乌藤为双子叶植物蓼科植物何首乌的藤茎或带叶藤茎，其味甘、微苦，性平，归心、肝经，有养血安神、祛风通络的功效。

药理研究表明本品有镇静催眠作用，临床常用于治疗阴虚血少之失眠多梦、心神不宁、头目眩晕、皮肤痒疹等症，也可用于治疗血虚、血瘀引起的各种风湿痹痛。治疗失眠，可用本品配伍酸枣仁、延胡索、五味子、合欢花。《本草纲目》谓其主治"风疮疥癣作痒，煎汤洗浴"。治疗皮肤瘙痒，作者常以本品60g配伍徐长卿、白鲜皮、刺蒺藜，水煎内服或外洗。朱良春先生临床上常以之治疗老人身痒，盖高年阴血多虚，血虚生风故痒，首乌藤有养血活血之功，洵为当选之佳品，内服常配生地黄、红花、徐长卿、金银花藤、牡丹皮等沐浴时用首乌藤200g煎汤擦身，其效尤佳（《朱良春用药经验集》）。治疗风湿痹痛，常用本品配伍合欢皮、徐长卿、威灵仙、鸡血藤、络石藤等。

【用法用量】内服：入煎剂 10 ～ 30g，大剂量可用 60g。外用：适量。

【名家论述】

1.《本草正义》云：夜交藤，濒湖只称茎叶治风疮疥癣，作浴汤甚效，今以治夜少安寐，盖取其能引阳入阴耳。然不寐之源，亦非一端，苟不知从病源上着想，而惟以此为普通用品，则亦无效。但只堪供佐使之助，因是调和阴阳者，故亦有利无害。

2.《本草再新》云：补中气，行经络，通血脉，治劳伤。

天仙藤

天仙藤为马兜铃科多年生攀缘草本植物北马兜铃的带叶干燥草质藤茎，其味苦，性温，归肝、脾经，有活血通络、利湿消肿的功效。

本品常用于治疗风湿痹痛、腰腿痛、关节肿痛，能行气活血通络，有较好的镇痛作用，且能利湿浊、消水肿，临床可根据证型配入祛风除湿剂中应用。治疗肩臂痛，可配伍姜黄、羌活、白术、半夏等药，如《仁斋直指方》的天仙散。本品也可用于治疗气血不通之心腹痛、产后腹痛、癥瘕积聚及奔豚疝气作痛。此外，本品还可以治疗毒蛇、毒虫咬伤，痔疮肿痛及乳痈等。如《江西草药》中记载，治乳腺炎，取鲜天仙藤适量，揉软外敷，每日换药一次。

【用量用法】6 ～ 10g，大剂量可用 10 ～ 20g，水煎服。

【名家论述】

1.《本草再新》云：凉血活血，祛风利湿，走经络，兼治腰腿肿疼。

2.《本草正义》云：宣通经隧，导达郁滞，疏肝行气，止心胃痛。

木通

木通为马兜铃科植物木通马兜铃或者木通科植物白木通、三叶木通及木通的木质茎，其味苦，性凉。归心、小肠、膀胱经。有利水通淋，泄热，通乳的功效。

余曾读过虞天民应用川木通汤治疗白虎历节的一则医案，《医学正传·卷之四·痛风》载："一男子年四十岁，因感风湿，得白虎历节风证，遍身抽掣疼痛，足不能履地者三年，百方不效，身体羸瘦骨立，自分于死。一日梦与木通汤服愈，遂以四物汤加木通服，不效，后以木通二两锉细，长流水煎汁顿服，服后一时许，遍身痒甚，上体发红丹如小豆大粒，举家惊惶，随手没去，出汗至腰而止，上体不痛矣。次日又如前煎服，下体又发红丹，方出汗至足底，汗干后通身舒畅而无痛矣。一月后，人壮气复，步履如初。后以此法治数人皆验。故录于此，以示后学。"

书中应用二两木通治疗痹证，方名为"川木通汤"，可见所用药物为川木通而非其他品种。现今临床所用之木通品种较多，主要有木通、关木通、川木通。三个品种药源不同，所含成分亦异。木通为木通科植物白木通或三叶木通的干燥木质藤茎。关木通是马兜铃科植物东北马兜铃的干燥木质藤茎。川木通是毛茛科植物小木通或绣球藤的干燥木质藤茎。木通成分有三七皂苷、β-谷甾醇、胡萝卜苷、白桦脂醇、肌醇、多糖、齐墩果酸、常春藤皂苷元等。关木通成分有马兜铃酸、马兜铃苷、马兜铃内酰胺、木兰花碱、尿囊素和钙、钠、钾、镁、铁、锰、锌、铜元素等。川木通含齐墩果酸、常春藤皂苷元、脂肪醇、β-谷甾醇等。木通与川木通经现代药理研究证实无肾毒性，临床应用比较安全。关木通因含马兜铃酸而对肾脏有毒性。近年有因服用超剂量关木通或长期服用龙胆泻肝丸而致肾功能不全者，现今之龙胆泻肝丸中的关木通已换为川木通。

《神农本草经》所载之通草当为今之木通，主"气味辛平无毒，主除脾胃寒热，通利九窍血脉关节，令人不忘，去恶虫"。实践证明各种木通均有清利湿热，通血脉，利关节之功。

张锡纯先生在《医学衷中参西录》中记载："木通味苦性凉。为藤蔓之梗，其全体玲珑通彻，故能贯串经络，通利九窍。能泻上焦之热，曲曲引之下行自水道达出，为利小便清淋浊之要药。其贯串经络之力，又能治周身拘挛，肢体痹疼，活血消肿，催生通乳，多用亦能发汗。

愚平素不喜用苦药，木通诸家未尝言苦，而其味实甚苦。因虑人嫌其苦口难服，故于木通未尝独用重用，以资研究。近因遇一肢体关节肿疼证，投以清热利湿活血之品，更以西药阿司匹林佐之，治愈。适法库门生万某来奉，因向彼述之，万某曰：《医宗金鉴》治三痹（行痹、痛痹、著痹）有木通汤方，学生以治痛痹极有效验，且服后必然出汗，曾用数次皆一剂而愈。愚曰：我亦见其方，但未尝试用，故不知如此神效，既效验如此，当急录出以公诸医界。爰列其方于下：

木通汤，用木通一味，不见水者（其整者皆未见水，捣碎用）二两，以长流水二碗煎一碗，热服取微汗，不愈再服，以愈为度。若其痛上下左右流走相移者，加羌活、防风以祛风邪；其痛凉甚者，有汗加附子，无汗加麻黄以去寒邪；其痛重著难移者，加防己以胜湿邪。其所应加之药，不可过三钱，弱者俱减半服。"

《证治准绳》《古今医鉴》《续名医类案》都对川木通汤治疗白虎历节案进行了转载，可见本方代有流传，得到了名医们的认可。张锡纯先生还据病情进行了加减，为我们应用本方拓宽了思路。

从本案及《医学衷中参西录》的记载看，服用本方有可能会出现皮疹，并且会出汗。无论出不出皮疹，出汗是必须的，因为出汗是达邪外出的一个标志。大剂量川木通有发汗作用，如果患者不出汗或汗出不畅，可以服热粥盖被取微汗，甚者可加麻黄。为保证安全性，大家应用本方时切记宜采用川木通，不可用关木通。

木通除了通利血脉治疗风湿病外，其利小便的作用亦较强，比较常用的如导赤散，对湿热所致的口腔溃疡、小便不利涩痛等有较好的疗效。

木通也是一个常用的通乳药，对于气血不足的乳少，我们常采用通乳汤，有较好的效果，药用黄芪 30g，当归 15g，桂枝 15g，白芍 15g，甘草 10g，王不留行 30g，木通 10g，路路通 15g。

【用法用量】内服：煎汤，3 ～ 10g；或入丸、散。

【名家论述】

1.《药品化义》云：木通，导脾胃积热下行，主治火泻、热泻，盖为利小肠火郁，行膀胱水闭，使水火分则脾气自实也。……且心移热于小肠而脏病由腑结，腑通则脏安。凡为惊病，由心气郁及嗜卧心烦者，以此直彻下行。古人立方，心火为邪，用木通导赤，肺火为邪，用桑皮泻白，良有深意也。

2.《本草纲目》云：木通，上能通心清肺，治头痛，利九窍，下能泄湿热，利小便，通大肠，治遍身拘痛。

麻黄

麻黄为麻黄科植物草麻黄、木贼麻黄、中麻黄的草质茎，其味辛、微苦，性温。归肺、膀胱经。有发汗解表、宣肺平喘、利水消肿、散寒通滞的功效。

现代药理研究认为，麻黄的主要成分为麻黄碱，并含少量伪麻黄碱、挥发油、黄酮类化合物、麻黄多糖等。这就使麻黄具有发汗解表、宣肺平喘、利水、抗过敏等诸多作用。①发汗解表：麻黄具有较强的发汗解表作用，张山雷在《本草正义》中说："麻黄轻清上浮，专疏肺郁，宣泄气机，是为治外感第一要药。"《伤寒杂病论》中治伤寒，有麻黄汤、葛根汤、大青龙汤、小青龙汤等，皆取麻黄发汗解表之功。②疏风抗过敏：麻黄可以用于治疗各种过敏性疾病，因其具有肾上腺素样免疫抑制作用，如小青龙汤常用于治疗过敏性鼻炎及哮喘等。此外，麻黄也可以治疗多种皮肤病。如潘斌璋采用冉雪峰老中医的麻黄蝉衣汤，即麻黄、蝉蜕、槐花米、黄柏、乌梅、板蓝根、甘草、生大黄各10g，用于治疗慢性荨麻疹，取得了较好的效果。本方以麻黄命名，可见冉老对麻黄的重视。③止咳平喘：现代药理研究认为，麻黄所含之麻黄碱具有拟肾上腺素样作用，可扩张支气管，用于咳喘。麻黄治疗咳喘历史悠久，张仲景在《伤寒论》第35条中说："太阳病，头痛发热，身疼腰痛，骨节疼痛，恶风无汗而喘者，麻黄汤主之。"这是应用麻黄剂治疗咳喘的较早记载。此外，麻杏甘石汤、越婢加半夏汤、射干麻黄汤等都是以麻黄为主药而治疗咳喘的方剂。④散寒除痹：麻黄碱具有肾上腺素样作用，可抑制免疫，临床常用于治疗各种免疫性疾病。麻黄具有辛温宣散，通痹止痛之功效。张仲景治风寒湿痹多用麻黄剂，如麻黄汤治"身疼腰痛，骨节疼痛"；麻黄加术汤治"湿家身烦疼"；桂枝芍药知母汤治"诸肢节疼痛"；乌头汤治"病历节，不可屈伸，疼痛"；麻杏苡甘汤治"病者一身尽疼，发热，日晡所剧者"等。⑤提神抗疲劳：麻黄具有提神抗疲劳作用，可以用来作为兴奋剂，对白天困顿、精神不好的人有效。日本医家大冢敬节先生晚年，常服葛根汤提神来看病，而葛根汤中的麻黄为提神之品。⑥温阳：麻黄所含之麻黄碱有类似肾上腺素样作用，可支持循环，能够改善末梢循环。所以临床可以应用麻黄附子细辛汤等来治疗冻疮及其他末梢循环不良的疾病。⑦缩尿：麻黄剂如麻黄汤、麻杏甘石汤、小青龙汤等常可治疗遗尿，其核心药物即麻黄，机理是兴奋肾上腺能神经，增加膀胱括约肌的张力。如配伍菟丝子、熟地黄等补肾填精的药物，效果会更好，可以减少夜间尿液的分泌。⑧减肥：麻黄的发汗和利尿作用，常可以用来减肥。国外应用麻黄剂来减肥，有曾因为使用不当而导致严重不良反应的案例。麻黄剂主要适用于"麻黄体质"的患者，"体格粗壮，面色黄暗，皮肤干燥且较粗糙"的人才有良效。此外，麻黄还有较好的通经作用。经方家黄煌教授应用麻黄温经汤或葛根汤来治疗月经后期或多囊卵巢综合征，多能取效。作者对于月经后期或月经稀发者亦常在辨证方基础上加用 6～9g 生麻黄，的确有较好的通经作用。

由于麻黄药力迅猛，故正确安全使用麻黄非常重要。首先，要注重患者体质，麻黄体质使用麻黄相对安全，再者，使用剂量、煎煮法及服药法亦很重要。一个人的体质与遗传及后天的生长都有关系，一个人的体质在一定时期内是相对稳定的。对于经方的使用，体质学说有重要的参考价值。

关于麻黄体质，黄煌教授在《黄煌经方使用手册》中有过专门的论述："患者体格粗壮，面色黄暗，皮肤干燥且较粗糙。恶寒喜热，易于着凉，着凉后多肌肉酸痛，无汗发热，易于鼻塞，气喘，易于浮肿，小便少，渴而饮水不多，身体沉重，反应不敏感，咽喉多不红，舌体较胖，苔白较厚，脉浮有力。多见于体格壮实的中青年和体力劳动者。易患呼吸道疾病，骨关节痛。寒冷、疲劳等是这种体质患者患病的主要诱因。"麻黄体质是我们安全使用麻黄的基础。如果是一个体质瘦弱，面白皮细，易汗出的患者，我们则不能选择麻黄及麻黄类方。如果体格瘦弱，唇红咽肿，脉象数促者，虽无汗也不能用麻黄，否则会导致心悸动，汗出过多，甚至虚脱等不良反应。根据仲景药证及作者经验，以下几种情况要慎用麻黄：①肌肤白皙，有上冲感，易烘热、汗出者；②脉弱无力者；③平素易头晕、目眩、心悸、失眠、烦躁不安者；④高血压、心脏病、糖尿病、肿瘤放化疗期间；⑤极度消瘦者；⑥尿潴留。麻黄是拟肾上腺能的药物，单独使用时有的人会小便不利（虚极之人慎用），比如部分前列腺增生的患者会产生尿潴留，但是可以通过配伍去拮抗它。

关于麻黄剂量，我们临床可根据患者的体质情况与病情需要选择麻黄的剂量，一般来说可以先从小剂量服起，如无不良反应可逐渐加量。我们一般用量为 3～18g。古人应用麻黄剂量较大，亦可能为新鲜麻黄，煎煮时沫较多，沫中所含之发汗成分较多，去之则可减缓其不良反应。今人用麻黄量少，且为干品，煎煮时沫很少，如果体质强健且取其发汗作用时，可以不去沫。如果体格瘦弱，易心慌气短者，则应久煎且去沫为宜。

应用麻黄有时会出现不良反应，最常见者莫过于出汗过多及心慌。合理的配伍常能减轻或消除其不良反应。如麻黄配五味子，一散一收，汗出就会减少。麻黄配以桂枝、甘草，则可以减少患者服药后心慌的出现。《伤寒论》曰："发汗过多，其人叉手自冒心，心下悸，欲得按者，桂枝甘草汤主之。"可见桂枝、甘草可治疗和预防心悸的发生。

含有麻黄的方剂一般不宜空腹服，空腹服易致人心慌。对于入睡难或睡眠质量差者，尽量不要晚上服。因麻黄有中枢兴奋作用，尤其是夜间服用时，有一部分患者出现失眠。如果取其发汗作用，要温覆取汗，不需啜粥，余如桂枝法将息。正确的服药方法对取得好的疗效具有非常重要的意义。

【用量用法】3～10g，水煎服。

【名家论述】

1.《名医别录》云：微温，无毒。主治五脏邪气缓急，风胁痛，字乳余疾，止好唾，通腠理，疏伤寒头痛，解肌，泄邪恶气，消赤黑斑毒。

2.《本草纲目》云：麻黄乃肺经专药，故治肺病多用之。张仲景治伤寒，无汗用麻黄，有汗用桂枝。

桂枝

桂枝为樟科植物常绿乔木肉桂树的干燥嫩枝，其味辛、甘，性温，归心、肺、膀胱经，有发汗解肌、温通经脉、助阳化气的功效。

桂枝为桂树的枝条，故长于走四肢，尤其是上肢臂部之风湿痹痛更为适合。对于风寒为主者，可配伍麻黄、附子等，如桂枝附子汤。用于治疗外感风寒，周身疼痛不适者，可采用桂枝汤加味，并在服药后喝热粥，以助药力。桂枝配伍茯苓、泽泻等，亦可用于治疗水湿停留所致的肢体水肿、痰饮等。此外，本品亦可用于热痹的反佐用药，以防寒药冰伏。如本品可与生石膏、水牛角等配用治疗热痹，如我们的经验方牛角解毒汤等。

今人对桂枝进行了药理研究，认为其具有以下诸多方面的作用。①扩血管作用：常用于治疗血管收缩，脉细欲绝，代表方剂如当归四逆汤。②强心作用：桂枝可增强心率，如桂枝甘草汤可治疗心悸。病态窦房结综合征可用30g桂枝或肉桂。阳虚无水湿的患者，有的用了大剂量麻黄会心悸，而用桂枝则不会心悸。③通经作用：桂枝具有促进排卵作用，可使女性月经提前，对不孕有治疗作用。黄煌老师临床常用温经汤治疗不孕，效果尤佳。方中桂枝促排卵作用，功不可没。④活血作用：桂枝色赤，入血分，具有一定的活血化瘀作用，可改善高凝状态，如桂枝茯苓丸、桃核承气汤等可治疗太阳蓄血证。⑤利水作用：桂枝的利水作用与其强心和扩张血管有关，通过扩血管引起肾小球血管扩张而利小便，代表处方如五苓散、苓桂术甘汤等。⑥发汗作用：桂枝的发汗作用是间接的，通过扩张血管来帮助发汗药物发汗，如麻黄汤中，桂枝扩张血管帮助麻黄发汗。这些药理研究的成果为我们合理使用桂枝提供了有益参考。

【用量用法】6～10g，大剂量可用至30g，水煎服。

【使用注意】温热病及阴虚阳盛之证，一切血证不可单独使用。

【名家论述】

1.《本经疏证》云：水气不行用桂枝者，多兼表证，及悸、上气、振等候……以是知用桂枝者，仍用其和营通阳下气，非用其利水也。

2.《药征》云：桂枝主治冲逆也，旁治奔豚头痛、发热恶风、汗出身痛……桂枝主治冲逆也，明矣。头痛发热之辈，其所旁治也。仲景之治疾，用桂枝者，居十之七八。

羌活

羌活为伞形科多年生草本植物羌活的干燥根茎和根，其味辛、苦，性微温。归膀胱、肝、肾经。有祛风湿、止痛、解表的功效。

本品辛散祛风，味苦燥湿，性温散寒，药力雄厚，比较猛烈，能直上颠顶，横行手臂，善治游风，有较强的祛风湿、止痛作用，配伍其他祛风湿止痛药，可用于治疗各种风寒湿痹，肢节疼痛。因其善入足太阳膀胱经，以除头项肩背之痛见长，故上半身风寒湿痹、肩背肢节疼痛者尤为多用，如临床常用的蠲痹汤（《百一选方》），即以本品配伍防风、姜黄、当归等。若风湿在表，头项强痛，腰背酸重，一身尽痛者，可配伍独活、藁本、防风等药，如羌活胜湿汤（《内外伤辨惑论》）。此外，因本品辛温发散，气味雄烈，善于升散发表，有较强的解表散寒作用，故临床亦常用于治疗外感风寒之寒热、骨痛、头痛等表证者。

【用量用法】3～6g，大剂量可达10～15g，水煎服。

【名家论述】

1.《本草汇言》云：羌活功能条达肢体，通畅血脉，攻彻邪气，发散风寒风湿。故疡证以之能排脓托毒，发溃生肌；目证以之治羞明隐涩，肿痛难开；风证以之治痿、痉、癫痫、麻痹厥逆。盖其体轻而不重，气清而不浊，味辛而能散，性行而不止，故上行于头，下行于足，遍达肢体，以清气分之邪也。

2.《医学启源》云：羌活，治肢节疼痛，手足太阳本经风药也。加川芎治足太阳、少阴头痛，透关利节，又治风湿。

3.《主治秘诀》云：其用有五：手足太阳引经，一也；风湿相兼，二也；去肢节痛，三也；除痈疽败血，四也；治风湿头痛，五也。

独活

独活为伞形科当归属多年生重齿植物毛当归的干燥根，其味辛、苦，性微温，归肾、膀胱经，有祛风除湿、通痹止痛的功效。

独活又名独摇草，独活辛苦微温，入膀胱经，凡膀胱经所过之处的疼痛、麻木等病证均可治疗。独活药力较羌活稍缓，但能通行胸腹，下达腰膝，善理伏风。对于风湿痹痛，表现为项背肌肉僵痛和下半身关节风湿痹痛，腰背或髋膝酸痛，两足麻木者，常配防风、秦艽等加强祛风作用，配杜仲、桑寄生补肾强腰膝，方如独活寄生汤。现代药理研究证明，独活具有明显的镇痛、镇静、抗炎作用。本品亦可用于治疗风寒感冒而夹湿所致的头痛。

【用量用法】 3～9g，大量亦有用至30g者，水煎服。

【名家论述】

1.《名医别录》云：治诸风，百节痛风无久新者。

2.《本草正义》云：独活气味雄烈，芳香四溢，故能宣通百脉，调和经络，通筋骨而利机关，凡寒湿邪之痹于肌肉，着于关节者，非利用此气雄味烈之味，不能直达于经脉骨节之间，故为风痹痿软诸大症必不可少之药。

白芷

白芷为伞形科植物白芷或杭白芷的干燥根，其味辛，性温，归肺、胃、大肠经，有祛风止痛、解表散寒、宣通鼻窍、燥湿止带、消肿排脓的功效。

白芷辛散温通，长于止痛，可用治风寒湿痹，关节疼痛，屈伸不利，如《滇南本草》谓本品："祛皮肤游走之风，止胃冷腹痛寒痛，周身寒湿疼痛。"治风寒湿痹可与苍术、草乌、川芎等药同用，如《袖珍方》神仙飞步丹。本品善入足阳明胃经，故阳明经前额痛以及牙龈肿痛尤为多用。治阳明头痛、眉棱骨痛、头风痛等症，属外感风寒者，可单用，如《百一选方》都梁丸；或与防风、细辛、川芎等祛风止痛药同用，如《太平惠民和剂局方》川芎茶调散。白芷辛散温通，可祛风解表散寒，用治外感风寒，头身疼痛，鼻塞流涕之证，常与防风、细辛、羌活等同用，如《此事难知》九味羌活汤。此外，本品尚能祛风止痒，如我们的经验方荆防饮，即以本品配伍荆芥、防风、升麻、麦冬、生地黄、白芍等组成，用治多种皮肤风湿瘙痒，效果较佳。

【用法用量】水煎服，3～9g。外用适量。

【名家论述】

1.《本草经疏》云：白芷，味辛气温无毒，其香气烈，亦芳草也。入手足阳明、足太阴，走气分，亦走血分，升多于降，阳也。性善祛风，能蚀脓，故主妇人漏下赤白。辛以散之，温以和之，香气入脾，故主血闭阴肿，寒热，头风侵目泪出。辛香散结而入血止痛，故长肌肤。芬芳而辛，故能润泽。辛香温散，故疗风邪久泻，风能胜湿也。香入脾，所以止呕吐。疗两胁风痛，头眩目痒，祛风之效也。

2.《本草正义》云：白芷辛温，芳香燥烈，疏风散寒，上行头目清窍，亦能燥湿升阳，外达肌肤，内提清气，功用正与川芎、藁本近似。

防风

防风为伞形科植物防风的干燥根，其味辛、甘，性温，归膀胱、肝、脾经，有解表祛风、胜湿止痛、止痉止泻的功效。

本品质松而润，为"风药之润剂""治风之通用药"，能祛风发表，胜湿止痛，故常用于治疗外感风湿，头身重痛，可配伍羌活、川芎、藁本等，如羌活胜湿汤。防风善祛经络及筋骨中的风湿，能随所引而治一身尽痛，是治疗痹痛常用之药。凡风寒湿痹，肌肉关节疼痛，游走不定，手足屈伸不利，以风邪为主者，均可应用，如防风汤。本药还常用于治疗肝郁乘脾之泄泻，如痛泻要方即有本药。因风能胜湿，风药能够升举阳气，故亦常用于脾虚久泻。因风药可以解痉，防风亦常用于治疗偏头痛、腹痛等。

【用量用法】6～10g，水煎服。

【名家论述】

1.《本草汇言》云：防风，散风寒湿痹之药也。故主诸风周身不遂，骨节酸痛，四肢挛急，痿躄痫痉等证。

2.《本草经疏》云：防风治风通用，升发而能散，故主大风头眩痛，恶风风邪，周身骨节疼痹，胁痛、胁风头面去来，四肢挛急，下乳，金疮因伤于风内痉。

葛根

葛根为豆科多年生落叶藤本植物葛或甘葛藤的干燥根，其味甘、辛，性平，归脾、胃经，有发表解肌、升阳透疹、解热生津、除烦止渴、止泻的功效。

《神农本草经》谓葛根："主消渴，身大热，呕吐，诸痹，起阴气，解诸毒。"我们曾多次进山采药，所采葛根甚多。葛根扎入地下很深，地上部分属于藤蔓，亦很长。《本草便读》云："凡藤蔓之属，皆可通经入络，盖藤者缠绕蔓延，犹如网络，纵横交错，无所不至，其形如络脉。"葛根亦属藤蔓之属，亦有很好的通经络作用。《伤寒论》之葛根汤主治"太阳病，项背强几几，无汗，恶风"，项背乃太阳经所过，太阳经是人体最长的经络，取类比象，故葛根亦常用于治疗太阳病。现今颈椎病高发，适合用葛根汤、桂枝加葛根汤者甚众。

葛根里面有丰富的黄酮，故葛根亦有催月经的作用。我们常采用葛根汤合桂枝茯苓丸或合用当归芍药散来治疗闭经，有较好的效果。

葛根有升阳止泻作用，对于寒湿之泄泻常采用葛根汤，对于湿热之泄泻常采用葛根芩连汤。一般来说，腹泻越严重，葛根的用量也越大。

葛根有很好的解酒作用，如《备急千金要方》治疗酒醉不醒："葛根汁一斗二升，饮之，取醒，止。"

葛根有两种：一种是柴葛，另一种是粉葛。柴葛又称苦葛、野葛、药葛，味道有点苦，甘中有苦。它里面淀粉含量较粉葛低，但是里面葛根素含量高。用来发汗或是治疗心脑血管疾病的时候，建议大家用柴葛。粉葛，也叫甘葛。粉葛的颜色是白的，味道偏甘，淀粉含量多，是可以吃的。粉葛升清和止渴的作用要强一些，所以我们治疗小儿腹泻或者口渴的时候，多用粉葛。我们去旅游区的话，看到很多地方都有葛根粉，做葛根粉一般用的都是粉葛。

【用法用量】内服：煎汤，10～30g，大剂量可用至60g；或捣汁。外用：捣敷。

【名家论述】

1.《本经疏证》云：葛根之用，妙在非徒如栝楼但滋阴津，亦非徒如升麻但升阳气，而能兼擅二者之长。故太阳阳明合病，自下利者（葛根汤证）；太阳被下，利遂不止，脉促喘汗者（葛根芩连汤证）咸用之。盖两者之利，为阳盛于外，不与阴交，阴遂不固而下溜，起其阴气，使与阳浃，得曳以上行，则非但使利止，并能使阳之遏于外者，随胃阳鼓荡而散矣。

2.《药征》云：葛根主治项背强也。旁治喘而汗出。葛根主治项背强急也。葛根汤及桂枝加葛根汤，皆足以征焉。

天山雪莲

天山雪莲为菊科植物雪莲花的带花全株，其味甘、微苦，性热，归肝、脾、肾经，有祛风湿、强筋骨、补肾阳、调经止血的功效。

雪莲生于高寒地区，味甘苦，性热，长于祛风湿，强筋骨，止痹痛。本品既能祛风湿，又能补肝肾、强筋骨，尤宜于风湿痹证而寒湿偏盛，以及风湿日久，肝肾亏损，腰膝软弱者，可单用泡酒服，亦可与鹿衔草、桑寄生、狗脊等同用。本品能补肾壮阳，故亦常用于治疗肾虚阳痿，腰膝酸软，筋骨无力等，可单用，亦可与鹿衔草、冬虫夏草等酒浸饮。此外，本品尚能调经止血，可用于治疗月经不调、经闭、痛经、崩漏、带下，可单用蒸服，或与党参等炖鸡食。现代药理研究认为，雪莲煎剂、乙醇提取物、总黄酮、总生物碱有显著的抗炎作用，有降压作用；注射液、总黄酮有较强的镇痛作用；

煎剂有免疫与抗氧化作用，对小鼠中枢神经系统有明显的抑制作用，对子宫有兴奋作用，且可终止妊娠。

【用法用量】煎服，6～12g。外用，适量。

【名家论述】

《本草纲目拾遗》云：性大热，能补阴益阳，老人阳绝者，浸酒服，能令八十者皆有子。性大热，治一切寒症。此物产于极冷之地，乃阴极阳生故也。

穿破石

穿破石为桑科植物构棘或柘树的根，其味淡、微苦，性凉，归心、肝经，有祛风利湿、解毒消肿、通经止痛的功效。

穿破石根茎金黄，流白色浆汁，通利之中尚有补益作用。故民间常用于治疗劳伤、积损及陈年旧疾。药如其名，其穿透作用比较好，药力虽较穿山甲缓，但价格低廉，是其优势。治疗风湿痹痛，可用本品配伍大血藤、鸡血藤、当归等；治疗癥瘕积聚，如卵巢囊肿、子宫肌瘤、前列腺增生等，可配伍芥子、皂角刺、僵蚕等；治疗小儿心热，重舌，鹅口：柘根（锉）五升，以水五升，煮取二升，去滓更煎，取五合。细细敷之，数数为之（《千金方》）；治体虚白带：柘树根一两，水煎服（《浙江民间常用草药》）。此外，本药还有一定降压作用，可配伍丹参、豨莶草、桑寄生等治疗高血压病。

【用量用法】15～30g，水煎服，或浸酒内服，也可用鲜品加酒捣敷。

【名家论述】

1.《太平圣惠方》云：铁浆酒，治耳久聋鸣，或有汁出，皆由肾虚，致多年不瘥：故铁三十斤（烧令赤，以水五斗，渍铁三宿，澄清），菖蒲七斤（切，以水一石，煮取五斗，去滓，澄清），柘根（即穿破石）三十斤（以水一石，煮取五斗，去滓，澄清）。上药，合成一石五斗，用米二石，并曲三斗，酿如常法。候酒熟即开，用磁石三斤，捣罗为末，纳酒中，渍三宿。日夜恒饮之，取醉为度，候听闻人语乃止。（作者按：耳聋耳鸣为临床常见顽疾，常令医者感觉乏术。铁浆酒无论从药物的配伍还是制作方法均有一定特色。方中故铁及磁石可平肝潜阳，收摄肾气，石菖蒲开窍聪耳，柘根又名穿破石，可强壮身体，通经络，诸药配伍可谓标本兼治。方中以故铁水及石菖蒲、柘根水煎取汁与米、曲酿酒，把药与酒融为一体，借迅捷之酒力，通行十二经络，引药直达病所。对于顽固性耳聋耳鸣久治乏效者，不妨一试。）

2.《福建中草药》云：清热利湿，治湿热黄疸，湿热痹，疗疮痈肿。

穿山龙

穿山龙为薯蓣科多年生缠绕性草本植物穿龙薯蓣的根茎，其味苦，性微寒，归肝、肺经，有祛风除湿、活血通络、清肺化痰、凉血消痈的功效。

穿山龙长于祛风除湿，活血通络，临床常用于湿热痰瘀痹阻经络引起的关节疼痛，特别是对缓解晨僵有良效。现代药理研究证实，穿山龙主要成分为薯蓣皂苷等多种甾体皂苷，在体内有类似甾体激素样的作用，水煎剂对细胞免疫和体液免疫均有免疫作用，而对巨噬细胞吞噬功能有增强作用，对金黄色葡萄球菌等多种球菌及流感病毒等有抑制作用。因其性偏凉，故多用于热痹的治疗，如类风湿关节炎的急性发作期，可与桑枝、忍冬藤、秦艽等药同用。朱良春先生对本品研究精深，临床应用别具匠心，配伍灵活，得心应手。本品多用于顽痹（类风湿关节炎、强直性脊柱炎等）的治疗。朱老认为，穿山龙刚性纯厚，力专功捷，临证验之，确实用与不用，有所差异，将穿山龙用于辨证的各型中，往往能改善症状，提高疗效。其常用量为30～60g，未见不良反应。临床实践也证明穿山龙在体内有类似甾体激素样的作用，但无激素的副作用。治大骨节病，腰腿疼痛：穿山龙二两，白酒一斤，浸泡七天，每服一两，每天二次（《河北中药手册》）。此外，本品还可用于痰热咳嗽，取鲜穿山龙一两，削皮去根须，洗净切片加水，慢火煎二小时，共煎二次，合并滤液，浓缩至100毫升。分早晚二次服，十日为一疗程（《中草药新医疗法资料选编》）。

【用量用法】15～30g，水煎服。

【名家论述】

1.《东北药植志》云：舒筋活血，治腰腿疼痛，筋骨麻木。

2.《陕西中草药》云：治咳嗽，风湿性关节炎，大骨节病关节痛，消化不良，疟疾，跌打损伤，痈肿恶疮。

威灵仙

威灵仙为毛茛科植物威灵仙、棉团铁线莲或东北铁线莲的干燥根及根茎，其味辛、咸，性温，归膀胱经，有祛风除湿、通络止痛、消骨鲠的功效。

《药品化义》谓："灵仙，其猛急，善走而不守，宣通十二经络。主治风、湿、痰壅滞经络中，致成痛风走注，骨节疼痛，或肿，或麻木。"本品临床常用于风湿痹痛的治疗，对于缓解疼痛和筋脉拘挛尤为有效。治疗风湿痹痛，可配伍仙茅、淫羊藿、徐长卿等；治疗骨质增生症，可配伍熟地黄、骨碎补、鹿含草、淫羊藿、鸡血藤等；治疗顽固性麻木，可配伍炙川乌、炙草乌、淫羊藿、防风、防己、木瓜、甘草等。《太平圣惠方》威灵仙散："治疗腰脚疼痛久不瘥：威灵仙五两，捣细罗为散，每于食前以温酒调下一钱，逐日以微利为度"，可供参考。现代药理研究表明：威灵仙有镇痛、抗利尿、抗疟、降血糖、降血压、利胆、排泄尿酸的作用，对痛风引起的肿热疼痛有较好疗效，治疗痛风常配伍土茯苓、萆薢等。此外，本药对鱼骨刺哽阻咽喉部、泌尿系结石、梅核气、痰核瘰疬等都有一定疗效。

【用量用法】10～30g，水煎服。身体素弱者不宜用量过大，外用适量。

【名家论述】

1.《本草经疏》云：威灵仙，主诸风，而为风药之宣导善走者也。腹内冷滞，多由于寒湿，心膈痰水，乃饮停于上、中二焦也，风能胜湿，湿病喜燥，故主之也。膀胱宿脓恶水，靡不由湿所成，腰膝冷疼，亦缘湿流下部侵筋致之，祛风除湿，病随去矣。

2.《本草纲目》云：威灵仙，气温，味微辛咸。辛泄气，咸泄水，故风湿痰饮之病，气壮者服之有捷效。其性大抵疏利，久服恐损真气，气弱者亦不可服之。

徐长卿

徐长卿为萝藦科多年生草本植物徐长卿的干燥根或带根全草，其味辛，性温，归心、肝、胃经，有祛风止痛、温经通络、解毒消肿的功效。

徐长卿辛能发汗解表，理气散结，温能散寒止痛，故能祛风湿通经络而止痛。临床常用于治疗各种风湿疼痛。朱良春老中医常以本品配伍姜黄，行气活血，驱邪镇痛。我们常以本品配伍合欢皮，气血并调，宣痹通络。在福建民间常采用徐长卿炖肉汤内服的方法治疗风湿痹痛：徐长卿根八钱至一两，猪精肉四两，老酒二两，酌加水煎成半碗，饭前服，日二次。本品对于心腹痛、痛经及跌打损伤等症，亦有明显止痛功效。本品能理气护胃，对于痹证兼有胃胀者尤为适合。另外，本品尚能用于治疗风疹、皮肤瘙痒、痈肿疮毒、毒蛇咬伤、小便不利等。治疗皮肤瘙痒，可以本药配伍白鲜皮、地肤子、首乌藤等，内服外洗皆有效验。治疗下焦湿热，小便淋结，脐下胀闷可以用《太平圣惠方》之徐长卿汤："徐长卿（炙）半两，茅根三分，木通、冬葵子一两，滑石二两，槟榔一分，瞿麦穗半两。每服五钱，水煎，入朴硝一钱，温服，日二服。"潘澄濂先生应用此方治疗急、慢性肾炎等多种原因所致的急性肾衰竭有一定效果。此外，徐长卿还可以调情志，我院老中医采用徐长卿配合欢皮、水牛角，制成丸药，名之为开心丸，治疗抑郁症、焦虑症有一定效果。

【用法用量】内服：入煎剂，根 6～12g，全草 15～30g；入丸、散 3～9g。外用：适量。

【名家论述】

1.《神农本草经》云：主蛊毒，疫疾，邪恶气，温疟。

2.《中国药植志》云：治一切痧症和肚痛，胃气痛，食积，霍乱。

海桐皮

海桐皮为豆科落叶乔木刺桐的干燥树皮，其味苦、辛，性平，归肝、脾、肾经，有祛风除湿、通经止痛、杀虫止痒的功效。

本品药性平和，长于祛风除湿，通络止痛，痹证无论寒湿、湿热均可应用。用于风湿腰膝痛不可忍，可配伍金毛狗脊、骨碎补、续断、川牛膝、杜仲等。外用配青风藤、海风藤、桂枝、伸筋草、路路通、土茯苓各 30g 等药水煎，趁热熏洗关节，每日 1 ～ 2 次，每次 30 分钟左右，坚持 1 个月以上，治疗跌打损伤及各种风湿关节肿痛、肌肉挛缩、运动障碍，对消肿止痛和改善活动能力有一定作用。用海桐皮、薏苡仁各 60g，川牛膝、川芎、杜仲、全蝎、木瓜、大血藤各 30g，生地黄 180g，酒 3 公斤，浸 1 个月左右，每日早晚饭后饮 30mL，治疗颈肩腰腿疼痛有一定疗效。我们临床常把海桐皮与姜黄作为对药（此法出自吴鞠通《温病条辨》）治疗风湿痹痛，或加于三仁汤，或于补肝肾、益气血药中加入此药对，治疗多种风湿痹痛，常获良效。古人对海桐皮的应用远不止用于痹痛之类，如《本草汇言》载海桐皮可以治疗时行赤毒眼疾："海桐皮一两，切碎，盐水洗，用滚汤泡，待温洗眼。"《太平圣惠方》治疗风虫牙痛："海桐皮煎水漱之。"此外，本品亦可用于治疗疥癣、皮肤瘙痒等症。

【用法用量】内服：入煎剂 6 ～ 12g，入散剂 1 ～ 3g。外用：适量。

【名家论述】

1.《本草求真》云：海桐皮，能入肝经血分，祛风除湿，及行经络，以达病所。用者须审病自外至则可。若风自内成，未可妄用，须随症酌治可耳。

2.《续传信方》云：治腰膝痛不可忍：海桐皮二两，牛膝、芎䓖、羌活、地骨皮、五加皮各一两，甘草半两，薏苡仁二两，生地黄十两。八物净洗，焙干，细锉，生地黄以芦刀子切，用绵一两，都包裹，入无灰酒二斗浸，冬二七日，夏一七日，候熟。空心饮一盏，每日早、午、晚各一次，长令醺醺。

豨莶草

豨莶草为菊科植物豨莶和腺梗豨莶或毛梗豨莶的全草，其味苦，性寒，归肝、肾经，有祛风湿、强筋骨的功效。

本品味苦性寒，善于祛除风湿热邪，而且能通经络活血止痛，用至60g 以上，常可降低抗链球菌溶血素 O 试验，可明显控制风湿病活动。对于其他痹痛表现为关节红肿热痛者，亦可大剂量应用本品，常可获效。豨莶草有补肝肾、强筋骨的功效，用于治疗肝肾亏虚所致腰酸肢麻、头晕目花、耳鸣、须发早白等症，可用首乌丸。方用：制何首乌 360g，生地黄 200g，牛膝（酒制）40g，桑椹 180g，女贞子（制）40g，墨旱莲 250g，桑叶（制）40g，黑芝麻 160g，菟丝子（酒蒸）80g，金樱子 250g，补骨脂（盐炒）40g，豨莶草（制）80g，金银花（制）20g。上药共研细末，炼蜜为丸，每丸重 9g。每天服 3 次，每次服 1 丸。本品尚有清热解毒之功，可用于治疗热毒风盛或湿热下注所致的便血、肛门肿痛等，可采用豨莶草、金银花、槐花、地榆炭、黄芩各 50g，大黄 20g，共研细末，炼蜜为丸，每服 9g，每天3 次，常可获效。此外，本品亦可用于治疗高血压，如董建华先生的黄精四草汤：黄精 20g，夏枯草 15g，益母草 15g，车前草 15g，豨莶草 15g。本方以黄精益脾肾，润心肺；夏枯草清肝火、平肝阳；益母草活血、车前草利水，豨莶草通络。诸药相配，能补脾、平肝、通络以降血压，宜于脑血管硬化、肾病水肿兼有高血压者。本方药少功著，验之临床多获良效。我们临床常采用大柴胡合桂枝茯苓丸与黄精四草汤合用，治疗大柴胡体质之高血压效果较佳。

【用量用法】6 ～ 30g，大剂量可用至 60g，水煎服。

【名家论述】

1.《本草正义》云：豨莶，气味颇峻，善逐风湿诸毒。用蜜酒层层和酒，九蒸九曝，蜜丸，空心酒吞，多寡随宜。善治中风口眼歪斜，除湿痹，腰脚痿痛麻木。生者酒煎，逐破伤风危急，散撒麻疔，恶毒恶疮，浮肿，虎伤狗咬，蜘蛛虫毒，或捣烂封之，或煎汤，或散敷并良。其扫荡功力若此，似于元气虚者非利。

2.《药笼小品》云：豨莶草，治缠绵风气，四肢麻痹，长于理风湿，未免燥血。亦可捣汁熬膏。

五加皮

五加皮为五加科植物细柱五加的根皮，其味辛、苦，性温，归肝、肾经，有祛风湿、强筋骨的功效。

本品一方面能够祛风除湿、通络止痛，另一方面能够补益肝肾、强筋壮骨，常用于治疗风湿痿痹。本品药力偏于走下半身，善祛下焦腿足之湿邪，常与黄芪、当归、川芎、牛膝、续断、海桐皮、千年健等祛风湿药和补益药配伍应用。古人应用五加皮，喜用酒剂。如《本草纲目》五加皮酒："治一切风湿痿痹：五加皮，洗刮去骨，煎汁和曲米酿成饮之；或切碎袋盛，浸酒煮饮；或加当归、牛膝、地榆诸药。"《卫生家宝方》五加皮酒："治腰痛：五加皮、杜仲（炒）。上等分，为末，酒糊丸，如梧桐子大。每服三十丸，温酒下。"《外科大成》五加皮酒："治鹤膝风：五加皮八两，当归五两，牛膝四两，无灰酒一斗。煮三炷香，日二服，以醺为度。"《备急千金要方》五加酒："治虚劳不足：五加皮、枸杞根皮各一斗。上二味细切，以水一石五斗，煮取汁七斗，分取四斗，浸麴一斗，余三斗用拌饭，下米多少，如常酿法，熟压取服之，多少任性。"虽都用酒，但方法各异，有用酒浸者，有用酒糊丸者，有煮汁与曲米共酿者，有用酒冲服者，亦有用酒煎服者，可谓色彩纷呈，这些古法都值得深入研究。现代药理研究认为，本品具有较好的镇痛和强壮作用。用于临床，不仅对风湿痹痛有效，而且对足膝痿弱、肾虚、小便无力、遗尿等也有一定的治疗作用。此外，本品也常用于小儿发育迟缓、筋骨痿弱、行迟的治疗。

【用量用法】10～15g，大剂量可达30g，水煎服或浸酒。

【名家论述】

1.《本草经疏》云：肝肾居下而主筋骨，故风寒湿之邪，多自二经先受。此药辛能散风，温能除寒，苦能燥湿，二脏得其气而诸证悉瘳矣。又湿气浸淫，则五脏筋脉缓纵；湿气留中，则虚羸气乏。湿邪既去，则中焦治而筋骨自坚，气日益而中自补也。其主益精强志者，肾藏精与志也。

2.《本草思辨录》云：五加皮，宜下焦风湿之缓证。若风湿搏于肌表，则非其所司。古方多浸酒、酿酒及酒调末服之，以行药势。……五加皮辛苦而温，惟善化湿耳。化其阴淫之湿，即驱其阳淫之风。风去则热已，湿去则寒除。即《别录》之疗囊湿、阴痒、小便余沥、腰脚痛痹、风弱、五缓，皆可以是揆之。

老鹳草

老鹳草为牻牛儿苗科植物牻牛儿苗、老鹳草或野老鹳草的干燥地上部分，前者习称"长嘴老鹳草"，后两者习称"短嘴老鹳草"，其味辛、苦，性平，归肝、肾、脾经，有祛风湿、通经络、清热毒、止泻痢的功效。

老鹳草辛能行散，苦而能燥，性善疏通，有较好的祛风湿、通经络作用。治风湿痹痛，麻木拘挛，筋骨酸痛，可配伍威灵仙、独活、红花、鸡血藤等水煎服，亦可单用本品 100g 煎服或熬膏服。《本草纲目拾遗》载："老鹳草，祛风，疏经活血，健筋骨，通络脉，治损伤、痹证、麻木、皮风，浸酒常饮，大有效。"临床上可采用本品泡酒，按酒量服之，以不醉为度，坚持数月，多有良效。治疗面神经炎，可用本品水煎熏洗患处，或配合牵正散内服，效果较佳。本品亦可用于治疗泄泻、痢疾、疮疡、带状疱疹等。治疗带状疱疹可单用老鹳草一把，以鲜为佳，晾干亦可用。将全草茎叶一把捣烂成浆状，再加入少许食醋调匀成糊状。涂于患处，每日 1 次，3 日即愈。用药后无疼痛，愈后不留瘢痕。

【用法用量】内服：水煎服，10～30g，大剂量可用至 100g；或熬膏、酒浸服。外用：适量。

【名家论述】

1.《百家名医临证经验》云：朱良春经验：风湿性或类风湿关节炎、坐骨神经痛与椎间盘脱出症，老鹳草 30g，水煎服。每日 1 剂，早、晚各煎服

1 次。连服 5 ～ 7 天，一般即可见效，见效后仍需继续服用。

2.《现代实用中药》云：止久痢，厚肠胃，调中健脾。

伸筋草

伸筋草为石松科多年生常绿草本蕨类植物石松的干燥全草，其味苦、辛，性温，归肝、脾、胃经，有祛风散寒、除湿消肿、舒筋活血的功效。

伸筋草效如其名，长于伸展筋骨，缓解痉挛，通络止痛。凡筋脉拘急，关节肿痛，僵硬不舒，屈伸不利之筋痹、骨痹，无论何型，均可酌情用之。用于风寒湿痹，肢体麻木，可用本品配伍仙茅、淫羊藿、羌活、独活、桂枝、炮附子、鸡血藤、透骨草等；治疗转筋，可配伍白芍、炙甘草、木瓜；治疗跌打损伤，可配苏木、土鳖虫、三七粉等；用于治疗肝肾不足，筋脉失养所致的关节屈伸不利，可与当归、熟地黄、续断、桑寄生、杜仲等补肝肾、强筋骨及养血药同用，疗效较佳。

【用量用法】10 ～ 30g，水煎或浸酒服，亦可水煎外洗。

【名家论述】

1.《本草拾遗》云：主久患风痹，脚膝疼冷，皮肤不仁，气力衰弱。

2. 江西《中草药学》云：治关节酸痛，手足麻痹：凤尾伸筋草一两，丝瓜络五钱，爬山虎五钱，大活血三钱。水、酒各半煎服。

透骨草

透骨草为大戟科植物地构叶或凤仙花科植物凤仙的全草，其味苦、辛，性温，有小毒，归肺、肝经，有祛风除湿、舒筋活血、通络止痛的功效。

本品具有祛风湿、止疼痛作用，凡风湿瘀毒侵入关节，滞络损骨，根深蒂固者，均可应用。治疗风湿痹痛、屈伸不利等病证，可以本品配伍伸筋草、威灵仙、五加皮、油松节、穿破石等。疼痛甚以寒湿为主者，可酌加制川乌、制草乌。本品可内服，亦可外洗，均有效果。对于诸般痹痛，作者常采用下方外洗效果较佳。处方：透骨草 30g，制川乌 30g，制草乌 30g，延胡索 30g，鸡血藤 30g，威灵仙 30g，细辛 15g，没药 15g。治疗骨关节炎，可加陈醋 250mL 与水同煎。此外本品亦可用于治疗跌打肿痛，妇女经闭、腹痛等。

【用量用法】10 ～ 30g，水煎服。孕妇忌服。

【名家论述】

1.《本草纲目》云：治筋骨一切风湿疼痛挛缩，寒湿脚气。

2.《周益生家宝方》云：治风气疼痛，不拘远年近日：透骨草二两，穿山甲二两，防风二两，当归三两，白蒺藜四两，白芍三两，豨莶四两（去茎用叶，九蒸九晒），海风藤二两，生地四两，广皮一两，甘草一两。以上为末，用猪板油一斤，炼蜜为丸梧桐子大。早晚各服五钱，酒下。

透骨香

透骨香为杜鹃花科植物云南白珠树的干燥茎叶，根亦可入药，其味辛，性温，归肺、肝、肾经，有祛风除湿、活血通络的功效。

《滇南本草》谓本品："治筋骨疼痛，泡酒用之良。其梗，洗风寒湿痹，筋骨疼痛，暖骨透热，熬水洗之。"可见本品有透骨祛风之效，临床常用于治疗风湿痹痛、风湿性关节炎、跌打损伤、筋骨疼痛等症。单用本品 30g 水煎服，即有良好的祛风除湿止痛作用。本品水煎外洗，亦可治疗湿疹。

【用法用量】内服：9 ～ 30g，水煎服或浸酒服。外用：适量。

【名家论述】

1.《贵阳民间药草》云：治风湿关节疼痛，跌打损伤。

2.《广西药植名录》云：行气，消肿，止咳化痰。治牙痛，劳伤，蛇伤，风湿，痧气，皮肤痛痒。

钻地风

钻地风为虎耳科植物钻地风的根及茎藤，其味酸、苦，性平，微温，归脾经，有舒筋活络、祛风活血的功效。

本品用于治疗风寒湿邪痹阻经络所致的筋骨疼痛、痿软麻木，可单用煎剂，或泡酒服。如治疗四肢关节酸痛，可取钻地风根或藤一斤半，八角枫、五加皮、丹参各半斤，白牛膝六两，麻黄五钱。切细，入黄酒十二斤，红糖、红枣各一斤，装入小坛内密封，再隔水缓火炖四小时。每天早晚空腹饮一两（原方为每次四两，量太大，故减量）左右。头汁服完后，可再加黄酒十斤，如上法烧炖、服用。（《浙江天目山药植志》）

【用量用法】9～15g，水煎服或浸酒。

【名家论述】

1.《植物名实图考》云：治筋骨，行脚气。

2.《药材资料汇编》云：去风湿，止痛。

寻骨风

寻骨风为马兜铃科植物绵毛马兜铃的根茎或全草，其味苦，性平，归肝经，有祛风湿、通经络、活血止痛的功效。

寻骨风长于祛风除湿，治疗骨病，常与骨碎补、肉苁蓉、鸡血藤、莱菔子等同用。本品临床常用于治疗风湿痹痛，肢体麻木，关节不利，常与追地风、威灵仙、桑枝等祛风通络药配伍。此外，本品也可用于治疗跌打损伤，瘀血肿痛等症。无论水煎内服，还是外洗，或制成流浸膏、浸膏片和注射液，都有一定疗效。

【用量用法】5～15g，水煎服。

【名家论述】

1.《饮片新参》云：散风痹，通络，治骨节痛。

2.《南京民间药草》云：全草浸酒服，治筋骨痛及肚痛。

祖师麻

祖师麻为瑞香科植物黄瑞香的根皮或茎皮，其味辛，性温，有小毒，归肺、心经，有祛风除湿、散瘀止痛的功效。

本品有较强的祛风止痛作用，临床常用于治疗风湿病所致的关节痛、腰腿痛，四肢麻木及跌打损伤等。本品单用即有效，如民间治疗四肢麻木，常用祖师麻三钱，水煎，煮鸡蛋十个。每日早晚各吃一个，并喝汤一两口，冬天用更好。本品也可与羌活、独活、透骨草、乳香、没药等配伍，黄酒煎服，效果较佳。治疗胃脘痛，可用祖师麻 6g，甘草 9g，水煎服，有较好的止痛效果。现已有祖师麻注射液及祖师麻膏药等，应用于临床亦有较好的疗效。

【用量用法】3～6g，水煎服，外用适量。

【名家论述】

1.《陕西中药志》云：止痛，散血，补血，有麻醉性。用于跌打损伤，周身疼痛，头痛，心胃痛，腰腿痛。又治四肢麻木。

2.《陕西中草药》云：祛风除湿，温中散寒。治感冒，风湿疼痛，中风麻木，半身不遂，皮肤痒疹。

两面针

两面针为芸香科植物两面针的干燥根，其味苦、辛，性平，有小毒，归肝、胃经，有通络祛风、行气止痛、活血散瘀的功效。

两面针，药如其名，其叶边有刺，诸有刺者，皆能消肿止痛。现代药理研究证实，两面针含有一种木脂类化合物，具有良好的解痉和镇痛作用。本品常用于风湿痹痛的治疗，既可单用也可配伍其他祛风湿药，内服外用皆能祛风通络止痛。《云南中草药选》载："治跌打劳伤，风湿骨痛：两面针根一两，泡酒一斤，七天后可服，每次服五到十毫升，一日三次；或用两面针根三至五钱，煎服。"《陆川本草》治风湿骨痛："两面针根皮三钱，鸡蛋一只。

水煎服。"外用如《全国中草药汇编》治风湿性关节炎、腰肌劳损,以本品加鸡骨香、了哥王根皮,制成醇剂外用,也可用本品熬成膏外贴患处,均有祛风定痛之效。

【用法用量】内服:入汤剂 6 ～ 15g。外用:适量,研末调敷或煎水洗,或制酊剂涂患处。

【名家论述】

1.《神农本草经》云:主风寒湿痹,历节疼,除四肢厥气,膝痛。

2.《陆川本草》云:接骨,消肿,止痛,去瘀。治跌打骨折,损伤肿痛,风湿骨痛,心胃气痛,牙痛,并治蛇伤。

路路通

路路通为金缕梅科植物落叶乔木枫香树的干燥成熟果序,其味辛、苦,性平,微温,归肝、胃、膀胱经,有除湿热、祛风止痛、利水、下乳的功效。

路路通,四面八方都通达,中医取其象,认为其擅长通行经络,利水下乳。用于风湿痹痛,如关节肿痛、肢节麻木、四肢拘挛,常配羌活、独活、穿破石、鸡血藤、伸筋草、透骨草、当归等药。用于跌打损伤、筋骨疼痛等症,路路通能散瘀止痛,常配苏木、土鳖虫、红花、丹参等活血化瘀之品,水煎服,也可配入外洗方中。本品配伍当归、川芎、益母草等,亦可用于治疗闭经。蔡淦教授在治疗胆囊炎、胆结石、功能性消化不良、慢性胃炎、慢性腹痛腹泻中,喜用路路通一味,以通气机,助运化,尤其对慢性胆囊炎、消化不良属肝郁气滞、湿热壅塞型者。用量一般为 15g,常与四逆散、左金丸、二陈汤、失笑散组合配伍应用,疗效颇佳。

路路通也是一味治疗皮肤病不可多得的良药,用于荨麻疹、风疹瘙痒等症,可配伍徐长卿、地肤子、白鲜皮及养血活血之品。《湖南药物志》治荨麻疹方:"枫球(路路通)一斤,煎浓汁,每天三次,每次六钱,空心服。"杨承岐先生在其书中记载:"1979 年 4 月,临村一 50 多岁的女性患者得脑血栓后遗症，半身瘫痪，言语不清，卧床不起。我隔日到她家进行一次针灸治疗。其弟潘某系县社副主任，为感激我每日辛劳，将从不轻易示人的一祖传方告我：一味路路通治顽固性荨麻疹有特效。他说为防秘方泄密，他平时在家都是将路路通三到五钱研成粗末让患者买回去煎汤内服。正好当时我的一个亲戚正患有顽固性荨麻疹，每天下午见风后即出荨麻疹，瘙痒难忍，抓得遍体鳞伤。病程已有四五年，百治不效。每日靠口服氯苯那敏、苯海拉明等控制症状。我即欣然为她试治，用路路通 15g 煎汤内服，谁料服药当天，荨麻疹竟没有出来。继续服用 5 天后，多年痼疾，竟被这一味路路通所治愈。以后在临床每遇有慢性荨麻疹患者，即在方剂中加入路路通 15g 进行治疗（其实路路通一味药即可，这样做是为了防止秘方泄露）。湿偏盛者，加苍术、大腹皮；血痕偏盛者，加红花、丹参；偏于血虚者，加当归、白芍。屡屡获效。"由此可见，应用路路通治疗荨麻疹在民间是一直有传承的，记于此，供大家参考。

【用量用法】3 ～ 10g，水煎服。稍大量（15g），偶见心悸。

【名家论述】

1.《本草纲目拾遗》云：辟瘴却瘟，明目除湿，舒筋络拘挛，周身痹痛，手脚及腰痛，焚之嗅其烟气，皆愈。

2. 广州部队《常用中草药手册》云：祛风除湿，行气活血。治风湿性腰痛，心胃气痛，少乳，湿疹，皮炎。

千年健

千年健为天南星科植物千年健的根茎，其味辛，性温，归肝、肾经，有祛风湿、强筋骨、止痛消肿的功效。

治疗风湿痹痛，我们常用本品与穿破石、海桐皮、老鹳草等祛风止痛药配伍，可增强疗效。千年健辛能散，温能补，故有强筋壮骨的作用，多与熟地黄、当归、骨碎补、五加皮、党参、白术配伍，以调补气血，除痹止痛，标本兼治，用于治疗筋骨疼痛，两足痿弱，手足麻木，屈伸不利者，效果较佳。治疗骨质增生症、股骨头坏死等病，我们常采用猪脚伸筋汤，即千年健、伸筋草、木瓜、杜仲各 60g，生山楂 30g，与猪脚 1 只文火炖烂，吃肉喝汤，每周 1 剂，坚持数月，有一定疗效。此外，王新陆老师经验：千年健还可以治疗胃寒疼痛，有行气活血、温胃止痛之功，尤其适用于素有胃病又兼见痹证患者。

【用量用法】6 ～ 15g，水煎服。

【名家论述】

1.《本草纲目拾遗》云：壮筋骨，浸酒；止胃痛，酒磨服。

2.《饮片新参》云：入血分，祛风湿痹痛，强筋骨，治肢节酸疼。

土茯苓

土茯苓为百合科植物光叶菝葜的干燥块茎，味甘、淡，性平，归肝、胃、肾经，有清热除湿、泄浊解毒、通利关节的功效。

《本草纲目》载："土茯苓能健脾胃，去风湿，脾胃健则营卫从，风湿去则筋骨利。"《本草正义》谓："土茯苓，利湿去热，能入络，搜剔湿热之蕴毒。其解水银、轻粉毒者，彼以升提收毒上行，而此以渗利下导为务，故专治杨梅毒疮，深入百络，关节疼痛，甚至腐烂，又毒火上行，咽喉痛溃，一切恶症。"临床体会，本药可用于治疗多种风湿痹痛。如治疗痛风，可以本品配伍威灵仙、萆薢、虎杖；治疗湿热痹痛，可配伍防己、黄柏、忍冬藤、地丁、天葵子、水牛角；治疗风湿病活动期关节肿痛、积液，可配伍夏枯草、猫爪草、土贝母等；对于风湿病兼有感染者，可用本品配伍忍冬藤、金银花、蒲公英等；用于梅毒或因梅毒服用汞剂而致肢体拘挛症，古代重用本品配伍皂荚、牵牛子煎服，有解毒、利关节之效。内服、外洗，疗效更佳。本品与苦参、黄柏、苍术、白鲜皮、土槿皮、百部等相伍，水煎外洗，治疗阴痒或慢性湿疹等，疗效亦佳。此外，土茯苓也是一味治疗头痛的有效药物。如《先醒斋广笔记》记载一头风神方："沈观颐中丞传自一道人，予仆妇患此，痛甚欲自缢，服二剂，数年不发。土茯苓（忌铁）四两，金银花三钱，蔓荆子一钱，玄参八分，防风一钱，明天麻一钱，辛夷花五分，川芎五分，黑豆四十九粒，灯心二十根，芽茶五钱，河水井水各一钟半，煎一钟服。"朱良春先生治疗头痛有时亦用土茯苓120g，为我们应用大剂量土茯苓治疗头痛提供了有益参考。

【用量用法】红土茯苓15～30g，白土茯苓30～60g，水煎服；最大剂量0.5～0.75kg，如抗癌或外洗。

【名家论述】

1.《本草纲目》云：健脾胃，强筋骨，祛风湿，利关节，止泄泻。治拘挛骨痛，恶疮痈肿。解汞粉、银朱毒。

2.《春脚集》云：立愈汤：治一切头痛，不拘正痛，或左或右偏痛，皆效。何首乌三钱，土茯苓一两，天麻二钱，当归二钱，防风二钱，水煎服，连服三剂或四剂。

白鲜皮

白鲜皮为芸香科多年生草本植物白鲜和狭叶白鲜的根皮，其味苦，性寒，归脾、胃、膀胱经，有清热燥湿、祛风解毒的功效。

本药首载于《神农本草经》。在《本草纲目》中记载："白鲜皮，气寒善行，味苦性燥，足太阴、阳明经祛湿热药也，兼入手太阴、阳明，为诸黄风痹要药。世医止施疮科，浅矣。"《雷公炮制药性解》曰："白鲜皮入肺经，故能去风。入小肠，故能祛湿。夫风湿既除，则血气自活，而热亦从此逝矣。"本药长于燥湿清热，能入肌肉、通血脉、利关节，为治疗湿热痹证不可多得之良药。白鲜皮药源广泛，值得推广应用。治疗湿热痹证可以本品配伍土茯苓、防己、杏仁、蚕沙等。白鲜皮单味研细末外敷，可以治疗外伤出血。本品亦常用于治疗湿热所致的疮痒、疥癣、阴痒、瘰疬、痰核、黄疸等病，如配伍苦参、蛇床子、地肤子，治湿热疮痒、疥癣、阴痒；配藿香、茵陈，治湿热黄疸；配蒲公英、夏枯草、猫爪草等量，水煎浓缩成膏，外敷，治痈肿疮疖、瘰疬、痰核、痄腮等。现代药理研究也证实，白鲜皮有抑制免疫、抗变态反应及抗炎作用，并有抗菌、解热及镇静作用。但本品毕竟为苦寒之品，脾胃虚寒者慎用。

【用量用法】15～30g，水煎服。

【名家论述】

1.《本草正义》云：湿痹死肌，不可屈伸，起止行步，湿热之痹于关节，着于肌肉者也。白鲜皮气味甚烈，故能彻上彻下，通利关节，胜湿除热，无微不至也。

2.《名医别录》云：疗四肢不安者，即痹着之病也。

木瓜

木瓜为蔷薇科落叶灌木川木瓜、云木瓜、山木瓜的干燥成熟果实，其味酸，性温，归肝、脾经，有舒筋活络、和胃化湿的功效。

《本草备要》引郑奠一曰："木瓜乃酸涩之品，世用治水肿腹胀，误矣。有大僚舟过金陵，爱其芳馥，购数百颗置之舟中，举舟人皆病溺不得出，医以通利药罔效，迎予视之，闻四面皆木瓜香，笑谓诸人曰：撤去此物，溺即出矣，不必用药也。于是尽投江中，顷之，溺皆如旧。"其收涩之性，竟有如此者，殆难置信。木瓜味酸，得木味之正，故尤专入肝益筋走血，善疗风湿痹痛、筋脉拘挛、脚气肿痛等。如木瓜煎，治筋急项强，不可转侧，即以本品配乳香、没药、生地黄。治脚气肿痛，冲心烦闷，常与吴茱萸、槟榔等配伍。治疗老年人腿肚转筋，可以本品配伍白芍、甘草、伸筋草、淫羊藿，水煎服，兼以外洗，效佳。本品亦常用于治疗吐泻转筋。木瓜治此症，一则使湿浊得化，中焦调和；二则舒筋活络，使吐利过多所致之足腓挛急得以缓解。如蚕矢汤治疗此症，即以本品与薏苡仁、蚕沙、黄连、吴茱萸等同用。此外，本品尚有消食作用，可用于消化不良证。如本院老中医刘吉善治疗小儿厌食症的经验方：太子参、莲子、木瓜、石斛、谷芽、麦冬、甘草，用于临床效果较好。

【用量用法】6～12g，水煎服。

【名家论述】

1.《本草正义》云：木瓜，用此者用其酸敛，酸能走筋，敛能固脱，得木味之正，故尤专入肝益筋走血。疗腰膝无力，脚气，引经所不可缺，气滞能和，气脱能固。以能平胃，故除呕逆、霍乱转筋，降痰，祛湿，行水。以其酸收，故可敛肺禁痢，止烦满，止渴。

2.《本草新编》云：木瓜，但可臣、佐、使，而不可以为君，乃入肝益筋之品，养血卫脚之味，最宜与参、术同施，归、熟（地）并用。

桑枝

桑枝为桑科植物桑树的嫩枝，其味苦，性平，归肝、肺经，有祛风湿、通经络、利关节、行水气的功效。

本品药性平和，长于祛风除湿，善达四肢经络，内服外用均有效验。通利关节，常与桂枝、羌活、独活等配伍。治疗风湿痹痛，四肢拘挛，屈伸不利或肢体麻木，无论久病、新患，无论证属寒热，均可应用。《普济本事方》载治疗臂痛："桑枝一小升，细切，炒香，以水三大升，煎取二升，一日服尽，无时。"用于治疗风湿热痹，关节红肿疼痛功能障碍者，可与络石藤、忍冬藤等配伍。桑枝配伍益母草还可以治疗紫癜风，《太平圣惠方》桑枝煎："桑枝十斤（锉），益母草三斤（锉）。上药，以水五斗，慢火煎至五升，滤去渣，入小铛内，熬为膏。每夜卧时，用温酒调服半合。"本品亦常用于中风半身不遂的治疗。

【用量用法】10 ～ 30g，水煎服。

【名家论述】

1.《本草撮要》云：桑枝，功专去风湿拘挛，得桂枝治肩臂痹痛；得槐枝、柳枝、桃枝洗遍身痒。

2.《本草图经》云：疗遍体风痒干燥，脚气风气，四肢拘挛，上气，眼晕，肺气嗽，消食，利小便，兼疗口干。

萆薢

萆薢为薯蓣科多年生蔓生草本植物绵萆薢、福州萆薢、粉背薯蓣的干燥地下块茎，其味苦、甘，性平。归肝、肾、胃经。有利湿浊，祛风湿的功效。

本品善走下焦而利水湿、泌清浊，为治疗小便浑浊、色白如米泔水之膏淋的要药；又长于祛风湿而通络止痛，用于风湿痹痛、腰痛等。如《本草纲目》云："萆薢之功，长于去风湿，所以治缓弱顽痹、遗浊、恶疮诸病之属风湿者。"对于风湿热痹或肌肉红肿、挛急疼痛者，可用萆薢配伍土茯苓、络石藤、薏苡仁、防己等；痹证日久而见筋骨疼痛，屈伸不利者，可用大剂萆薢（30～60g）配伍五加皮、续断、骨碎补等；若湿热淋证，常配合瞿麦、萹蓄、滑石、车前草等；若皮肤湿疹，可配白鲜皮、地肤子、龙胆草等。

【用量用法】9～15g，大剂量可用30～60g，水煎服。

【名家论述】

1.《普济本事方》云：治风湿四肢浮肿，肌肉麻痹，甚则手足无力，筋脉缓急，宜续断丸。川续断、萆薢、当归（切，微炒）、附子、防风、天麻各一两，乳香、没药各半两，川芎三分。上为细末，炼蜜丸如梧子大，每服三四十丸，温酒或米饮下，空心食前。（按：续断补益肝肾，萆薢、防风、天麻祛风除湿，当归、乳没、川芎养血活血，附子温阳散寒，通行经络。方中萆薢性寒，而附子性温，故本方寒热均可应用。全方配伍周到，寒温并用，扶正与祛邪兼顾，是不可多得的祛风湿良方。）

2.《本草正义》云：萆薢，性能流通脉络而利筋骨，入药用根，则沉坠下降，故主治下焦。虽微苦能泄，而质轻气清，色味皆淡，则清热理湿，多入气分，少入血分。

茵陈

茵陈为菊科植物茵陈蒿的幼苗，其味苦、辛，性凉，归脾、胃、肝、胆经，有清热解毒、利湿退黄的功效。

本品药性平和，乃治脾胃、肝胆湿热之专药。古人以之治疗黄疸多效，今用其治疗湿热痹痛效果亦佳。治疗湿热痹证可以本品配伍土茯苓、木瓜、威灵仙等；以本品配垂盆草、败酱草常可降转氨酶。我们常以本药配藿香治疗口腔溃疡。治疗妇科炎症、湿热带下，可以本品配艾叶、苦参、败酱草、白花蛇舌草等。此外，本药配木槿花、凌霄花、玫瑰花、红花、野菊花治疗黄褐斑及面部色素沉着亦有良效。现代药理研究证实，茵陈具有利胆保肝、解热、利尿、抗菌、抗病毒等功效。临床体会，凡湿热为患之证皆可配用，我们的经验方解毒1号（茵陈15g，藿香15g，牡丹皮15g，栀子10g，赤芍15g，板蓝根15g，柴胡10g，郁金10g，黄连10g，黄柏15g，砂仁10g，豆蔻10g，焦三仙各10g）即以本品配伍藿香、栀子等组成，广泛用于内外妇儿各科疾病。但本品力缓，量小常难取效。

据说华佗给一黄痨病人治病，苦无良药，无法治愈。过了一段时间，华佗发现病人突然好了，急忙问他吃了什么药？他说吃了一种绿茵茵的野草。华佗一看是青蒿，便到地里采集了一些，给其他黄痨病人试服，但试了几次，均无效果。华佗又去问已痊愈的病人吃的是几月的蒿子，他说三月里的。华佗醒悟到，春三月阳气上升，百草发芽，也许三月蒿子有药力。第二年春天，华佗又采集了许多三月间的青蒿，给黄痨病人们服用，果然吃一个好一个，但过了三月青蒿却又没有功效了。为摸清青蒿的药性，第三年，华佗又把根、茎、叶进行分类试验。临床实践证明，只有幼嫩的茎叶可以入药治病，并取名"茵陈"。这就是"华佗三试青蒿草"的传说。他还编歌供后人借鉴："三月茵陈四月蒿，传于后人切记牢。三月茵陈治黄痨，四月青蒿当柴烧。"

【用量用法】15～30g，水煎服。

【名家论述】

1.《本草经疏》云：茵陈，其主风湿寒热，邪气热结，黄疸，通身发黄，小便不利及头热，皆湿热在阳明、太阴所生病也。苦寒能燥湿除热，湿热去，则诸证自退矣。除湿散热结之要药也。

2.《本草正义》云：茵陈，用此者用其利湿逐热，故能通关节，解热滞，疗天行时疾，热狂头痛，利小水。专治黄疸，宜佐栀子。黄而湿者多肿，再加渗利；黄而燥者干涩，再加凉润；只有阴黄一证，因以中寒不运，此非所宜。又解伤寒、瘴疟火热，散热痰、风热疼痛，湿热为痢，尤其所宜。

苍耳子

苍耳子为菊科植物苍耳的茎叶及果实，其味甘，性温，有毒，归肺、肝经，有散风、止痛、祛湿、杀虫的功效。

苍耳子味甘性温，《得配本草》称其能"走督脉"，朱良春先生称其能"通督升阳"。朱老治疗项背挛急，常以苍耳子与葛根相伍，邪在筋脉则更配当归、威灵仙、蚕沙之类；邪已深入骨骱则更佐熟地黄、鹿衔草、淫羊藿、乌梢蛇、蜂房之类；疗效历历可稽。叶橘泉先生治慢性关节炎、神经肌肉痛等常采用苍耳膏口服，即苍耳草及苍耳子各500g，煎成浓流膏，一日三回，食后用开水冲服1～2匙。（《叶橘泉现代实用中药》）

苍耳子具有较好的通鼻窍作用，如治疗鼻渊，可以外用苍耳子油，制作方法如下：取苍耳子30g，捣烂，用100g香油将其炸至焦黑色，去苍耳子，取油（名苍耳子油）备用。用时以棉签蘸油，外涂鼻腔，每日3～5次。苍耳子通鼻窍，抗过敏，而油具有保湿和屏障作用，能减少过敏原与鼻黏膜接触，故对鼻渊有一定作用。苍耳子也可以用于治疗白癜风，《石室秘录·卷四·皮毛治法》记载："凡人生白癜风与紫癜风者，乃暑热之时，人不知而用日晒之手巾，擦其身中之汗，便成此病。最无害而最难愈。方用苍耳子一两，防风三钱，黄芪三两，各为末，水打成丸，米汤每日早晨送下三钱，一料服完必愈。"此方坚持服用对白癜风确有一定疗效。此外，苍耳子还可外用治疗皮肤瘙痒，临床可用苍耳子50g，益母草150g，煎汤外洗。对于痈疽发背、肿毒疔疖，可用新鲜苍耳子叶，熬膏外贴。

【用法用量】内服：煎汤，3～10g；或入丸、散。外用：适量。

【名家论述】

1.《神农本草经》云：主风头寒痛，风湿周痹，四肢拘挛痛，恶肉死肌。

2.《本草正义》云：苍耳子，温和疏达，流利关节，宣通脉络，遍及孔窍肌肤而不偏于燥烈，乃主治风寒湿三气痹著之最有力而驯良者。又独能上达颠顶，疏通脑户之风寒，为头风病之要药。

天麻

天麻为兰科植物天麻的干燥块茎，其味甘，性平，归肝经，有祛风通络、息风止痉、平抑肝阳的功效。

天麻又名定风草，既能祛外风，又能息内风。《开宝本草》谓本药："主诸风湿痹，四肢拘挛，小儿风痫、惊气，利腰膝，强筋力。"治疗风湿痹痛，关节屈伸不利者，可与秦艽、羌活、独活、桑枝等祛风湿药同用，如《医学心悟》秦艽天麻汤。用治妇人风痹，手足不遂，可与牛膝、杜仲、附子浸酒服，如《十便良方》天麻酒。用治中风手足不遂、筋骨疼痛等，可与没药、制乌头、麝香等药配伍，如《圣济总录》天麻丸。用于眩晕、头痛辨证属于肝阳上亢者，可配伍钩藤、石决明、栀子、黄芩、川牛膝、杜仲等，如《杂病证治新义》天麻钩藤饮。此外，朱良春先生亦经常使用天麻来治疗头痛，如朱老创订的"蝎麻散"，不仅可以缓痛，而且可获根治。方用全蝎20g，天麻、紫河车各15g，共研细末，分作20包，每服1包，1日2次。一般服1～2次后，即可奏效，痛定后每日或间日服1包，以巩固疗效。方中全蝎长于息风平肝，解痉定痛；天麻定风补虚，《大明本草》谓其"通血脉，开窍"，张元素谓其能"治风虚眩晕头痛"；又伍以补气血、益肝肾之紫河车，标本兼顾，相得益彰，宜其效著也。此法对肿瘤脑转移者之头痛，亦能缓痛。

【用法用量】水煎服，3～9g。研末冲服，每次1～1.5g。

【名家论述】

1.《本草纲目》云：天麻，乃肝经气分之药。《素问》云：诸风掉眩，皆属于肝。故天麻入厥阴之经而治诸病。按罗天益云：眼黑头旋，风虚内作，非天麻不能治。天麻乃定风草，故为治风之神药。今有久服天麻药，遍身发出红丹者，是其祛风之验也。

2.《本草新编》云：天麻，能止昏眩，疗风祛湿，治筋骨拘挛瘫痪，通血脉，开窍，余皆不足尽信。然外邪甚盛，壅塞于经络血脉之间，舍天麻又何以引经，使气血攻补之味，直入于受病之中乎？总之，天麻最能祛外来之邪，逐内闭之痰，而气血两虚之人，断不可轻用耳。

松节

松节为松科植物常绿大乔木油松、马尾松及同属若干植物的含油节瘤，或茎干瘤状节，其味苦，性温，归肝、肾经，有祛风燥湿、活血止痛的功效。

松节乃松树枝干之结节，善于祛风通络，疏利关节，凡历节肿痛、挛急不舒、风湿痹痛、关节肿胀，多有效验。李时珍曰："松节，松之骨也，质坚气劲，久亦不朽，故筋骨间风湿诸病宜之。"治疗风湿病，筋骨关节疼痛，可用本药泡酒服，如《太平圣惠方》中的松节酒："治百节风虚，脚痹疼痛：松节十斤（捶碎，以水一石，煮取汁五斗，去滓），糯米五斗（炊熟），细曲五斤（捣碎）。上三味拌和，入瓮密封，三七日开，取酒。可温饮一盏，日三。"此方以松节煮取汁来酿酒，寓药于酒之中，颇具巧思，值得一用。本品亦可与苍术、威灵仙、牛膝等同用入煎剂，还可用于外洗方中。朱良春老中医认为本品能提高免疫功能，对体气虚弱，易于感冒，屡屡感染者，每日取松节30g，红枣7枚煎服，连用1个月，有提高固卫御邪之功，能预防感冒之侵袭，赞之为"中药丙种球蛋白"。凡贫血患者，三系减少，或只血小板减少者，朱老每以油松节、鸡血藤、牛角腮、仙鹤草各30g，补骨脂15g，加于辨治方中，有升高红细胞、白细胞及血小板之功。(《朱良春用药经验集》)。验之临床，确有一定疗效。

【用法用量】内服：入煎剂 9～15g，浸酒 10～20g。外用：适量。

【名家论述】

1.《名医别录》云：主百节久风，风虚，脚痹疼痛。

2.《本草汇言》云：松节，气温性燥，如足膝筋骨，有风有湿，作痛作酸，痿弱无力者，用之立痊。

肉桂

肉桂为樟科常绿乔木植物肉桂的干燥树皮，其味辛、甘，性热，归脾、肾、心、肝经，有补火助阳、引火归原、散寒止痛、活血通经的功效。

本品性热峻烈，长于散寒止痛，故常用于治疗风寒湿痹中以寒邪为主之痛痹。治真寒腰痛，常以本品配附子、杜仲，如《罗氏会约医镜》桂附杜仲汤。治肝肾不足兼外感风寒湿的腰痛，本品常配独活、桑寄生、杜仲、防风等，如独活寄生汤。此外，《备急千金要方》中记载，治跌打损伤，外伤瘀痛可以桂心配当归、蒲黄，研为细末，以酒送服。肉桂擅长引火归原，常用于治疗虚阳上浮所致的咽痛、牙痛、口腔溃疡等。肉桂与黄连相伍，寒热并用，名曰交泰丸（《韩氏医通》），可治疗心肾不交的失眠。但本方药力较为单薄，程宝书老中医创立一方，名曰"柴胡龙牡交泰丸"。方用：黄连30g，肉桂15g，柴胡、清半夏、黄芩、茯苓、丹参、柏子仁、玄参、麦冬、五味子、炒酸枣仁、龙骨、牡蛎各50g，甘草15g。共研细末，炼蜜为丸，每丸重9g。每日服3次，每次服1丸，治疗失眠颇效。对于脾肾阳虚，畏寒怕冷者亦可采用肉桂研面，每天用2g加入稀饭中服，亦有一定疗效。

【用法用量】内服：水煎服每次3～6g，宜后下；研末冲服每次1～2g。外用：适量，研末调敷或浸酒涂搽。

【使用注意】有出血倾向者及孕妇慎用，不宜与赤石脂同用。

【名家论述】

1.《本草汇言》云：肉桂，治沉寒痼冷之药也。凡元虚不足而亡阳厥逆，或心腹腰痛而吐呕泄泻，或心肾久虚而痼冷怯寒，或奔豚寒疝而攻冲欲死，或胃寒蛔出而心膈满胀，或气血冷凝而经脉阻遏，假此味厚甘辛大热，下行走里之物，壮命门之阳，植心肾之气，宣导百药，无所畏避，使阳长而阴自消，而前诸证自退矣。

2.《本草正》云：桂，善平肝木之阴邪，而不知善助肝胆之阳气，惟其味甘，故最补脾土，凡肝邪克土而无火者，用此极妙。与参、附、地黄同用，最降虚火，及治下焦元阳亏乏；与当归、川芎同用，最治妇人产后血瘀儿枕腹痛，及小儿痘疹虚寒，作痒不起。

干姜

干姜为姜科多年生草本植物姜的干燥根茎（宜用未发芽的老姜），其味辛，性温，归心、肺、脾、胃经，有温中散寒、回阳通脉、燥湿化痰的功效。

《珍珠囊》云："干姜其用有四：通心助阳，一也；去脏腑沉寒痼冷，二也；发诸经之寒气，三也；治感寒腹痛，四也。"干姜辛热，能走能守，常与附子相配，用于寒湿痹痛。姜得附子其热大增，附子得姜其毒自减。故现代临床有不少方剂常配入干姜治疗寒湿痹痛，方如桂枝加附子汤，可酌情把生姜改为干姜，或生姜、干姜同用，应用于治疗寒湿偏胜之痹证。用于回阳救逆，治疗亡阳证，如四逆汤。本品亦常用于温化痰饮，如治疗外寒内饮的小青龙汤，治疗吐涎沫、遗尿的甘草干姜汤。干姜可抑制腺体的分泌，对于内热重，口干、咽干、便秘者要谨慎使用。

【用量用法】3～9g，稍大量可用12～15g，水煎服。

【注意事项】阴虚内热而咽喉疼痛，或多汗者，均不宜用干姜。孕妇慎用。

【名家论述】

1.《药品化义》云：干姜干久，体质收束，气则走泄，味则含蓄，比生姜辛热过之，所以止而不行，专散里寒。如腹痛身凉作泻，完谷不化，配以甘草，取辛甘合化为阳之义。入五积散，助散标寒，治小腹冷痛；入理中汤定寒霍乱，止大便溏泻；助附子以通经寒，大有回阳之力；君参术以温中气，更有反本之功。生姜主散，干姜主守，一物大相迥别。

2.《本草求真》云：干姜，大热无毒，守而不走，凡胃中虚冷，元阳欲绝，合以附子同投，则能回阳立效，故书有附子无姜不热之句，仲景四逆、白通、姜附汤皆用之。且同五味则能通肺气而治寒嗽，同白术则能燥湿而补脾，同归芍则能入气而生血，故凡因寒内入，而见脏腑痼蔽，关节不通，经络阻塞，冷痹寒痢，反胃隔绝者，无不借此以为拯救除寒。

知母

知母为百合科多年生草本植物知母的干燥根茎，其味苦、甘，性寒，归肺、胃、肾经，有清热泻火、滋阴润燥的功效。

知母甘寒，善于滋阴降火，常与黄柏、龟甲、熟地黄、陈皮等同用，如《丹溪心法》虎潜丸，常用于治疗肝肾亏虚引起的痿痹；与杜仲、龟甲、枸杞子等同用，治肾虚精亏腰疼，如《医学入门》杜仲丸。治疗风湿病伴有更年期症状，表现为周身游走性疼痛而伴有自主神经功能紊乱者，可以本品配伍黄柏、当归、仙茅、淫羊藿、巴戟天等，如二仙汤。此外，本品亦常用于风寒痹痛方中作为反佐药，以防祛风湿药温燥伤阴，常与麻黄、桂枝、白术、甘草等同用，如《金匮要略》中治疗"诸肢节疼痛，身体尪羸，脚肿如脱，头眩短气，温温欲吐"的桂枝芍药知母汤。焦树德前辈在治疗类风湿关节炎、强直性脊柱炎等病导致的骨损害时，对从阳化热者，常以知母、酒浸黄柏、生地黄入方，如补肾清热治尪汤。此外，本品亦常用于治疗消渴、热病烦渴、阴虚发热、骨蒸劳热、遗精盗汗等。

【用量用法】6～12g，水煎服。

【名家论述】

1.《本草纲目》云：知母之辛苦寒凉，下则润肾燥而滋阴，上则清肺金泻火，乃二经气分药也；黄柏则是肾经血分药，故二药必相须而行，昔人譬之虾与水母，必相依附。

2.《药品化义》云：知母与黄柏并用，非为降火，实能助水；与贝母同行，非为清痰，专为滋阴。

黄柏

黄柏为芸香科植物黄皮树或黄檗的干燥树皮，前者习称"川黄柏"，后者习称"关黄柏"。清明之后剥取树皮，除去粗皮，晒干压平；润透，切片或切丝。生用或盐水炙、炒炭用。其味苦，性寒，归肾、膀胱、大肠经，有清热燥湿、泻火除蒸、解毒疗疮的功效。

《珍珠囊》谓:"黄柏之用有六:泻膀胱龙火,一也;利小便结,二也;除下焦湿肿,三也;痢疾先见血,四也;脐中痛,五也;补肾不足,壮骨髓,六也。"黄柏苦寒沉降,长于清泄下焦湿热,善治下肢腿足之痹痛。如常用的二妙散即以本品与苍术配伍,广泛用于湿热痹痛及下焦湿毒之证,加牛膝名三妙散;再加入薏苡仁,名四妙散;均为治疗湿热痹阻证,下肢关节红肿热痛的常用方。黄煌教授经常采用小柴胡去姜加白芍黄柏汤治疗风湿免疫病之关节肿痛,亦取其清热利湿消肿作用。此外,本品亦常用于治疗湿热所致的热痢、黄疸、黄浊白带、疮疡肿毒、湿疹,阴虚火旺之潮热骨蒸、盗汗、遗精等。作者治疗中耳炎,耳中流脓水不止者,常令患者取黄柏 60g,熬浓汁,加冰片少许,滴耳中,日 2～3 次,效佳。治疗带下阴痒,可用黄柏 30g,百部 30g,苦参 30g,白鲜皮 30g,水煎坐浴,止痒效果明显。

【用法用量】内服:3～12g,水煎服。外用适量。

【名家论述】

1.《本草纲目》云:古书言知母佐黄檗滋阴降火,有金水相生之义,黄檗无知母,犹水母之无虾也。盖黄檗能治膀胱命门中之火,知母能清肺金,滋肾水之化源,故洁古、东垣、丹溪皆以为滋阴降火要药,上古所未言也。盖气为阳,血为阴,邪火煎熬,则阴血渐涸,故阴虚火动之病须之;然必少壮气盛能食者,用之相宜。若中气不足,而邪火炽盛者,久服则有寒中之变。

2.《本经逢原》云:黄柏,生用降实火,酒制治阴火上炎,盐制治下焦之火,姜制治中焦痰火,姜汁炒黑治湿热,盐酒炒黑制虚火,阴虚火盛面赤戴阳,附子汁制。

黄芩

黄芩为唇形科植物黄芩的根,其味苦,性寒,归心、肺、胆、大肠经,有清热燥湿、泻火解毒、止血、安胎的功效。

黄芩是一味传统的清热燥湿、泻火解毒药。《神农本草经》谓："黄芩，味苦平，主诸热，黄疸，肠澼，泄利，逐水，下血闭，恶疮疽蚀，火疡。一名腐肠，生川谷。"在《伤寒杂病论》中应用黄芩的处方非常多，如大柴胡汤、小柴胡汤、诸泻心汤、黄连阿胶汤等，都能见到黄芩的身影。其中亦不乏以黄芩名方者，如黄芩汤、三物黄芩汤等。《神农本草经》谓黄芩"主诸热"，这种热是一种烦热，如《伤寒论》303条："少阴病，得之二三日以上，心中烦，不得卧，黄连阿胶汤主之。"黄芩配上黄连，在这里也是除烦热。本方描述了一个心中烦躁，不得安卧，焦虑不安的失眠者。《本草纲目》中记载："予年二十时，因感冒咳嗽既久，且犯戒，遂病骨蒸发热，肤如火燎，每日吐痰碗许，暑月烦渴，寝食几废，六脉洪浮。遍服柴胡、麦门冬、荆沥诸药，月余益剧，皆以为必死矣。先君偶思李东垣治肺热如火燎，烦躁引饮而昼盛者，气分热也，宜一味黄芩汤，以泻肺经气分之火。遂按方用片芩一两，水二盅，煎一盅，顿服。次日身热尽退而痰嗽皆愈。药中肯綮，如鼓应桴，医中之妙，有如此哉。"如此严重的咳嗽，杂治益剧，仅一味黄芩治愈，的确令人惊叹。分析其主要原因，一是确为肺热咳嗽，二是黄芩的剂量达一两。古人所用黄芩多为野生，今之黄芩多为人工种植，即使如此，今人用黄芩达一两者亦少，我们的常用量为 10 ～ 15g。在对证的情况下，剂量亦很重要。

黄芩亦是一味止血药，《金匮要略》记载："心气不足，吐血，衄血，泻心汤主之。"泻心汤中即有黄芩。治疗便血的黄土汤中亦配有黄芩。宋代庞安时《伤寒总病论》中有一物黄芩汤，用单味黄芩来治疗鼻衄、吐血、下血、妇人漏下血崩。许叔微的《普济本事方》中有一首治崩中下血方："黄芩为细末，每服一钱，烧称锤淬酒调下。凡崩中药，多是用止血及补血药，此治阳气乘阴，前所谓天暑地热，经水沸溢者。"元代的《瑞竹堂经验方》里面载有芩心丸，就是单味的黄芩碾成粉做成丸药，治疗妇人"天癸却行或过多不止"。诸医家用的都是黄芩的止血作用。所不同的是，如果是热证，可单用黄芩，或配以黄连、大黄，寒证则配以干姜、附子等。

黄芩也是止利要药。《神农本草经》中记载黄芩主"肠澼，泄利"，肠澼相当于今之痢疾，泄利为今之腹泻。《圣济总录》里有黄芩汤，即黄芩和黄连两味药，用来治疗下痢，而且是血痢，"蛊毒痢，如鹅鸭肝，腹痛不可忍"。黄连、黄芩同用，对于湿热所致之"肠澼，泄利"，也可用仲景之葛根芩连汤。应用本方的要点是大便臭秽，肛门灼热红肿。一般患者，数日可愈。

对于黄芩安胎的作用，古今医家都很重视。《金匮要略》载："妇人妊娠，宜常服当归散。"当归散里就有黄芩。《妇人大全良方》的白术散，由白术、黄芩两味药组成，也是治疗孕妇胎动不安的。《万病回春》的安胎丸里也有黄芩。今之医家亦多用黄芩来安胎，大概是产前多热的缘故吧。

黄芩也常用于治疗痹证。黄芩所治之痹证多为热痹，也就是患者烦热，同时出现关节疼痛。黄煌老师常采用黄芩汤（黄芩、白芍、甘草、大枣）来治疗热痹，有较好的疗效。《金匮要略》三物黄芩汤（黄芩、生地黄、苦参）："治妇人在草蓐，自发露得风，四肢苦烦热。"有的患者仅为烦热，有的患者伴有明显的疼痛，我们采用三物黄芩汤治疗有一定效果。如果胃功能差，不耐苦药者，常去苦参而加连翘 30g，效果亦可。

【用法用量】内服：煎汤，6～10g；或入丸、散。外用：煎水洗或研末外撒。

【名家论述】

1.《本草经疏》云：黄芩，其性清肃，所以除邪；味苦所以燥湿；阴寒所以胜热，故主诸热。诸热者，邪热与湿热也，黄疸、肠澼、泻痢，皆湿热胜之病也，折其本，则诸病自瘳矣。苦寒能除湿热，所以小肠利而水自逐，源清则流洁也。血闭者，实热在血分，即热入血室，令人经闭不通，湿热解，则荣气清而自行也。恶疮疽蚀者，血热则留结，而为痈肿溃烂也；火疡者，火气伤血也，凉血除热，则自愈也。

2.《张仲景50味药证》云：黄芩主治烦热而出血者，兼治热利、热痞、热痹等。

防己

防己为防己科植物粉防己的干燥根，其味苦，性寒，归膀胱、肾、脾、肺经，有祛风止痛、利水消肿的功效。

防己味苦性寒，长于祛风湿，清热通络止痛，故本品尤适宜于湿热偏盛所致的骨节烦痛，屈伸不利，如《温病条辨》中的宣痹汤即以本品与薏苡仁、滑石、蚕沙等配伍。治疗风寒湿痹，关节疼痛，可与辛热的乌头、桂枝等相伍，如《备急千金要方》中的防己汤："防己、茯苓、白术、桂心、生姜各四两，乌头七枚，人参二两，甘草三两。上八味，㕮咀，以苦酒一升，水一斗，煮取三升半。每服八合，日三夜一。当觉焦热，痹忽忽然，慎勿怪也。若不觉，复令服，以觉乃止。"防己有很好的利水退肿之功，治疗风水身肿，汗出恶风，小便不利者，可采用《金匮要略》中的防己黄芪汤（防己、黄芪、白术、甘草）。治疗双膝关节积液久治不愈者，可以采用防己黄芪汤合五苓散加减。《本草切要》中治疗脚气肿痛，可与木瓜、桂枝、牛膝等同用。此外本品亦可用于痰饮的治疗，如《金匮要略》木防己汤中以之配石膏、桂枝、人参，用治膈间支饮、其人喘满、心下痞坚等证。己椒苈黄丸即以本品配伍椒目、葶苈子、大黄，治疗"腹满，口舌干燥"之肠间水气病。

【用量用法】4.5～9g，水煎服。服用剂量过大（30～100g）可发生中毒。

【名家论述】

《本草正义》云：防己，昔人谓其散风者，以轻能外达言之，实则疏泄而清利湿热，是其专职，颇与木通之体用相近，则专治湿热有余，二便不利，而实非风家主药。名曰防己者，以脾为己土，喜燥恶湿，湿淫于内，则气化不行，而水失故道，为肿为疮，为脚气，皆己土受邪之病，而此能防堤之，是为古人命名之真义，非所谓名之以其能者耶？古今主治，无不从湿热二字着想。

虎杖

虎杖为蓼科植物虎杖的干燥根茎和根，其味苦，性平，归肝、胆、肺经，有祛风利湿、破瘀定痛、通经、止咳化痰的功效。

虎杖味苦性平，是一味治疗湿热痹证的常用药。如房定亚教授治疗痹证的四妙消痹汤（金银花 30g，玄参 20g，当归 15g，生甘草 10g，白花蛇舌草 20g，山慈菇 9g，豨莶草 30g，虎杖 15g，白芍 30g，土茯苓 30g，威灵仙 15g，萆薢 20g）中亦有本药，作者用于临床效佳。虎杖具有较好的活血通经作用，可用于治疗月经不利、腹胁胀闷及血瘀痛经。《太平圣惠方》以此配凌霄花、没药为散，热酒调服，治疗经闭不通或腹有结块，癥积腹胀，气短。《备急千金要方》用本品配牛膝以祛瘀通闭。治疗产后瘀血腹痛，恶露不下，可单味煎服或研末服，或与桃仁、红花、川芎等同用。治疗跌打伤痛，可配红花、土鳖虫、续断、牛膝等煎服或浸酒饮。本品利湿退黄的作用亦非常明显，治疗湿热蕴结肝胆所致的黄疸，可单用或配伍茵陈、黄柏、金钱草等煎服。治疗肝内胆管结石，胆囊炎或有黄疸者，可与木香、枳壳、黄芩、柴胡等同用。本品亦常用来治疗毒蛇咬伤，内服可与半边莲、半枝莲等同用；外用取本品研末调敷，或鲜品捣敷。此外，本品亦可治疗肺热咳嗽，可与桑白皮、黄芩、枇杷叶、金银花、金荞麦等清肺化痰之品同用。

【用量用法】内服：煎汤，10～30g；浸酒或入丸、散。外用：研末、烧灰撒，熬膏涂或煎水浸渍。

【名家论述】

1.《药性论》云：虎杖，暑月和甘草煎，色如琥珀，可爱堪看，尝之甘美。瓶置井中，令冷彻如冰，白瓷器及银器中盛，似茶啜之，时人呼为冷饮子，又且尊于茗。""治大热烦躁，止渴，利小便，压一切热毒。

2.《滇南本草》云：攻诸肿毒，止咽喉疼痛，利小便，走经络。治五淋白浊，痔漏，疮痈，妇人赤白带下。

苦参

苦参为豆科多年生落叶亚灌木植物苦参的根，其味苦，性寒，归心、肝、胃、大肠、膀胱经，有清热燥湿、祛风杀虫、利尿的功效。

《本草正义》云："苦参，大苦大寒，退热泄降，荡涤湿火，其功效与芩、连、龙胆皆相近，而苦参之苦愈甚，其燥尤烈，故能杀湿热所生之虫，较之芩、连力量益烈。"本品常用于湿热所致的黄疸、泻痢、带下、小便不利、湿疹、皮肤瘙痒、脓疱疮等证。如《外科正宗》消风散："治风湿浸淫血脉，致生疮疥，瘙痒不绝，及大人小儿风热瘾疹，遍身云片斑点，乍有乍无，并效。当归、生地、防风、蝉蜕、知母、苦参、胡麻、荆芥、苍术、牛蒡子、石膏各一钱，甘草、木通各五分，水二钟，煎八分，食远服。"苦参亦用于治疗湿热痹，如当归拈痛汤即以本品配伍猪苓、泽泻、茵陈等。苦参还可以治疗手足烦热，如《金匮要略》之三物黄芩汤，即以本品配伍黄芩、生地黄，用于治疗"妇人在草蓐，自发露得风，四肢苦烦热"。但本品确为大苦大寒之品，用时须顾及患者脾胃。

【用法用量】3～10g，水煎服，外用适量。

【名家论述】

1.《本草衍义补遗》云：苦参，能峻补阴气，或得之而致腰重者，因其气降而不升也，非伤肾之谓也。其治大风有功，况风热细疹乎。

2.《本草正义》云：苦参，大苦大寒，退热泄降，荡涤湿火，其功效与芩、连、龙胆皆相近，而苦参之苦愈甚，其燥尤烈，故能杀湿热所生之虫，较之芩、连力量益烈。近人乃不敢以入煎剂，盖不特畏其苦味难服，亦嫌其峻厉而避之也。然毒风恶癞，非此不除，今人但以为洗疮之用，恐未免因噎而废食耳。

秦艽

秦艽为龙胆科龙胆属多年生草本植物秦艽、麻花秦艽、粗茎秦艽或小秦艽的干燥根，其味苦、辛，性平，归胃、肝、胆经，有祛风湿、除黄疸、清虚热的功效。

古人认为秦艽是"三痹必用之药"，无论证属寒热均可用之。本品用于治疗风湿痹痛、肢节疼痛、挛急不遂者，常配蜂房、桂枝、威灵仙等药。如行痹，关节痛无定处，可与防风、羌活、桂枝等配伍，方如防风汤。若中风半身不遂，有上肢拘挛等血虚表现者，可配当归、白芍、何首乌等养血药，方如秦艽当归汤。秦艽有清热利湿之功，用于治疗痔疮肿痛，可配伍桃仁、皂角子、苍术、防风、黄柏、当归、泽泻、槟榔、熟大黄，如《外科启玄》中的止痛如神汤。本品还有养血润燥之功，如《赤水玄珠》中的滋燥养荣汤，治疗血虚风燥，"皮肤皴揭，筋燥爪干"者，可以本品配伍当归、生地黄、熟地黄、白芍、黄芩、防风、甘草。本品还可以利小便，如《太平圣惠方》云："治小便艰难，胀满闷：秦艽一两（去苗），以水一大盏，煎取七分，去滓，食前分作二服。"此外，本药亦常用于治疗黄疸、阴虚内热、骨蒸潮热等。

【用量用法】3～12g，大剂量可到15～20g，水煎服。

【名家论述】

1.《本经逢原》云：秦艽，入手足阳明，以其祛湿也；兼入肝胆，以其治风也。故手足不遂，黄疸酒毒，及妇人带疾须之。……凡痛有寒热或浮肿者，多挟客邪，用此以祛风利湿，方为合剂。故《本经》治寒热邪气，寒湿风痹，肢体痛等证。若久痛虚羸，血气不能营养肢体而痛，及下体虚寒，疼酸枯瘦等病，而小便清利者，咸非秦艽所宜。

2.《本草经疏》云：秦艽，苦能泄，辛能散，微温能通利，故主寒热邪气，寒湿风痹，肢节痛，下水，利小便。性能祛风除湿，故《别录》疗风，无问久新，及遍身挛急。

秦皮

秦皮为木犀科落叶乔木植物苦枥白蜡树、尖叶白蜡树或宿柱白蜡树的干燥枝皮或干皮，其味苦、涩，性寒，归肝、胆、大肠经，有清热燥湿、清肝明目、收涩止痢、祛湿止痛的功效。

现代药理研究认为，秦皮具有抗菌、消炎、镇静、镇痛、利尿、镇咳、祛痰和平喘作用。其成分马栗树皮苷具有消炎镇痛、利尿、促进尿酸排泄的作用。有实验研究证明秦皮能明显降低骨关节炎关节软骨中的MMP-1及关节液中的一氧化氮、前列腺素 E2 水平，减缓骨关节炎的发生。故可在治疗类风湿关节炎、骨关节炎及痛风等疾病时加入秦皮，对于减轻关节肿痛有一定疗效，临床可与威灵仙、徐长卿、土茯苓、僵蚕等配伍应用。用于湿热菌痢，常与黄芩、黄连配伍，如《伤寒论》中的白头翁汤。《本草汇言》中记载："治妇人赤白带下及血崩不止：秦皮三两，牡丹皮二两，当归身一两。俱酒洗，炒研为末，炼蜜为丸，梧桐子大。每早服五钱，白汤下。"治疗湿热带下，亦可用本品水煎坐浴。此外，本品亦常用于肝热上冲的目赤肿痛、目生翳障、睑腺炎等病证的治疗。

【用量用法】3 ～ 15g，水煎服。

【名家论述】

1.《本草汇言》云：秦皮，味苦性涩而坚，能收敛走散之精气。故仲景用白头翁汤，以此治下焦虚热而利者，取苦以涩之之意也。《别录》方止男子精虚，妇人崩带；甄氏方又治小儿惊痫身热及肝热目暗，翳目赤肿，风泪不止等疾；皆缘肝胆火郁气散以致疾，以此澄寒清碧下降之物，使浊气分清，散气收敛。故治眼科，退翳膜，收泪出；治妇人科，定五崩，止血带；治大方科，止虚痢，敛遗精；治小儿科，安惊痫，退变蒸发热。

2.《本草纲目》云：治目病，惊痫，取其平木也；治下痢崩带，取其收涩也。又能治男子少精，取其涩而补也。此药乃惊、痫、崩、痢所宜。而人止知其治目一节，几于废弃，良为可惋。

蒲公英

蒲公英为菊科多年生草本植物蒲公英、碱地蒲公英，或同属数种植物的干燥全草，其味苦、甘，性寒，归肝、胃经，有清热解毒、消痈散结、利尿解毒的功效。

《本草新编》谓："蒲公英，至贱而有大功，惜世人不知用之。阳明之火每至燎原，用白虎汤以泻火，未免太伤胃气。盖胃中之火盛，由于胃中之土衰也，泻火而土愈寒矣。故用白虎汤以泻胃火，乃一时之权宜，而不恃之为经久也。蒲公英亦泻胃火之药，但其气甚平，既能泻火，又不损土，可以长服、久服无碍。"本品甘寒，清热泻火而不伤胃，因兼入肝、胃二经而有护肝、健胃之能，故对风湿病久用中西药物而伴有肝损害及胃肠道病变者，尤为适宜。治疗气阴两虚之风湿痹痛，可用本品配伍黄芪 120g，石斛 30g，牛膝 30g，远志 30g。治疗湿热痹，可配伍忍冬藤、土茯苓、防己等。对于风湿病兼有感染者，可用本品配伍忍冬藤、金银花、土茯苓等。《叶橘泉实用经效民间单方》中记载以本品治疗胃痉挛："用蒲公英磨细粉一钱，甜酒酿一杯，煎滚冲服。一日两次，连服数日，既有效，又合理。"治疗消化性溃疡，可配伍海螵蛸、白及、陈皮、枳实等。治疗肠痈，可配伍白花蛇舌草、地丁、天葵子、大血藤、豨莶草等。治疗慢性活动性肝炎，可配伍墨旱莲、虎杖、茵陈、垂盆草。蒲公英亦常用于治疗眼疾，单用口服或熏眼，均有效验。此外，亦可以本品配白鲜皮、夏枯草、猫爪草等量，煎水浓缩成膏，外敷，治痈肿疮疖、瘰疬、痰核、痄腮及关节腔积液。

【用量用法】30 ～ 50g，水煎服。

【名家论述】

1.《本草经疏》云：蒲公英味甘平，其性无毒。当是入肝入胃，解热凉血之要药。乳痈属肝经，妇人经行后，肝经主事，故主妇人乳痈肿乳毒，并宜生啖之良。

2.《医学衷中参西录》云：治眼疾肿疼，或胬肉遮睛，或赤脉络目，或目睛胀疼，或目疼连脑，或羞明多泪，一切虚火实热之证。鲜蒲公英四两，根叶茎花皆用，花开残者去之，如无鲜者可用干者二两代之。上一味煎汤两大碗，温服一碗。余一碗趁热熏洗（按：目疼连脑者，宜用鲜蒲公英二两，加怀牛膝一两，煎汤饮之）。此方得之姻兄于俊卿，言其令堂尝患眼疾，疼痛异常，延医调治，数月不愈。有高姓媪，告以此方，一次即愈。愚自得此方后，屡试皆效，甚是奇异，诚良方也。夫蒲公英遍地皆有，仲春生苗，季春开花色正黄，至初冬其花犹有开者，状类小菊，其叶似大蓟。田家采取生啖，以当菜蔬。其功长于治疮，能消散痈疔毒火，然不知其能治眼疾也。使人皆知其治眼疾，如此神效，天下无瞽目之人矣。

三七

　　三七为五加科人参属植物三七的根，亦名山漆（《本草纲目》）、参三七（《本草便读》）、田三七（《伪药条辨》）等，其味甘、微苦，性温，归肝、胃、大肠经，有止血、散瘀、消肿、定痛的功效。

　　三七是一味很好的活血、止血、止痛药，而且还有补益身体的作用，故其应用非常广泛。三七既可以内服，也可以外用，均有佳效。余初识三七，还是在《傅青主女科》，该书记载："妇人有年老血崩者，其症亦与前血崩昏暗者同，人以为老妇之虚耳，谁知是不慎房帏之故乎！方用加减当归补血汤：当归（一两，酒洗），黄芪（一两，生用），三七根末（三钱），桑叶（十四片）。水煎服。二剂而血少止，四剂不再发。然必须断欲始除根。若再犯色欲，未有不重病者也。夫补血汤乃气血两补之神剂，三七根乃止血之圣药，加入桑叶者，所以滋肾之阴，又有收敛之妙耳。但老妇阴精既亏，用此方以止其暂时之漏，实有奇功，而不可责其永远之绩者，以补精之味尚少也。服此四剂后，再增入：白术（五钱），熟地（一两），山药（四钱），麦冬（三钱），北五味（一钱）。服百剂，则崩漏之根可尽除矣。"

　　1996年夏，余治一女子，18岁，患崩漏已有一年余，曾多次住院治疗，诊为功能障碍性子宫出血。因其失血较多，曾输血多次，效果不佳，又曾服用中药百余剂，亦未见明显改善。后经朋友介绍来诊。患者仍在经期，出血不止，面色黄白无泽，舌质淡，苔白，脉沉细无力。遂处以加减当归补血汤：黄芪30g，当归9g，三七根末9g（冲服），桑叶30g，生晒参9g，5剂，水煎服。患者服药3剂后出血止。二诊时患者精神状态较前好转，气色仍差，继服上方20余剂，气色转佳，后再来月经，基本上5～7天即止，未再出现崩漏现象。

　　项某，女，47岁，2020年5月13日初诊。患者诉近两年来月经不规律，每次来月经都淋漓不止，量时多时少，导致严重贫血，曾服多种中西药物效果不佳。超声示：子宫多发肌瘤，宫颈肥大，腺体囊肿。CT示：左肺下叶磨玻璃样结节。诊见患者面色黄白，头晕，气短，乏力，正值月经期，量多。查血常规：血红蛋白浓度（HGB）54g/L。舌淡红，苔白，脉沉细。处以加味当归补血汤加味：黄芪 30g，当归 10g，桑叶 30g，三七 9g，生地黄 30g，阿胶 10g，5 剂，免煎颗粒。

2020 年 5 月 19 日二诊：患者服药后出血量已很少，但仍未净，继用上方 10 剂。

2020 年 6 月 10 日三诊：服二诊药 3 剂血止，上方加生晒参 10g，10 剂。

患者于 2020 年 8 月 18 日带家人来看病，问及其月经一事，诉已基本恢复正常，查 HGB102g/L，已无明显不适。

我们多年来治疗了许多崩漏患者，应用最多的就是本方。我们一般用黄芪 30 ～ 60g，当归 10g，三七 9g，桑叶 30g。气虚甚者，加生晒参或红参 10 ～ 15g；出血严重者，加阿胶 10g，生地黄 30g；血分有热者，加生地黄 30g，黄芩 10g。大多数患者均起效较快。

张锡纯说："三七，诸家多言性温，然单服其末数钱，未有觉温者。善化瘀血，又善止血妄行，为血衄要药。病愈后不至瘀血留于经络，证变虚劳（凡用药强止其血者，恒至血瘀经络成血痹虚劳）。兼治便下血，女子血崩，痢病下血鲜红久不愈（宜与鸦胆子并用），肠中腐烂，浸成溃疡。所下之痢色紫腥臭，杂以脂膜，此乃膜烂欲穿（三七能化腐生新，是以治之）。为其善化瘀血，故又善治女子癥瘕，月事不通，化瘀血而不伤新血，允为理血妙品。外用善治金疮，以其末敷伤口，立能血止痛愈。若跌打损伤，内连脏腑经络作疼痛者，外敷内服，奏效尤捷。疮疡初起肿痛者，敷之可消（当与大黄末等分，醋调敷）。"又云："凡疮之毒在于骨者，皆可用三七托之外出也。"《医学衷中参西录》中记载："丙寅季春，表侄刘骧如，右腿环跳穴处，肿起一块，大如掌，按之微硬，皮色不变，继则渐觉肿处骨疼，日益加重。及愚诊视时，已三阅月矣。愚因思其处正当骨缝，其觉骨中作疼者，必其骨缝中有瘀血也。俾日用三七细末三钱，分作两次服下。至三日，骨已不疼。又服数日，其外皮色渐红而欲腐。又数日，疮顶自溃，流出脓水若干，遂改用生黄芪、天花粉各六钱，当归、甘草各三钱，乳香、没药各一钱。连服十余剂，其疮自内生肌排脓外出，结痂而愈。按：此疮若不用三七托骨中之毒外出，其骨疼不已，疮毒内陷，或成附骨疽为不治之证。"

余一亲戚到余家中做客，晚上忽觉腹痛，急查之，脐部流脓血，恶臭无比，小腹部皮肤发红。因是晚上，买药不便，急取家中三七粉 15g，令其开水冲服。半小时后痛止，共服药 3 日，病愈。此亦证实张锡纯所言不虚。

罗大伦先生曾出版过一本书叫《救命之方》，书中载有一方名"三七西洋参粉"，配方为：三七粉、西洋参粉各等量。两者混合均匀，每日温水冲服，一般每人每日服用混合粉末 1g 即可。这个方子如果增加一味药——丹参，也是等量，对脑血管病也十分有益。本方对预防心脑血管疾病有较好的效果，值得推广应用。

【用量用法】内服：煎汤，3～10g；研末吞服，每次 1～3g。外用：适量，磨汁涂、研末撒或调敷。

【名家论述】

1.《本草纲目》云：三七，近时始出，南人军中用为金疮要药，云有奇功。又云凡杖扑伤损，瘀血淋漓者，随即嚼烂罨之即止，青肿者即消散。产后服亦良。大抵此药气味温甘微苦，乃阳明、厥阴血分之药，故能治一切血病。

2.《本草新编》云：三七根，止血之神药也。无论上、中、下之血，凡有外越者，一味独用亦效，加入于补血补气药中则更神。盖此药得补而无沸腾之患，补药得此而有安静之休也。

延胡索

延胡索为罂粟科紫堇属多年生草本植物延胡索的干燥块茎，其味辛、苦，性温，归肝、心、胃经，有活血散瘀、行气止痛的功效。本品既入血分，又入气分，既能行血中之气，又能行气中之血，气畅血行，通则不痛。现代药理研究表明，延胡索可分离出 15 种生物碱，其中延胡索甲素、乙素、丑素、癸素均有镇痛作用，尤以延胡索乙素的镇痛、镇静作用最为显著。临床证实本品止痛作用的确较乳香、没药、五灵脂为强，醋制可增强止痛作用，确为中药中的止痛良药。凡由气滞血瘀引起的身痛、胃脘痛，肝胆疾病所引起的疼痛，痛经及失眠等病皆可使用本品。延胡索配酸枣仁可用于多种痛证及失眠证。延胡索的常用量为 15～30g，久用不会上瘾，但治疗痹证时一般不要与马钱子配用，现代药理研究证实延胡索能增强马钱子毒性。治疗跌打损伤或血瘀引起的遍体疼痛，可配伍丹参、当归、乳香、没药、土鳖虫、鸡血藤等；治疗气滞血瘀引起的胸胁刺痛，可配伍川楝子、香附；治疗失眠症，可配伍酸枣仁、合欢花、首乌藤。

马有度先生应用延胡索亦很有经验：1969 年马先生带领学生下乡巡回医疗，见农村痛证甚多，仓促之间，每用醋炒延胡索粉 6g，开水送服，日服二三次，多有良效。有些患者求效心切，往往倍用顿服，不仅疼痛迅速缓解，而且昏昏入睡。因而悟出延胡索似有安神之效。查阅历代本草文献，均未见有延胡索能安神的记载，又查古今医案，亦无用其治疗不寐的报道。后来从一份内部资料中得知，将延胡索的有效成分试用于失眠患者，取得一定效果。此后，每遇虚烦不得眠者，便在安神方剂的基础上再加延胡索，果然收效更捷，而且头昏、头痛的症状也迅速缓解。

【用法用量】10～30g，水煎服。

【名家论述】

1.《本草纲目》云：延胡索，能行血中气滞，气中血滞，故专治一身上下诸痛，用之中的，妙不可言。

2.《本草正义》云：延胡，虽为破滞行血之品，然性情尚属和缓，不甚猛烈，古人必以酒为导引，助其运行，其本性之不同于峻厉，亦可想见。而又兼能行气，不专以破瘀见长，故能治内外上下气血不宣之病，通滞散结，主一切肝胃胸腹诸痛，盖攻破通导中之冲和品也。

当归

当归为伞形科多年生芳香草本植物当归的根，其味甘、辛，性温，归肝、心、脾经，有活血止痛、补血调经的功效。

痹者，闭也，不通之谓。大凡痹证，皆与气血瘀滞有关，血不行则作痛。因其既能养血又能活血，故各种血虚、血瘀作痛之症皆可用之。如《医学衷中参西录》之活络效灵丹，即以当归为主药，配以丹参、乳香、没药，用于一切瘀滞所致疼痛之症，临床应用效果较佳。若治风湿顽痹，尤其是久痛入络者，常以当归与虫类搜剔药如土鳖虫、全蝎、地龙、蜈蚣等配伍，如朱良春老中医的益肾蠲痹丸。若治湿热痹，可与羌活、茵陈、苦参等配伍，如当归拈痛汤。治疗冻疮或四肢逆冷诸证，可与桂枝、细辛、芍药等配伍，如当归四逆汤。治疗气虚血瘀之崩漏，可与黄芪、三七、桑叶相伍，如加味当归补血汤。崩漏一证每多挟瘀，故亦用当归，取其养血活血之功，盖瘀血去则新血生而血自归经。有人认为对于崩漏不能多用当归，此浅见也，当归配以大剂补气之黄芪，止血之三七，凉肝之桑叶，不会出现出血量增多，且一般3～5剂即见明显效果。因本品富含油脂，故又长于润肠通便及润燥止咳。此外，本品亦可以治疗烫伤，如《太平圣惠方》治疗汤泼火烧疮，疼痛甚者之神效白膏："白蜡一两，麻油四两，当归（生锉）一两半。先将油煎当归令焦黑，滤去滓，次入蜡，候消，相次急搅之，放冷入磁盒中收，以故帛子涂贴。"

【用量用法】9～12g，大剂量可到30g，水煎服。亦可入丸剂及其他剂型。

【名家论述】

1.《本草正义》云：归身主守，补固有功，归尾主通，逐瘀自验，而归头秉上行之性，便血溺血，崩中淋带等之阴随阳陷者，升中固宜。若吐血衄血之气火升浮者，助以温升，岂不为虎傅翼？是止血二字之所当因症而施，固不可拘守其止之一字而误谓其无所不可也。且凡失血之症，气火冲激，扰动血络，而循行不守故道者，实居多数，当归之气味俱厚，行则有余，守则不足，亦不可过信归所当归一语，而有循名失实之咎。

2.《韩氏医通》云：血虚以人参、石脂为佐；血热配以生地黄、姜黄、条芩，不绝生化之源；血积配以大黄。妇人形肥，血化为痰，二味姜浸，佐以利水道药。

乳香

乳香为橄榄科小乔木植物乳香树，或其他同属植物树皮渗出的树脂，其味辛、苦，性温，归肝、心、脾经，有活血行气止痛、消肿生肌的功效。

乳香气香窜，性温，为宣通脏腑、流通经络之要药。张锡纯谓："故凡心胃、胁腹、肢体、关节诸疼痛、皆能治之。……其通气活血之力，又善治风寒湿痹，周身麻木，四肢不遂及一切疮疡肿疼，或其疮硬不疼。"本品既可内服，又可外敷。治疗气血痹阻，肢体疼痛，筋脉拘挛，可与当归、丹参、没药同用，如活络效灵丹。治疗跌打损伤，常与没药、血竭、麝香、冰片等为末内服，如《良方集腋》七厘散。若血瘀肿痛，而无出血者，可以配伍没药、土鳖虫、苏木等，以水酒各半煎服，如《伤科大成》活血止痛汤。治疮口溃烂，久不收口，可用香油炸乳香、没药，加入黄丹成膏，摊成膏药，每天换一次，连用半月至一月即可收口。

【用法用量】内服：3～9g，水煎服；或入丸、散剂。内服宜炒去油。外用：适量，生用或炒用，研末调敷或外搽。

【名家论述】

1.《本草纲目》云：乳香香窜，入心经，活血定痛，故为痈疽疮疡、心腹痛要药。

2.《本草汇言》云：乳香，活血去风，舒筋止痛之药也。陈氏发明云，香烈走窜，故入疡科，方用极多。又跌扑斗打，折伤筋骨，又产后气血攻刺，心腹疼痛，恒用此。咸取其香辛走散，散血排脓，通气化滞为专功也。故痈疡可理，折伤可续，产后瘀血留滞可行，癥块痞积、伏血冷瘕可去矣。性燥气烈，去风活血，追毒定痛，除痈疡、产后及伤筋骨之外，皆不须用。

没药

没药为橄榄科灌木或乔木没药树，或其他同属植物皮部渗出的油胶树脂，其味苦、辛，性平，归心、肝、脾经，有活血止痛、消肿生肌的功效。

乳香气香味淡，善透窍以理气；没药气淡，味辛而微酸，善化瘀以理血。二者常相须为用，合称"乳没"，可制成膏药摊贴，治疗疔疮、疮痈、无名肿毒及皮肤溃烂久不收口。乳香、没药加当归、丹参，即活络效灵丹，善治气血瘀滞，肢体疼痛。治疗外伤、骨折，可以本品配伍自然铜、三七等内服或外用。

【用法用量】内服 3 ～ 10g，水煎服；或入丸、散剂。内服宜制过用。外用：适量，生用或炒用，研末调敷或外搽。

【名家论述】

1.《本草纲目》云：乳香活血，没药散血，皆能止痛消肿生肌，故二药每每相兼而用。

2.《本草经疏》云：《本草经》，没药味苦平无毒。然平应作辛，气应微寒。凡恶疮痔漏，皆因血热瘀滞而成，外受金刃及杖伤作疮，亦皆血肉受病。血肉伤则瘀而发热作痛，此药苦能泄，辛能散，寒能除热。水属阴，血亦属阴，以类相从，故能入血分，散瘀血，治血热诸疮及卒然下血证也。肝经血热，则目为赤痛、肤翳，散肝经之血热，则目病除矣。

桃仁

桃仁为蔷薇科植物桃或山桃的种子，其味苦、甘，性平，归心、肝、大肠经，有破血祛瘀、润肠通便的功效。

本品善活血通络，祛瘀力量较强，适用于治疗气滞血瘀所致的跌打损伤、瘀血留滞疼痛等，常与红花、赤芍、当归等同用，如桃红四物汤。治疗寒凝瘀滞、肢节疼痛、得温则减者，可配桂枝、红花、细辛、当归等同用。治跌打损伤，瘀肿疼痛，常配当归、红花、大黄、天花粉等，如复元活血汤。治疗诸般瘀血证，也可以采用桂枝茯苓丸（桂枝、茯苓、牡丹皮、芍药、桃仁）。适合服用本方的指征，黄煌教授概括为四大证：面证（面色暗红或面部有毛细血管扩张）、腿证（下肢皮肤干燥或有静脉曲张或单脚肿）、腹证（左少腹压痛）及精神症状（烦躁、头痛、喜忘等）。当然四证也是但见一两证即可，不必悉具。此外，本品亦有润肠通便作用，常用于年老体衰或久病血虚津亏，肠燥便秘，多配杏仁、柏子仁、郁李仁、松子仁、陈皮，如五仁丸；血虚甚者，可加入地黄、当归等养血之品。

【用法用量】6～15g，水煎服。

【名家论述】

1.《本经逢原》云：桃仁，为血瘀血闭之专药。苦以泄滞血，甘以生新血。毕竟破血之功居多，观《本经》主治可知。仲景桃核承气、抵当汤，皆取破血之用。又治热入血室，瘀积癥瘕，经闭，疟母，心腹痛，大肠秘结，亦取散肝经之血结。

2.《药品化义》云：桃仁，味苦能泻血热，体润能滋肠燥。若连皮研碎多用，走肝经，主破蓄血，逐月水及遍身疼痛，四肢木痹，左半身不遂，左足痛甚者，以其舒经活血行血，有去瘀生新之功。若去皮捣烂少用，入大肠，治血枯便闭，血燥便难，以其濡润凉血和血，有开结通滞之力。

红花

红花为菊科植物红花的筒状花冠，其味辛，性温，归心、肝经，有活血通经、祛瘀止痛的功效。

风湿痹痛从一开始即有瘀滞存在，故活血药亦为常用之品。红花色红入血分，味辛性温，更长于行血化瘀滞。在风湿病中有明显瘀滞现象者，常以本品配伍桃仁、威灵仙、海桐皮等。用于治疗胸痹心痛、血瘀腹痛、胁痛等，可与其他理气活血之品相伍，如王清任的血府逐瘀汤。用于跌打损伤，瘀滞肿痛，常以红花与当归、乳香、没药等同用，如《医宗金鉴》的琼液膏："当归尾、闹羊花、红花、白芷、蒲黄各二两，香油一斤，浸药七日，炸枯去渣，入白蜡、黄蜡各一两，溶化尽，绢滤净，稍温再入冰片六分，没药、乳香末各六钱，搅匀摊贴。方歌：琼液膏贴夹伤破，归闹红花芷蒲黄，油炸又下白黄蜡，再加冰片没乳香。"《金匮要略》载有"红蓝花酒"，红蓝花即红花也，文曰："妇人六十二种风，及腹中血气刺痛，红蓝花酒主之。

红蓝花一两，右一味，以酒一大升，煎减半，顿服一半，未止，再服。"红蓝花酒，药简力宏，药借酒力，直达病所，获效颇速。此外，今之红花油涂擦患处可消肿止痛。红花注射液可静脉输入，缓解瘀血痹痛取效更捷，为临床应用提供了方便。

【用法用量】 3 ～ 10g，水煎服。外用适量。

【名家论述】

1.《本草衍义补遗》云：红花，破留血，养血。多用则破血，少用则养血。

2.《本草经疏》云：红蓝花，乃行血之要药。其主产后血晕口噤者，缘恶血不下，逆上冲心，故神昏而晕及口噤，入心入肝，使恶血下行，则晕与口噤自止。腹内绞痛，由于恶血不尽，胎死腹中，非行血活血则不下；瘀行则血活，故能止绞痛，下死胎也。""红蓝花本行血之药也，血晕解、留滞行，即止，过用能使血行不止而毙。

川芎

川芎为伞形科双子叶植物川芎的根茎，因四川所产质量最优，故名川芎，其味辛，性温，归肝、胆、心包经，有祛风止痛、活血行气的功效。

川芎味辛性温，长于活血行气，祛风止痛，能上行头目，下行血海，为血中气药，走而不守，凡属血瘀气滞者皆可使用。临床常用于治疗风湿痹痛、筋脉拘挛等症，如《备急千金要方》独活寄生汤，即以本品配伍独活、秦艽、防风、桂枝等药同用。《普济本事方》中以川芎为主组成的方剂芎附散，主治五种痹。《品汇精要》认为本品"久服则走散真气"，其实不然，只要配伍适量滋阴养血之品，如白芍、当归、生地黄等，是不会出现走散真气、伤阴动血的。川芎是一味治疗心绞痛的重要药物。现代实验研究川芎对血管的扩张和冠状动脉血流量的增加作用，曾分别用川芎、红花、赤芍、丹参、降香等对比，结果以川芎为最强（《中医理论现代研究》第126页）。治疗冠心病的速效救心丸，亦是以川芎为主药的。值得一提的是，川芎治疗头痛效果非常好，清代医家陈士铎的《辨证奇闻》中载有"救脑汤"一方，用治顽固性头痛效佳，值得学习，今录于此，供大家参考。

《辨证奇闻·头痛门》曰："人有头痛连脑，双目赤红，如破如裂者，所谓真正头痛也。此病一时暴发，法在不救，盖邪入脑髓而不得出也。虽然邪在脑，不比邪犯心与犯五脏也，苟治之得法，亦有生者。我今传一奇方以救世，名为救脑汤：辛夷（三钱），川芎（一两），细辛（一钱），当归（一两），蔓荆子（二钱），水煎服，一剂而痛即止。细辛、蔓荆，治头痛之药也，然不能直入于脑，得辛夷之导引则入之矣。但三味皆耗气之味，同川芎用之，虽亦得愈头痛，然而过于辛散，邪气散而真气亦散矣，故又加入当归之补气补血，则气血周通于一身，邪自不能独留于头上矣，有不顿愈者乎。"

1992 年的暑假，一位高中同学邀我到他姐家出诊。原来他姐患头痛已有多年，发作时以头撞墙，呼痛欲死。当时她家雇人织布，还是比较能挣钱的，但她家挣的钱几乎都用到了给她看病上，曾到保定、北京等多地住院，诊断为神经性头痛，但治疗效果不佳，患者已经绝望。我到患者家中时，患者头痛正在发作，患者诉头痛连脑，头痛欲裂，欲撞墙。当即太阳穴放血，痛稍减。遂处以救脑汤：辛夷 9g，川芎 30g，细辛 3g，当归 30g，蔓荆子 6g，5 剂，水煎服。5 天后，同学邀我为他姐复诊。到她家时，她正在干活，当问及她头痛如何时，她高兴地告诉我，这几天只头痛了一次，但疼痛程度较前已有很大改善。原方继服 5 剂，患者头痛彻底治愈，快三十年了，未再复发。

陈氏治疗头痛，大多都会用到川芎，而且大多为一两。川芎辛香走窜，直入脑窍，有较强的止痛作用。为了防止大剂量川芎耗伤气血，陈氏常配以当归、白芍、沙参等药来扶正，养阴血。细辛也是一味强效止痛药，《神农本草经》载细辛主"头痛脑动"。蔓荆子、辛夷为治头痛之专药，轻清上浮，可载药上行，直达脑窍。经过多年的临床体会，我们认为，本方对于年深日久的头痛，尤其是头痛连脑，双目赤红，头痛欲裂，撞墙欲死者，效果尤佳。

【用法用量】6 ～ 30g，大剂量可用至 45g，水煎服。

【名家论述】

1.《本草纲目》云：芎䓖，血中气药也，肝苦急以辛补之，故血虚者宜之；辛以散之，故气郁者宜之。

2.《本草正义》云：川芎，其性善散，又走肝经，气中之血药也。反藜芦，畏硝石、滑石、黄连者，以其沉寒而制其升散之性也。芎归俱属血药，而芎之散动尤甚于归，故能散风寒，治头痛，破瘀蓄，通血脉，解结气，逐疼痛，排脓消肿，逐血通经。同细辛煎服，治金疮作痛；以其气升，故兼理崩漏眩晕，以其甘少，故散则有余，补则不足，惟风寒之头痛，极宜用之。若三阳火壅于上而痛者，得升反甚，今人不明升降，而但知川芎治头痛，谬亦甚矣。

赤芍

赤芍为毛茛科多年生草本植物芍药或川赤芍的干燥根，其味苦，性微寒，归肝经，有活血化瘀、凉血止痛的功效。

痹者，闭也，经脉痹阻不通之义，痹证从始至终都有瘀的存在，本品长于活血化瘀，故能用于多种痹证的治疗。因其能凉血止痛，故用于治疗各种痹痛夹有瘀热者尤为适合。如治疗椎间盘突出症、骨关节炎的急性期，症见痛有定处，患处红肿者，常以本品配伍桃仁、红花、当归、川芎、乳香、没药、牡丹皮等同用。治疗类风湿关节炎，可与金银花、牛膝、当归、生地黄、玄参、白花蛇舌草、青风藤等配伍。用于治疗跌打损伤所致的筋骨肌肉瘀血肿痛，常配乳香、没药、血竭、土鳖虫、自然铜等药。

【用量用法】6～12g，水煎服，或入丸、散。

【使用注意】不宜与藜芦同用。

【名家论述】

1.《本草害利》云：赤芍破血，凡一切血虚病，及泄泻产后，恶露已行，少腹痛已止，痈疽已溃，并不宜服。

2.《本经逢原》云：赤芍药性专下气，故止痛不减当归。苏恭以为赤者利小便、下气，白者止痛和血，端不出《本经》除血痹，破坚积，止痛，利小便之旨。其主寒热疝瘕者，善行血中之滞也，故有瘀血留著作痛者宜之，非若白者酸寒收敛也。其治血痹，利小便之功，赤白皆得应用。要在配合之神，乃着奇绩耳。

白芍

白芍为毛茛科多年生草本植物芍药的干燥根，其味苦、酸，性微寒，归肝、脾、肺经，有补血敛阴、平肝止痛的功效。

白芍长于养肝之阴血，对于肝旺脾弱、肝气郁结所致诸症均有效果，如四逆散、柴胡疏肝散、逍遥散等，常用来治疗肝气郁结型风湿病。对肝阴不足，肝阳上亢所致的眩晕、头胀、头痛、烦躁易怒、耳鸣、肢体麻木等症，可配伍石决明、钩藤、生地黄、女贞子、枸杞子等，以滋水涵木，平抑肝阳。对于血不养筋引起的手足肌肉痉挛抽搐，尤其小腿腓肠肌痉挛，常配甘草同用，即芍药甘草汤。有实验证明，白芍和甘草的有效成分配合后，有互相增强的协同作用，如配以伸筋草、淫羊藿、木瓜等，则效果更佳。芍药甘草汤也可用来治疗风湿性多肌痛所致肌肉疼痛。如证属营卫不和所致的周身不适，自汗恶风，关节冷痛等，可取本品敛阴和营，与温通卫阳之桂枝相配，以协调营卫，方如桂枝汤，阳虚者可酌加附子，可用来治疗产后风湿等多种风湿痹痛。本品大量应用有明显的通便作用，如果患者平素便稀或兼有脾肾虚者，可配用炒白术或骨碎补，即可消除此副作用。

【用量用法】10～30g，水煎服。大剂量可用至30～90g，但不宜长期大剂量服用。

【名家论述】

1.《本草经疏》云：芍药，《图经》载有两种：金芍药色白，木芍药色赤。赤者利小便散血，白者止痛下气，赤行血，白补血，白补而赤泻，白收而赤散。酸以收之，甘以缓之，甘酸相合用，补阴血通气而除肺燥。

2.《本草正义》云：芍药，白者味甘补性多，赤者味苦泻性多。生者更凉，酒炒微平，其性沉阴，故入血分。补血热之虚，泻肝火之实，固腠理，止热泻，消痈肿，利小便，除眼疼，退虚热，缓三消诸证，于因热而致者为宜。若脾气寒而痞满难化者忌用。止血虚之腹痛，敛血虚之发热。白者安胎热不宁，赤者能通经破血。

苏木

苏木为豆科灌木或小乔木植物苏木的干燥心材，其味甘、咸、辛，性平，归心、肝经，有行血祛瘀、消肿止痛的功效。

苏木色红入血分，长于活血止痛。现代药理研究证明苏木有良好的镇静、催眠及抗炎作用，故常用于治疗风湿痹痛。如治疗腰椎骨质增生及腰椎管狭窄症常以本品配伍黄芪、当归、丹参、鸡血藤、杜仲、狗脊、鹿角片、地龙、穿破石等，以通督活血，补肝益肾。近代有研究显示苏木的免疫抑制疗效类似于雷公藤，故亦常用于类风湿关节炎等风湿免疫病的治疗。此外，苏木亦为伤科常用药，可用于各种瘀血肿痛、骨折筋伤。对于单纯瘀血肿痛，可以本品配乳香、没药、赤芍等活血药，如《伤科补要》和营止痛汤。治骨折筋伤，可以本品配伍自然铜、血竭、乳香、没药等；若肝肾不足者，可加骨碎补、桑寄生等补肝肾强筋骨。本品研细末外敷，亦有消肿止痛之功。

【用法用量】内服：3～9g，水煎服；或研末以酒调服。外用：适量。

【使用注意】孕妇慎用。

【名家论述】

1.《本草经疏》云：苏方木，凡积血与夫产后血胀闷欲死。无非心、肝二经为病，此药咸主入血，辛能走散，败浊瘀积之血行，则二经清宁，而诸证自愈。《日华子》《海药》所主，悉取其入血行血，辛咸消散，亦兼有软坚润下之功，故能祛一切凝滞留结之血，妇人产后，尤为所须耳。

2.《本草求真》云：苏木，功用有类红花，少用则能和血，多用则能破血。但红花性微温，此则性微寒凉也。故凡病因表里风起，而致血滞不行，暨产后血晕胀满以死及血痛血瘕、经闭气壅、痈肿、跌仆损伤等症，皆宜相症合以他药调治。

牛膝

牛膝分为两种，怀牛膝为苋科植物牛膝的干燥根，川牛膝为麻牛膝及甜牛膝的根，其味苦、酸，性平，归肝、肾、膀胱经，有补肝肾、强腰膝、破血行瘀的功效。

怀牛膝长于补益肝肾，常与杜仲、狗脊、续断、桑寄生等配伍治疗肾虚腰腿痛，也可用于风湿病或跌打损伤所致的腰腿疼痛。川牛膝长于活血化瘀，祛风除湿，宣通关节，常与苍术、络石藤、海桐皮、萆薢等相伍，治疗风湿性腰腿疼痛。亦可用于治疗跌打损伤，瘀血肿痛，可与杜仲、乳香、没药、木瓜、麻黄、马钱子等配伍。二者均可引药下行，引火下行，对于上实下虚、上热下寒之证皆可配用。张锡纯先生最擅长使用怀牛膝，其名方镇肝熄风汤及建瓴汤均用怀牛膝一两以引气血下行。邹孟城先生的《三十年临证探研录》中记载了一个应用大剂量怀牛膝治疗腰痛的趣事，今录之供大家学习参考。文中说："二十年前，余适在一病家出诊。正值该处房屋大修，有一年过半百而身材魁梧之建筑工人进屋与余坐谈。言语之间，余觉其颇谙医药，于是谈兴渐浓。彼则健谈而直率，曾谓余曰：其原籍在安徽，其母于当地最大之中药铺做保姆数十载，因此略知药理。该工因职业故，患腰肌劳损，腰痛常作，时感牵强不适，俯仰维艰。虽时常服药扎针，而终乏效机。及至中年，病渐加重，不仅影响工作，即生活起居亦受限制，颇以为苦。由是寻索家中备药，惟得怀牛膝一包，重约半斤许，倾入锅内，加水煎熬后，于晚间连饮四大碗，随即就寝。睡中渐觉腰部重着，疼痛阵阵加剧，直至剧痛难忍。因而内心极感惶恐而不知所措，但事已至此，不得已只能咬牙隐忍，听天由命。痛极则人倦，倦极则熟寐。及至醋睡初醒，天已大明，不但疼痛全消，且腰间倍觉轻松舒适。从此以后，无论天阴天雨，或是重力劳苦，从不再觉腰有病痛，多年宿恙消于一旦，真可谓其效若神矣。然如此过量进服，虽然复杯即安，而终非稳妥之法，宜师其意，慎始而谨终之可也。"清代鲍相璈的《验方新编》中载有一方，名"四神煎"，用来治疗鹤膝风有良效，其组成有生黄芪半斤，远志肉、牛膝各三两，石斛四两，金银花一两。其中牛膝三两即今之 90g，牛膝之量亦算大矣。本人应用怀牛膝的常用剂量是 30～60g，如治疗瘀血闭经，常采用桂枝茯苓丸加怀牛膝 60g，瞿麦 30g，多可数剂获效。

【用量用法】 9～15g，大剂量可达 60g。

【名家论述】

1.《本草经疏》云：牛膝，走而能补，性善下行，故入肝肾。主寒湿痿痹，四肢拘挛，膝痛不可屈伸者，肝脾肾虚，则寒湿之邪客之而成痹，及病四肢拘挛，膝痛不可屈伸。此药性走而下行，其能逐寒湿而除痹也必矣。

2.《医学衷中参西录》云：牛膝，原为补益之品，而善引气血下注，是以用药欲其下行者，恒以之为引经。故善治肾虚腰疼腿疼，或膝疼不能屈伸，或腿痿不能任地。兼治女子月闭血枯，催生下胎。又善治淋疼，通利小便，此皆其力善下行之效也。然《别录》又谓其除脑中痛，时珍又谓其治口疮齿痛者，何也？盖此等证，皆因其气血随火热上升所致，重用牛膝引其气血下行，并能引其浮越之火下行，是以能愈也。

鬼箭羽

鬼箭羽为卫矛科植物卫矛的具翅状物的枝条或翅状附属物，其味苦，性寒，归肝经，有破血、通经、杀虫的功效。

鬼箭羽以干有直羽如持箭矛自卫之状，故又名卫矛。本品长于破瘀行血、活络通经，常用于风湿痹病的治疗。本品亦常用于治疗糖尿病，朱良春先生认为鬼箭羽味苦善于坚阴，性寒入血，又擅清解阴分之燥热，故对于糖尿病之阴虚燥热者，每于辨治方中加用本品 30g，能止渴清火，降低血糖、尿糖。石恩骏先生制有降糖汤（生黄芪 30g，生地黄 30g，人参 10g，山药 30g，天花粉 30g，石斛 10g，葛根 15g，鬼箭羽 15g，虎杖 15g，肉桂 3g），并认为："葛根、鬼箭羽生津止渴、祛瘀生新，能降低血糖。尤其是鬼箭羽一药，味苦性寒，有破瘀行血、活络通经之功，故能改善糖尿病并发的一系列心、脑血管和肾脏、眼底及神经系统病变。"叶橘泉先生经验方，治疗产后瘀血腹痛、月经困难、月经痛，用鬼箭羽（去木枝专用羽状片）、当归、红花各 9g，水 600mL，煎至

400mL，一日三回分服，临时冲入热黄酒 10～30mL，趁热服用。

【用法用量】内服：煎汤，5～10g；或入丸、散。

【名家论述】

1.《神农本草经》云：主女子崩中下血，腹满汗出。

2.《广济方》云：单行鬼箭汤，疗乳无汁：鬼箭五两，水六升，煮取四升，去滓，服八合，日三服。亦可烧灰作末，水服方寸匕，日三。

姜黄

姜黄为姜科植物姜黄的根茎，其味辛、苦，性温，归脾、肝经，有破血行气、通经止痛的功效。

姜黄味苦辛，性温，长于破血行气，通经止痛，尤其善走上肢，治疗上肢及肩背疼痛。现代药理学研究发现，姜黄素对卡拉胶引起的大鼠和小鼠脚肿有明显抗炎作用。李济仁教授为治痹名家，李老常将姜黄与桂枝同用，拟有"肩宁散"治疗肩周炎有一定效果，其处方如下：片子姜黄 15g，川桂枝 9g，羌活 9g，当归尾 12g，炙穿山甲 6g，蕲蛇 15g，干地龙 15g，红花 9g，威灵仙 12g，川芎 9g，生地黄 25g，芥子 12g，共研细末，每服 6g，黄酒送下，每日 2 次。作者临床常用《赤水玄珠》之姜黄散治疗臂背痛：姜黄、甘草、羌活各一两，白术二两。每服一两，水煎。腰以下痛，加海桐皮、当归、芍药，有一定效果。

【用法用量】内服：煎汤，10～15g；或入丸、散。外用：研末调敷。

【名家论述】

1.《本草经疏》云：姜黄，其味苦胜辛劣，辛香燥烈，性不应寒。……苦能泄热，辛能散结，故主心腹结积之属血分者。兼能治气，故又云下气。总其辛苦之力，破血除风热，消痈肿，其能事也。

2.《本草纲目》云：姜黄、郁金、莪药（莪术）三物，形状功用皆相近，但郁金入心治血，而姜黄兼入脾，兼治气，莪药则入肝，兼治气中之血，为不同尔。

合欢皮

合欢皮为豆科植物合欢的干燥树皮，其味甘，性平，归心、肝、肺经。有解郁安神、活血消肿的功效。

本品味甘性平，入心、肝经，善解肝郁，为悦心安神要药。适宜于情志不遂，忿怒忧郁，烦躁失眠，心神不宁等症，能使五脏安和，心志欢悦，以收安神解郁之效。合欢树之叶，昼开夜合。《本草乘雅半偈·第五帙》云："阳动而开，阴静而合，此至和，此至安也。"取其意，人服合欢皮，可治疗神"动而不能静"、目"开而不能合"之失眠。合欢皮与酸枣仁均入肝经，同能安神定志。但酸枣仁养血安神，治疗肝血不足之虚劳虚烦不得眠，而合欢皮解郁安神，擅治肝气郁结之失眠。临床也常以合欢皮、酸枣仁与柏子仁、首乌藤、龙骨、牡蛎等安神之品同用，则效果更佳。本品入心、肝血分，能活血祛瘀，续筋接骨，故可用于跌打损伤，筋断骨折，血瘀肿痛之症。如《续本事方》用合欢皮配麝香、乳香研末，温酒调服治跌打仆伤，损筋折骨。因其有活血定痛之效，常与徐长卿相伍作为对药治疗各种风湿痹痛，效果明显，尤其对于伴有烦躁失眠、精神抑郁者，效果更佳。另外，本品也可用于治疗肺痈、疮痈肿毒等病。《备急千金要方》中有黄昏汤，即单用黄昏（即合欢皮）手掌大一片，细切，以水三升，煮取一升，分3服，治疗肺痈的记载。我院老中医以本品配徐长卿15g，水牛角30g，名"开心丸"，治疗精神抑郁有一定疗效。现代研究表明，合欢皮有镇静、催眠、抗抑郁、抗焦虑、兴奋子宫、抑制金黄色葡萄球菌、抑制卡他球菌、抗变态反应等作用。

【用量用法】6～30g，水煎服，外用适量。

【名家论述】

1.《本草汇言》云：合欢皮，甘温平补，有开达五神，消除五志之妙应也。……味甘气平，主和缓心气，心气和缓，则神明自畅而欢乐无忧。如俗语云，萱草忘忧，合欢蠲忿，正二药之谓欤。又大氏方，主消痈疽、续筋骨者，皆取其能补心脾，生血脉之功耳。朱丹溪曰：合欢与白蜡同入膏药中用极效。

2.《本草求真》云：合欢，气缓力微，用之非止钱许可以奏效，故必重用久服，方有补益怡悦心志之效矣，若使急病而求治即欢悦，其能之乎？

黄芪

黄芪为豆科多年生草本植物膜荚黄芪、蒙古黄芪、多序岩黄芪的干燥根，其味甘，性微温，归肺、脾经，有补气固表、利尿托毒、排脓、敛疮生肌的功效。

黄芪长于补气温阳，对于气血虚弱所致的肢体关节疼痛麻木均有一定效果，如《金匮要略》中治疗"血痹"的黄芪桂枝五物汤，即以本品为主药。若疼痛症状较明显，则配桂枝、延胡索、当归等加强镇痛作用。治疗周围神经麻痹、脑血管意外、中风后遗症时，常以本品配伍桃仁、红花、川芎、地龙等活血化瘀药，如《医林改错》的补阳还五汤，方内即重用黄芪。对于膝关节肿痛久不消者，我们常采用四神煎治疗，多能数剂取效，即生黄芪240g，远志、牛膝各90g，石斛120g，金银花30g。用法：生黄芪、远志、牛膝、石斛用水十碗煎二碗，再入金银花30g，煎一碗，一气服之。服后觉两腿如火之热，即盖暖睡，汗出如雨，待汗散后，缓缓去被，忌风。此外，本品也常用于中气下陷所致的脱肛、子宫脱垂、崩漏及表虚自汗症。黄芪对水肿有一定效果，清代医著《冷庐医话》中记载有一则黄芪粥治水肿病案：王某患肿胀病，自顶至踵，大倍于常，气喘声嘶，二便不能，生命垂危，求医于海宁许珊林。许氏取生黄芪120g，糯米30g，煎粥一大碗，令病家用小匙频频送服。不久，患者喘平便通，全身浮肿消而痊愈。受黄芪粥能消肿的启发，岳美中先生采用黄芪粥治疗慢性肾炎而取得很好疗效。他在原方的基础上组方：生黄芪30g，生薏苡仁30g，赤小豆15g，鸡内金（为末）9g，金橘饼2枚，糯米30g。先以水600mL，煮黄芪20分钟，捞去渣；次入薏苡仁、赤小豆，煮30分钟；再次入鸡内金、糯米，煮熟成粥，食用。分两次服完，食后服金橘饼一枚，每日1剂。结果证明，此方对慢性肾炎、肾盂肾炎残余的浮肿，疗效较佳，对消除尿蛋白亦有效。不过，黄芪粥对肾阳虚、肾气衰弱之水肿最为适宜，但肾阴虚者不宜用。古人认为，黄芪有"利水"作用，而现代药理研究也证明：中等剂量的黄芪煎剂能使大鼠、狗产生显著利尿作用，其利尿效果与双氢氯噻嗪相近，但比后者利尿作用持续时间更长，且无耐受性。治疗原发性肾病综合征辨证属脾肾两虚或以气虚为主者，可采用《闻过喜医辑》中介绍的"刘氏经验方"：黄芪 30g，党参 15g，当归 10g，升麻 3g，柴胡 5g，丹参 20g，芡实 15g，白术 15g，山药 15g，仙茅 10g，淫羊藿 10g，凤尾草 10g，山楂 15g，甘草 5g。用于临床有一定效果。

【用量用法】一般 10～30g，治肾炎和严重的风湿病要用量大，可用至 30～240g。

【名家论述】

1.《汤液本草》云：黄芪，治气虚盗汗并自汗，即皮表之药；又治肤痛，则表药可知；又治咯血，柔脾胃，是为中州之药也；又治伤寒尺脉不至，又补肾脏元气，为里药。是上中下内外三焦之药。

2.《本草正义》云：黄芪，生者微凉，可治痈疽；蜜炙性温，能补虚损。因其味轻，故专于气分而达表，所以能补元阳，充腠理，治劳伤，长肌肉。气虚而难汗者可发，表疏而多汗者可止。其所以止血崩血淋者，以气固而血自止也，故曰血脱益气。其所以治泻痢带浊者，以气固而陷自除也，故曰陷者举之。然其性味俱浮，纯于气分，故中满气滞者，当酌用之。

苍术

苍术为菊科多年生草本植物茅苍术和北苍术，或关苍术的干燥根茎，其味辛、苦，性温，归脾、胃经，有燥湿健脾、祛风除湿的功效。

本品气味雄厚浓烈，长于燥湿辟秽，无论湿热寒湿，凡舌浊厚腻者皆可应用。苍术治疗首见于《神农本草经》云："主风寒湿痹，死肌痉疸。"前人认为"治外湿以苍术最为有效"。治疗风寒湿痹可以本品配伍仙茅、淫羊藿、薏苡仁、羌活、独活等。若属热痹，有发热、口渴、关节红肿剧痛、苔白、脉数等症，则与清热药石膏等配伍，方如白虎加苍术汤。若以湿为主者，可以本品配伍土茯苓、防己、黄柏、忍冬藤等。对于湿痹，我们有时亦单用苍术 200g，浓煎，加入蜂蜜 100g，顿服，效果亦佳。因苍术含丰富的维生素 A，故亦可治疗维生素 A 缺乏所致的夜盲症和麻疹后角膜软化症。用于精神不振，肢体无力，偏于虚寒者，可配熟地黄、干姜等药，有强壮功效。

【用量用法】3～10g，水煎服；或入丸、散。

【名家论述】

1.《本草正义》云：苍术，其性温散，故能发汗宽中，调胃进食，去心腹胀疼，霍乱呕吐，解诸郁结，逐山岚寒疫，散风眩头疼，消痰癖气块，水肿胀满。其性燥湿，故治冷痢冷泄滑泻，肠风，寒湿诸疮。与黄柏同煎，最逐下焦湿热痿痹。然惟茅山者其质坚小，其味甘醇，补益功多，大胜他术。

2.《药品化义》云：苍术，味辛主散，性温而燥，燥可祛湿，专入脾胃，主治风寒湿痹，山岚瘴气，皮肤水肿，皆辛烈逐邪之功也。统治三部之湿，若湿在上焦，易生湿痰，以此燥湿行痰；湿在中焦，滞气作泻，以此宽中健脾；湿在下部，足膝痿软，以此同黄柏治痿，能令足膝有力。取其辛散气雄，用之散邪发汗，极其畅快。

白术

白术为菊科多年生草本植物白术的干燥根茎，其味甘、苦，性温，归脾、胃经，有健脾益气、燥湿利水、和胃止呕、止泻、止汗、安胎的功效。

白术质润而气香，健运脾阳，滋养胃阴，为健脾益胃之专剂。《神农本草经》谓白术"主风寒湿痹"。盖无湿不成痹，健脾即可祛湿，故白术亦常用于治疗风湿病。如治疗"腰中冷，如坐水中"的甘姜苓术汤，即以此为主药。清代名医陈士铎在《石室秘录》中说："如人患腰痛者，人以为肾之病也，不知非肾，乃脾湿之故，重如系三千文。法当去腰脐之湿，则腰痛自除。方用白术四两，薏仁三两，水六碗，煎汤一碗，一气饮之，一剂即痛如失。此方不治肾而正所以治肾，世人未知也。"陈氏认为，大剂量白术可以利腰脐之气，对应用大剂量白术、薏苡仁治疗湿阻之腰痛亦很有特色，值得效法。治疗"身体尪羸，脚肿如脱"的桂枝芍药知母汤亦配有此药。我们常采用经验方二术饮（苍术 30g，白术 30g，生薏苡仁 30g，茯苓 20g，藿香 15g，杏仁 10g，豆蔻 10g）来治疗湿痹，其表现为关节或肌肉肿痛或重着，阴雨天加重，可伴见腹胀，腹痛，纳呆，嗳气，舌质淡胖，苔白腻或厚腻者，效果较佳。用于脾胃气虚，大便溏泄，饮食减少，脘腹虚胀，倦怠乏力等，可配伍党参、干姜、茯苓等，如理中汤。本品亦常用于治疗脾虚水肿、体弱自汗。本品应用 60g 以上，尚有较好的通便作用。对于便秘，魏龙襄先生认为："然从事滋润，而脾不运化，脾亦不能为胃行其津液，终属治标。重任白术，运化脾阳，实为治本之图。故余治便秘，概以生白术为主力，少则一二两，重则四五两，便干结者加生地以滋之，时或少佐升麻，乃升清降浊之意。至遇便难下而不结，更或稀软者，其苔多呈黑灰而质滑，脉亦多细弱，则属阴结脾约，又当增加肉桂、附子、厚朴、干姜等温化之味，不必通便而便自爽。"魏老所言，实为经验之谈，作者常以此法治疗顽固性便秘，多能取效。

【用量用法】10 ～ 30g，大剂量可用 60 ～ 90g，水煎服。

【名家论述】

1.《本草崇原》云：凡欲补脾，则用白术；凡欲运脾，则用苍术；欲补运相兼，则相兼而用。如补多运少，则白术多而苍术少；运多补少，则苍术多而白术少。品虽有二，实则一也。

2.《本经逢原》云：白术，生用有除湿益燥，消痰利水，治风寒湿痹，死肌痉疸，散腰脐间血及冲脉为病，逆气里急之功；制熟则有和中补气，止渴生津，止汗除热，进饮食，安胎之效。

薏苡仁

薏苡仁为禾本科一年生草本植物薏苡的成熟干燥种仁，其味甘、淡，性微寒，归脾、胃、肺、大肠经，有利水渗湿、清热除痹、健脾补肺的功效。

薏苡仁长于健脾祛湿，可缓解肌肉挛缩疼痛，常用于治疗湿热痹痛、四肢拘挛、关节肿胀等症。本品药性温和，无论寒证、热证都可应用。偏寒者，可配麻黄，如麻杏薏甘汤；偏热者，可配络石藤、忍冬藤；湿重者，可配苍术，如薏苡仁汤。湿邪流连，头身困重，肢体酸楚疼痛，常与滑石、豆蔻等配伍，如三仁汤。我们认为，"无湿不成痹"，注重祛湿是治痹取效的关键。故临床喜用三仁汤加姜黄、海桐皮、首乌藤等治疗风湿痹痛，多获良效，并创有三仁通痹汤一方。因其能健脾祛湿，故亦可用于治疗脚气水肿、脾虚泄泻等。现代药理研究认为，薏苡仁有抗病毒的作用，可以用于治疗扁平疣，可以取生薏苡仁1000g打粉，每次10g，每天2次，加适量白糖，冲服。

【用量用法】15～30g，大剂量可用60～90g，水煎服。

【名家论述】

1.《本草正义》云：薏苡，味甘淡，气微凉，性微降而渗，故能祛湿利水。以其祛湿，故能利关节，除脚气，治痿弱拘挛湿痹，消水肿疼痛，利小便热淋，亦杀蛔虫。以其微降，故亦治咳嗽唾脓，利膈开胃。以其性凉，故能清热，止烦渴、上气。但其功力甚缓，用为佐使宜倍。

2.《本草纲目》云：薏苡仁，阳明药也，能健脾、益胃。虚则补其母，故肺痿肺痈用之。筋骨之病，以治阳明为本，故拘挛筋急，风痹者用之。土能胜水除湿，故泻痢水肿用之。

甘草

甘草为豆科植物甘草、胀果甘草和光果甘草的干燥根及根茎，其味甘，性平，归心、肺、脾、胃经，有缓急止痛、润肺、解毒、调和诸药的功效。

甘草是临床最常用的一味中药，现今之教材多把它的作用解释为"调和诸药"，其实未必尽然。观仲景之用甘草，《伤寒论》入方70次，《金匮要略》入方88次，可见其应用之广泛。在小柴胡汤中，除了柴胡与甘草不可去，其他药物均可加减。《伤寒杂病论》中有甘草汤（只一味甘草）、炙甘草汤、甘草泻心汤、甘麦大枣汤、甘草干姜汤等，均以甘草命名。可见甘草绝对不只是佐使之品，仲景对甘草的重视程度由此可见。

《神农本草经》谓甘草："主五脏六腑，寒热邪气，坚筋骨，长肌肉，倍力，金疮肿，解毒。"甘草对五脏六腑的寒热邪气都可治疗，可见其作用之广泛。《伤寒论》中所用之炙甘草实为今之生甘草。炙的本义是烘烤、烤干。汉代之炙甘草就是把新鲜的甘草放在火上烤干后之甘草。现在用的蜜炙甘草，是从唐代《千金翼方》才开始使用的。一般来说，生甘草偏凉，可以清热解毒，缓和苦药和石药对胃的刺激。炙甘草微温，用于虚寒证，具有补中益气的作用，所以补益药中常用炙甘草。

黄煌老师在《张仲景50味药证》中说："甘草主治羸瘦，兼治咽痛，口舌糜烂，咳嗽，心悸，以及躁、急、痛、逆诸证。"的确，甘草常用于瘦人，《神农本草经》记载甘草可以"长肌肉"。

现代药理研究认为，甘草所含的甘草酸等成分具有类肾上腺皮质激素样作用。激素的使用范围相当广，有发热类疾病如感冒发热、不明原因的发热，呼吸系统疾病如肺炎、支气管炎、支气管哮喘，泌尿系统疾病如慢性肾炎、紫癜性肾炎等，风湿性关节炎、类风湿关节炎，皮肤科疾病如银屑病、湿疹，与免疫相关的疾病如强直性脊柱炎、红斑狼疮等，都可以使用激素。激素还有一个很重要的作用是抗炎。《神农本草经》所载甘草主"金创肿"，是外伤所致的局部感染，以红、肿、热、痛为主要临床特点。故甘草也常用于外科感染性疾病。药理研究发现，激素的副作用是容易引起水钠潴留而出现水肿，所以治疗水湿内停的方剂一般不用甘草，如五苓散、真武汤、猪苓汤等，均不含甘草。

甘草亦有祛痰止咳作用。《伤寒论》中诸治咳方中也大多有甘草，如小青龙汤、桂枝加厚朴杏子汤等。甘草流浸膏，再配伍阿片粉、樟脑、八角茴香油等制成复方甘草片，临床使用频率还是比较高的。

《神农本草经》最早提出甘草能够"解毒"，但能够解食物中毒，还是药物中毒，书中未提。《名医别录》则明确本品"解百药毒"，提出解除的是药物之毒。《药性论》也提到甘草能够"制诸药毒"，说明甘草能够解百药之毒。现在临床上在使用有毒性的药物时，大多使用甘草来解毒，或在药物的炮制时使用甘草水进行加工。药理研究发现，附子与甘草同煎，能够使附子的毒性降低。吴茱萸有小毒，经甘草水浸泡后再炒制，则毒性大大降低。甘草所含的甘草酸，能够与吴茱萸所含的碱相结合，这是其降毒的机理所在。我们在应用马钱子制剂时，常给患者开一些生甘草以备不时之需。

甘草是一味良好的缓急止痛药，《伤寒论》中芍药甘草汤治疗"脚挛急"，芍药甘草汤又名去杖汤。我们在临床中亦常采用芍药甘草汤治疗各类痹痛。一名腰椎间盘突出症的老年患者，左腿痛久治不愈，经详细询问，患者最痛苦的症状是左腿有一条筋抽着痛，随即处以白芍 30g，赤芍 30g，甘草 30g，免煎颗粒，3 剂后疼痛缓解。芍药甘草汤加全蝎治疗带状疱疹后遗疼痛，亦有较好的疗效。

甘草是非常好的黏膜修复剂，甘草泻心汤是治疗狐惑或复发性口腔溃疡的专方。黄煌老师治疗此类疾病多用甘草泻心汤原方，黄仕沛老师则常加入生石膏，甘草用量多在 30g 以上。甘草亦可以外用，治疗湿疹、荨麻疹等皮肤病。除了内服药物，有时我们也处以百部、白鲜皮、黄柏、甘草等量外洗，常能提高疗效。

【用法用量】内服：煎汤,6～10g；或入丸、散。外用：适量，水煎外洗。

【名家论述】

1.《本草汇言》云：凡用纯热纯寒之药，必用甘草以缓其势，寒热相杂之药，必用甘草以和其性。

2.《本草正义》云：甘草，味至甘，得中和之性，有调补之功，故毒药得之解其毒，刚药得之和其性，表药得之助其外，下药得之缓其速。助参、芪成气虚之功，人所知也，助熟地疗阴虚之危，谁其晓焉。祛邪热，坚筋骨，健脾胃，长肌肉。随气药入气，随血药入血，无往不可，故称国老。惟中满者勿加，恐其作胀；速下者勿入，恐其缓功，不可不知也。

大枣

大枣为鼠李科植物枣的成熟果实，其味甘，性温，归脾、胃经，有补脾和胃、益气生津、调营卫、解药毒的功效。

大枣是所有中药之中最好吃的一味药，它在《伤寒论》中入方40次，《金匮要略》中入方43次，是仲景应用最多的药物之一。《神农本草经》谓大枣："主心腹邪气，安中养脾，助十二经，平胃气，通九窍，补少气，少津液，身中不足，大惊，四肢重，和百药。"许多处方中，仲景用大枣为十二枚，如桂枝汤、葛根汤等，最多达三十枚，如炙甘草汤，而当归四逆汤为二十五枚。大枣可以补气、补津液，是扶助人体正气不可多得的良药。大枣味甘，入脾，甘味可以缓急，仲景以大枣命名的方剂有甘麦大枣汤、十枣汤等。在临床中我们应用甘麦大枣汤比较多，常以甘麦大枣汤合百合地黄汤治疗脏躁，甘麦大枣汤加蝉蜕、钩藤、全蝎治疗小儿夜啼，甘麦大枣汤合二仙汤治疗更年期诸症等，均有较好的疗效。

刘保和老师是使用甘麦大枣汤的高手。刘老认为甘麦大枣汤证的主症就是两个字：紧张。这个紧张，既不是急躁易怒，也不是悲观发愁，而是本来没有什么事，却"心里觉得有多大的事似的"。这种患者多数是急脾气，遇事沉不住气。如果有人交代他做什么事，他会立刻去办，一会儿也不耽搁，这就是"急迫"感，这就是要用甘麦大枣汤缓其急的主症，体现了肝气甚急的证候本质。刘老还认为："心情紧张、喜食甜物、两腹直肌紧张拘挛而按之疼痛，是甘麦大枣汤证常见症状，而尤以常心情紧张为其主症。"刘老的经验对高效使用甘麦大枣汤意义重大。

小孩子吃药比较艰难，而中药中加入大枣，则口感立刻就会变好，所以我们治疗儿科疾病时常会加入大枣10～20g。黄煌老师非常擅长使用大枣，一般会用20～30g，有时用50g。风湿病患者大多长年服用中西药物，由于药物的影响，患者胃功能多较差，而大枣不仅能够健脾胃、补气血，更能调味护胃，是治疗风湿病必不可少的良药。

【用法用量】内服：煎汤，9～30g；或捣烂作丸。

【名家论述】

1.《药征》云：主治挛引强急也，旁治咳嗽、奔豚、烦躁、身疼、胁痛、腹中痛。……仲景氏用大枣、甘草、芍药，其证候大同而小异，要在自得焉耳。

2.《张仲景 50 味药证》云：大枣配甘草主治动悸、脏躁；配生姜主治呕吐、咳逆；配泻下药可保护胃气。

石斛

石斛为兰科草本植物环草石斛、马鞭石斛等多种石斛的茎，其味甘、淡，性凉，归胃、肾经，有滋阴、清热、益肾、壮筋骨的功效。

石斛品种繁多，但其治疗作用，大体相同。《本草通玄》说："石斛甘可悦嗓，咸能润喉，甚清膈上。"古人常以此代茶。《本草纲目拾遗》载："以石斛代茶，能清胃火，除虚热，生津液，利咽喉。"据报道，我国著名体育播音员宋世雄，长期保持悦耳动听、声音洪亮的嗓子，达 40 余年之久，就是有赖于每日饮用石斛茶来持久保养。其保嗓药的妙方是著名老中医刘渡舟教授介绍的。他对宋世雄说："清利咽喉，保护嗓子，用胖大海不如用石斛效果好。"又如我国著名京剧表演艺术家梅兰芳、马连良、谭富英也常用石斛代茶饮。据宋世雄介绍，石斛形瘦无汁，非经久煎，气味莫出，故取干品 10g 用文火水煎约半小时，倒入保温杯中代茶慢慢饮服。《神农本草经》载石斛："主伤中，除痹，下气，补五脏虚劳，羸瘦，强阴，久服厚肠胃。"石斛长于养阴除痹，应用大剂量石斛（120g）治疗风湿痹痛，见于《验方新编》中的四神煎。我们减其量（常用 30 ～ 60g）治疗本病，亦取得了很好的疗效。以石斛为主药，配用生地黄、海桐皮、鹿角、全蝎等制成丸药，名之曰"石斛蠲痹丸"，现为我院协定处方之一，用于临床多年，治疗阴虚痹取得了满意的疗效。

黄煌教授对于石斛这味药亦很重视，并拟有验方"四味健步汤"，由赤芍 30g，石斛 30g，怀牛膝 30g，丹参 20g 组成，适用于下肢周围血管疾病以及血栓性疾病，如糖尿病足、糖尿病肾病、糖尿病眼底病变、下肢静脉血栓、丹毒、下肢骨折等引起的腰痛无力、下肢疼痛、麻木、抽筋、浮肿等，效果较佳。形体消瘦、腿抽筋、大便干结者，合芍药甘草汤；形体肥胖、腹软、四肢麻木、多汗而浮肿者，合黄芪桂枝五物汤；下肢皮肤干燥如蛇皮、血栓形成者，合桂枝茯苓丸。

本品有补肾明目作用，治肾精不足，瞳神散大，视物昏糊或有黑影，可与生地黄、熟地黄、枸杞子、菊花等配用，如石斛夜光丸。本方以石斛命名，可见本方的创造者对石斛重视的程度。治雀目夜盲，可配淫羊藿、苍术，如石斛散。治老人及衰弱者的下肢痿痹、步履无力，可用金石斛 15g，枸杞子 12g，怀牛膝 12g，杜仲 9g，水 600mL，煎至 400mL，一日二三回分服，临时冲入热黄酒 3～5mL 同服，以助药力（叶橘泉经验方）。

本地药房尚有金钗出售，色泽鲜美，效果极佳，实为石斛的一个品种（金钗石斛），但价格为普通石斛的 6 倍。经过长期观察，本品有良好的营养神经及安神作用，故常配以蝉蜕、钩藤等治疗小儿夜啼及神经衰弱等症。本药为养阴之品，凡舌苔厚腻、便溏者慎用。

【用量用法】10～20g，治疗风湿病可用至 30～120g，水煎服。

【名家论述】

1.《本草通玄》云：石斛，甘可悦脾，咸能益肾，故多功于水土二脏。但气性宽缓，无捷奏之功，古人以此代茶，甚清膈上。

2.《本草正义》云：石斛有两种，力皆微薄，圆细而肉实者，味微而甘淡，其力尤薄。《本草》云圆细者为上，且谓其益精强阴，壮筋补虚，健脚膝，驱冷痹，却惊悸，定心志。但此物性味最薄，焉能滋补如此？惟是扁大而松、形如钗股者，颇有苦味，用除脾胃之火，去嘈杂善饥及营中蕴热，其性轻清和缓，有从容分解之妙，故能退火、养阴、除烦、清肺下气，亦止消渴热汗。而诸家谓其厚肠胃、健阳道、暖水脏，岂苦凉之性味所能也？不可不辨。

玄参

玄参为玄参科多年生草本植物玄参的根，其味苦、甘、咸，性寒，归肺、胃、肾经，有滋阴清热、凉血解毒的功效。

玄参色黑而多汁，色黑入肾，多汁能养阴，长于滋阴补肾，引火下行，无论虚火实火均可用之。吴鞠通的增液汤即有本品。还有一个著名的方剂叫四妙勇安汤，用于治疗脱疽。我们常把它用于治疗各类风湿痹病辨证属热者，其局部常表现为灼热感，或有结节红斑等。常用量为当归30g，玄参30g，金银花30g，生甘草15g。房定亚老师治疗痹证有一方名为四妙消痹汤，由金银花30g，玄参20g，当归15g，生甘草10g，白花蛇舌草20g，山慈菇9g，豨莶草30g，虎杖15g，白芍30g，土茯苓30g，威灵仙15g，萆薢20g组成。我们常用忍冬藤代金银花，去山慈菇（价格高且有肝毒性），加生薏苡仁30g，用于临床，其效亦佳。对于咽喉肿痛者，我们常用银翘马勃散：金银花15g，连翘15g，马勃6g，射干10g，牛蒡子10g，加玄参30g，桔梗10，多数剂可愈。玄参也有一定软坚散结作用，治疗瘰疬痰核之类的疾病。我们常采用消瘰丸：玄参30g，生牡蛎30g，浙贝母15g，加柴胡15g，黄芩10g，连翘30g，芥子10g，口服，外用猫爪草、夏枯草等量熬膏外贴，有一定效果。本品性偏凉，能滑肠，故脾虚便溏者不宜使用。

【用法用量】内服：煎汤，9～30g；或入丸、散。外用：适量，捣敷或研末调敷。

【名家论述】

1.《本草正义》云：玄参，禀至阴之性，专主热病，味苦则泄降下行，故能治脏腑热结等证。色黑入血，味又辛而微咸，故直走血分而通血瘀。亦能外行于经隧，而消散热结之痈肿。寒而不峻，润而不腻，性情与知、柏、生地近似，而较为和缓，流弊差轻。

2.《本草纲目》云：肾水受伤，真阴失守，孤阳无根，发为火病，法宜壮水以制火，故玄参与地黄同功。

黄精

黄精为百合科黄精属多年生草本植物黄精、长叶黄精、多花黄精、狭叶黄精、卷叶黄精的干燥根茎，其味甘，性微温，归肺、脾、胃经，有补脾润肺、生津止渴的功效。

黄精药性平和，对于风湿痹痛、筋骨疼痛，无论寒证、热证均可应用。偏热者，配伍络石藤、忍冬藤等药；偏寒者，配伍羌活、防风等药；湿重者，配伍苍术、薏苡仁等药。本品亦可与大血藤、牡丹皮、老鹳草配伍，能清热凉血止痛。治疗高血压病，我们常采用董建华老中医的黄精四草汤，即黄精 20g，夏枯草 15g，益母草 15g，车前草 15g，豨莶草 15g，水煎服，效果较佳。本品可作为滋养强壮剂，药性与党参相似，凡病后体弱、慢性病消耗性营养不良、腰膝酸软、头晕眼干等症，均可配伍应用。本品还可以壮筋骨、益精髓，可用于治疗白发，如《本草纲目》中载黄精酒："黄精、苍术各四斤，枸杞根、柏叶各五斤，天门冬三斤。煮汁一石，同曲十斤，糯米一石，如常酿酒饮。"此法对须发早白有一定效果，按上方制丸剂，口服亦可。

【用量用法】10 ～ 15g，较大量可用 15 ～ 30g，水煎服。

【名家论述】

1.《本经逢原》云：黄精，宽中益气，使五脏调和，肌肉充盛，骨髓强坚，皆是补阴之功。

2.《本草便读》云：黄精，为滋腻之品，久服令人不饥。若脾虚有湿者，不宜服之，恐其腻膈也。此药味甘如饴，性平质润，为补养脾阴之正品。

紫河车

紫河车为人类的干燥胎盘，其味甘、咸，性温，归肺、肝、肾经，有益气养血、补肾益精的功效。

《本草经疏》谓："人胞乃补阴阳两虚之药，有返本还元之功。"熊笏《中风论》云："欲在表之卫气盛，必须益其肾间动气，如树木培其根本，则枝叶畅茂也。然诸药总不如紫河车之妙，其性得血气之余，既非草木可比，且又不寒不热，而为卫气生发之源。盖以血肉之属，为血肉之补，同气相求也。"现代药理研究表明，紫河车含有性腺激素、卵巢激素、黄体激素、多种氨基酸、胎盘球蛋白、纤维蛋白稳定因子、尿激酶抑制物、纤维蛋白酶原活化物等。丙种胎盘球蛋白具有增强机体免疫力的特殊功能，干扰素具有抗病毒和抗癌的作用。通过长期临床观察，本药的确能改善患者体质，使体瘦患儿逐渐变胖，使平时易感冒者减少外感次数，对子宫发育不良之不孕、精血不足的阳痿遗精及风湿痹痛亦有良效。凡夹有表邪者，不宜单独使用，实证者禁服。紫河车加工方法：用新鲜的紫河车，横直割开血管，用水反复洗漂干净。另取花椒适量装入布袋中，加水煎汤，去渣。将洗净之紫河车置花椒汤中煮 2～3 分钟，及时捞出，沥净水。以黄酒适量拌匀，再置笼屉中蒸透，取出，烘干。对于体质素弱者，还可用新鲜胎盘，半个或 1 个，水煎服。每星期 1 次，坚持 1～3 个月，多有良效。本品对气血亏虚、肾精不足所致的风湿痹痛，身体虚弱羸瘦，体虚易反复外感，血虚面黄，阳痿遗精，不孕，少乳等，均有一定效果。

【用量用法】本品多研面服用，每次 1.5～3g，重症加倍，或配入丸剂。

【名家论述】

1.《本经逢原》云：紫河车，禀受精血结孕之余液，得母之气血居多，故能峻补营血，用以治骨蒸羸瘦，喘嗽虚劳之疾，是补之以味也。

2.《本草求真》云：紫河车……本人血气所生，故能以人补人也。凡一切虚劳损极，恍惚失志，癫痫，肌肉羸瘦等症，用之极为得宜。

狗脊

狗脊为蚌壳蕨科多年生草本植物金毛狗脊的干燥根茎，其味苦、甘，性温，归肝、肾经，有祛风湿、补肝肾、强腰膝的功效。

《神农本草经》谓本品："主腰背强，机关缓急，周痹，寒湿膝痛，颇利老人。"本药长于补肾强腰壮督，且温而不燥，走而不泄，药性较为平和。本药对风湿痹痛，腰痛脊强，不能俯仰，足膝软弱，腰膝酸软，有较好的效果。对于肝肾不足引起的腰膝酸痛，步履乏力，常与杜仲、桑寄生、续断等配用。配川乌、苏木、萆薢等，可治风寒湿邪闭阻经络之周身疼痛、四肢沉重麻木、项背拘急，如《普济方》四宝丹。若与萆薢、菟丝子同用，可治各种腰痛，如《太平圣惠方》狗脊丸："狗脊二两，萆薢二两（锉），菟丝子一两（酒浸三日，曝干别捣）。上药捣罗为末，炼蜜和丸，如梧桐子大。每日空心及晚食前服三十丸，以新草薢渍酒二七日，取此酒下药。"此外，以本品 100g，配鹿茸 30g，益智仁 100g，共研为面，每次 3g，每天 2 次，口服，亦可治疗肾气虚寒所致的尿频、带下等。

【用量用法】10 ～ 15g，水煎服。

【名家论述】

1.《本草经疏》云：狗脊，苦能燥湿，甘能益血，温能养气，是补而能走之药也。肾虚则腰背强，机关有缓急之病，滋肾益气血，则腰背不强，机关无缓急之患矣。周痹寒湿膝痛者，肾气不足，而为风寒湿之邪所中也，兹得补则邪散痹除而膝亦利矣。老人肾气衰乏，肝血亦虚，则筋骨不健，补肾入骨，故利老人也。

2.《广西植物名录》云：祛风湿，壮腰膝。治腰腿痛，痢疾，蛇伤。

杜仲

杜仲为杜仲科杜仲属落叶乔木植物杜仲的干燥树皮，其味甘、辛，性温，归肾、肝经，有补肝肾、强筋骨、安胎的功效。

杜仲可补肝肾、强筋骨，凡风湿痹痛、腰膝酸痛，证属肝肾不足者，用之最为适合，常与桑寄生、人参、熟地黄、细辛等配伍，如独活寄生汤。因其性温，故能除湿散寒，对寒湿所致之腰痛，杜仲亦属常用之品，可与独活、桂枝、秦艽等配伍。杜仲补肾安胎亦有良效，治疗习惯性流产，可采用《本草纲目》中的保胎丸，方用：杜仲（糯米煎汤浸透炒去丝）240g，续断60g，山药180g。共研细末，炼蜜为丸，每服9g，每日3次，对于肾气不足、胎元不固之频繁流产，收效颇佳。此外，本品对肾虚所致的阳痿、小便频数、高血压亦有一定疗效。

【用量用法】6 ～ 15g，水煎服。

【名家论述】

1.《本草纲目》云：杜仲，古方只知滋肾，惟王好古言是肝经气分药，润肝燥，补肝虚，发昔人所未发也。盖肝主筋，肾主骨，肾充则骨强，肝充则筋健，屈伸利用，皆属于筋。

2.《本草汇言》云：方氏《脉经直指》云：凡下焦之虚，非杜仲不补；下焦之湿，非杜仲不利；足胫之酸，非杜仲不去；腰膝之疼，非杜仲不除。然色紫而燥，质绵而韧，气温而补，补肝益肾，诚为要剂。如肝肾阳虚而有风湿病者，以盐酒浸炙，为效甚捷。

鹿衔草

鹿衔草为鹿蹄草科植物鹿蹄草或圆叶鹿蹄草等的全草，其味甘、苦，性温，归肺、胃、肝、肾经，有补肝肾、强筋骨、祛风湿、止痹痛、止血、止咳的功效。

鹿衔草又名鹿蹄草、鹿含草。《滇南本草》谓本品："添精补髓，延年益寿。治筋骨疼痛、痰火之证。"民间治疗虚劳常采用鹿衔草一两，猪蹄一对，炖食。临床体会，本品确有强壮身体、扶正祛邪的功效，对于平素体质虚弱或肝肾亏虚的风湿痹痛，疗效较好。如治疗颈椎病，常以本药配伍葛根、白芍、当归、桂枝等；治疗骨质增生症，常配熟地黄、骨碎补、淫羊藿、鸡血藤等；治疗足跟痛，常配伍鹿角、鳖甲、延胡索等。本品也能通过扩张血管而降低血压，故对兼有风湿的高血压患者尤为适宜。本品有收敛止血作用，可用于月经过多、崩漏、咯血、外伤出血等，可单用亦可随证配伍。如治疗月经过多、崩漏下血，可配仙鹤草、黄芪、当归、桑叶、三七等；治肺痨咯血，可伍白及、阿胶等；治外伤出血，可与三七等研末调敷。本品具有补肺定喘之功，可治疗久咳劳嗽。治疗肺虚久咳或肾不纳气之虚喘，常与五味子、百合、百部等配伍。

【用法用量】10～30g，水煎服。

【名家论述】

1.《植物名实图考》云：治吐血，通经，强筋，健骨，补腰肾，生津液。

2.《叶橘泉现代实用中药》云：治肌肉关节痛：鹿衔草15g，虎杖9g，水 500mL，煎至 300mL，一日二回分服。

淫羊藿

淫羊藿为小檗科多年生草本植物淫羊藿及同属其他植物的全草，其味辛，性温，归肝、肾经，有祛风除湿、补肾助阳的功效。

本品味辛性温，能祛风散寒除湿，常用于治疗风寒湿痹偏于寒湿者，多表现为四肢关节疼痛麻木或筋骨拘挛。《太平圣惠方》载："仙灵脾散，治风走注疼痛，来往不定：仙灵脾一两，威灵仙一两，芎䓖一两，桂心一两，苍耳子一两。上药，捣细罗为散。每服，不计时候，以温酒调下一钱。"我们的治痹经验方"二仙蠲痹汤"，即以淫羊藿、仙茅配伍杜仲、狗脊、制附子、桂枝、羌活、独活、防风、当归、鸡血藤、络石藤、川芎、砂仁、豆蔻等组成。淫羊藿，药如其名，羊食之贪合，可增强欲望。验之临床，本品对性欲淡漠者确有疗效。对于阳痿伴有气虚或阳虚者，可配伍红参大补元气，常收意外之效。治疗肾阳虚所致的身体虚弱、精神疲乏、腰腿酸软、头晕目眩、精冷、性欲减退、夜尿频多、失眠健忘等症，可口服龟鹿补肾丸，由淫羊藿、菟丝子、续断、锁阳、狗脊、酸枣仁、制何首乌、熟地黄、金樱子、鹿角胶、龟甲胶、覆盆子等组成。

【用量用法】10～30g，水煎服。

【名家论述】

1.《本草纲目》云：淫羊藿，性温而不寒，能益精气，真阳不足者宜之。

2.《本草经疏》云：淫羊藿，其气温而无毒。《本经》言寒者，误矣。辛以润肾，甘温益阳气，故主阴痿绝阳，益气力，强志。茎中痛者，肝肾虚也，补益二经，痛自止矣。膀胱者，州都之官，津液藏焉，气化则能出矣，辛以润其燥，甘温益阳气以助其化，故利小便也。肝主筋，肾主骨，益肾肝则筋骨自坚矣。辛能散结，甘能缓中，温能通气行血，故主瘰疬赤痈及下部有疮，洗出虫。

骨碎补

骨碎补为水龙骨科植物槲蕨、中华槲蕨、石莲姜槲蕨、崖姜、光亮密网蕨及骨碎补科植物大叶骨碎补、海洲骨碎补等的根茎，其味苦，性温，归肝、肾经，有活血续伤、补肾强骨的功效。

骨碎补在临床中常用于治疗肾虚久泻、腰痛、齿痛、风湿痹痛、跌打闪挫、骨折等，可治疗各种与骨或与肾虚有关的疾病，尤其是骨质增生症、风湿痹痛等偏于肾阳亏虚者，效果较好。中医认为"肾主骨生髓"，而"齿为骨之余"，牙齿的生长、脱落与肾中精气的盛衰密切相关，牙齿松动、早脱都是肾虚的表现。骨碎补入肾经，补肾强骨，对治疗肾虚牙痛、牙齿松动效果明显。本药可内服，亦可外用。将骨碎补研为细末，用干净纱布包好，放于松动的上下牙之间紧咬，每次20分钟，每日1次。同时亦可用药粉按摩牙龈，可增强治疗效果。对于跌仆损伤，筋骨折伤之证，可取骨碎补捣细筛末，和姜，酒炒热外敷，或鲜品用米粥捣匀，包裹伤处。内服常与续断、自然铜、乳香、没药等配伍，如《太平圣惠方》骨碎补散。通过配伍，用于风湿痹痛，疗效亦佳。

【用法用量】9～15g，水煎服，亦可浸酒或入丸、散。

【使用注意】本品性温补益，主治虚证牙痛，若胃火上炎等实证牙痛不宜用；阴虚内热及无瘀血者慎服。

【名家论述】

1.《本草纲目》云：骨碎补，能入骨治牙及久泻痢。昔有魏刺史子久泻，诸医不效，垂殆。予用此药末入猪肾中，煨熟与食，顿住。盖肾主大小便，久泄属肾虚，不可专从脾胃也。

2.《本草正义》云：疗骨中邪毒，风热疼痛，或外感风湿，以致两足痿弱疼痛。

补骨脂

补骨脂为豆科一年生草本植物补骨脂的成熟果实，其味辛、苦，性温，归肾、脾经，有温肾助阳、纳气、止泻的功效。

补骨脂色黑入肾，性温可助阳散寒，临床常配伍胡桃仁、杜仲治疗肾虚腰痛，如《太平惠民和剂局方》中的青娥丸。治疗梦遗失精之腰痛，如《圣济总录》中的补骨脂散。治疗骨质增生症、上肢麻痛、脊柱活动欠利，可以本品配伍黄芪、菟丝子、狗脊、续断、川芎、鸡血藤、葛根，如汤承祖教授之经验方益肾坚骨汤：黄芪 30g，补骨脂 15g，骨碎补 12g，菟丝子 12g，狗脊 12g，续断 12g，枸杞子 12g，干地黄 20g，当归 12g，白芍 12g，川芎 12g，鸡血藤 30g，葛根 12g。补骨脂也是治疗白癜风常用之中药，可取本品 100g 浸入 75％酒精 250mL 中，1 周后，以棉签蘸药液涂擦患处，每日 2 ～ 3 次，有一定疗效。此外，本品也常用于治疗肾不纳气的虚喘。

【用法用量】6 ～ 9g，水煎服，或入丸、散剂。

【名家论述】

1.《本草经疏》云：补骨脂，能暖水脏，阴中生阳，壮火益土之要药也。其主五劳七伤，盖缘劳伤之病，多起于脾肾两虚，以其能暖水脏、补火以生土，则肾中真阳之气得补而上升，则能腐熟水谷、蒸糟粕而化精微。脾气散精，上归于肺，以荣养乎五脏，故主五脏之劳、七情之伤所生病。

2.《本草纲目》云：破故纸属火，收敛神明，能使心包之火与命门之火相通，故元阳坚固，骨髓充实，涩以治脱也；胡桃属木，润燥养血，血属阴恶燥，故油以润之，佐破故纸有木火相生之妙。故语云：破故纸无胡桃，犹水母之无虾也。

巴戟天

巴戟天为茜草科多年生蔓性藤本植物巴戟天的根，其味辛、甘，性微温，归肾经，有散寒除湿、补肾助阳的功效。

巴戟天味辛性温而不燥烈，实为益肾温阳之佳品。用于寒湿痹痛，可配伍狗脊、杜仲、附子、桂枝等药。对于筋骨失养所致的膝骨关节炎，可以本品配伍白芍、熟地黄、麦冬、炒枣仁等，如《辨证录》中的养筋汤：白芍一两，熟地黄一两，麦冬一两，炒枣仁三钱，巴戟天三钱，水煎服。治疗肾阳虚之阳痿、遗精等症，可以本品配伍知柏、地黄加菟丝子、肉桂、附子、狗肾、鹿鞭、淫羊藿、红参、仙茅、枸杞子、肉苁蓉等，如张琪教授的补肾壮阳丸。

【使用注意】本品辛温，所治风湿病属寒湿所致者，若属湿热下注、足膝红肿热痛等症，则忌用。

【用量用法】9 ～ 15g，水煎服。

【名家论述】

1.《本草汇》云：巴戟天，为肾经血分之药。盖补助元阳则胃气滋长，诸虚自退，其功可居萆薢、石斛之上。但其性多热，同黄柏、知母则强阴，同苁蓉、锁阳则助阳，贵乎用之之人用热远热，用寒远寒耳。

2.《本草求真》云：巴戟天，据书称为补肾要剂，能治五劳七伤，强阴益精，以其体润故耳。然气味辛温，又能祛风除湿，故凡腰膝疼痛，风气脚气水肿等症，服之更为有益。观守真地黄饮子，用此以治风邪，义实基此，未可专作补阴论也。

续断

续断为川续断科植物川续断或续断的根，其味苦、辛，性微温，归肝、肾经，有补肝肾、强筋骨、止血安胎、疗伤续折的功效。

本品有补肝肾，强筋骨，活血脉，止疼痛之功。治疗肝肾不足、气滞血瘀、脉络闭阻所致的骨性关节炎、腰肌劳损，症见关节肿胀、疼痛、麻木、活动受限者，可以本品配伍狗脊、淫羊藿、独活、骨碎补、鸡血藤、熟地黄、乳香、没药等，如壮骨关节丸。对于跌仆损伤、骨折、肿痛等，常与杜仲、牛膝、补骨脂等配伍，如《扶寿精方》续断丸。治风寒湿痹，筋挛骨痛，常与萆薢、防风、牛膝等同用，如《太平惠民和剂局方》续断丸。本品炒用，善于止血，如《医学衷中参西录》中治崩漏的固冲汤、治胎漏的寿胎丸。本品亦可用于治疗乳痈，如《本草汇言》载："治乳痈初起可消，久患可愈：川续断八两（酒浸，炒），蒲公英四两（日干，炒）。俱为末，每早晚各服三钱，白汤调下。"

【用量用法】6～12g，水煎服。

【使用注意】续断用于活血续筋骨宜酒炒；用于补肾安胎宜盐水炒。

【名家论述】

1.《本草汇言》云：续断，补续血脉之药也。大抵所断之血脉非此不能续，所伤之筋骨非此不能养，所滞之关节非此不能利，所损之胎孕非此不能安。久服常服，能益气力，有补伤生血之效，补而不滞，行而不泄，故女科、外科取用恒多也。

2.《本草正义》云：续断，凡用此者，用其苦涩。其味苦而重，故能入血分，调血脉，消肿毒、乳痈、瘰疬、痔瘘，治金损跌伤，续筋骨血脉；其味涩，故能治吐血、衄血、崩淋、胎漏、便血、尿血，调血痢，缩小便，止遗精带浊。佐之以甘，如甘草、地黄、人参、山药之类，其效尤捷。

桑寄生

桑寄生为桑寄生科植物常绿寄生小灌木桑寄生、槲寄生的干燥带叶茎枝，其味苦，性平，归肝、肾经，有补肝肾、祛风湿、养血安胎的功效。

《本经逢原》谓："寄生得桑之余气而生，性专祛风逐湿，通调血脉。"本品既能补肾强筋壮骨，又能祛风除湿，一药而两善其能，标本兼治，故常用于风湿痹痛兼有肝肾虚损和其他血虚表现者。如最为有名的独活寄生汤即以本品为方中主药，并配伍独活、杜仲、牛膝、当归、防风、秦艽、党参等药，以补肝肾、强筋骨、祛风湿。本品也常用于肝肾虚损、冲任不固之胎动不安，如《太平圣惠方》载："治妊娠胎动不安，心腹刺痛：桑寄生一两半，艾叶半两（微炒），阿胶一两（捣碎，炒令黄燥）。上药，锉，以水一大盏半，煎至一盏，去滓。食前分温三服。"此外，本品还常用于治疗肝肾亏虚之高血压、冠心病、头痛、眩晕、耳鸣、心悸等。《神农本草经》记载本品"充肌肤、坚发齿"，故亦可用于治疗皮肤干燥症、脱发等。

【用量用法】9 ～ 30g，大剂量可用 60g，水煎服。

附注：桑寄生产于广西、广东者称广寄生。寄生于老桑树上之桑寄生带叶茎枝为本药的正品，处方常称真桑寄生、真寄生，又称桑上寄生，但产量较小，仅限于南方一带用之；寄生于多种落叶树上（如柿、杨、柳等）之槲寄生的带叶茎枝为其通用品，主产于我国北方，又称为北桑寄生或北寄生。一般认为，前者补肝肾、养血安胎之功较著，后者则祛风湿、通血脉之力较强。亦有将产于浙江、安徽、江西者称为杜寄生，为华东一带所习用，其功效与北寄生相似。

【名家论述】

1.《本草求真》云：桑寄生，号为补肾补血要剂。缘肾主骨，发主血，苦入肾，肾得补则筋骨有力，不致痿痹而酸痛矣。甘补血，血得补则发受其灌荫而不枯脱落矣。故凡内而腰痛、筋骨笃疾、胎堕，外而金疮、肌肤风湿，何一不借此以为主治乎。

2.《本草害利》云：苦，坚肾，助筋骨，而固齿长发；甘，益血，止崩漏，而下乳安胎，舒筋骨而利关节，和血脉而除痹痛。

半夏

半夏为天南星科植物半夏的块茎，其味辛，性温，有毒，归脾、胃、肺经，有燥湿化痰、降逆止呕、消痞散结的功效。

半夏在《伤寒论》中入方 18 次，在《金匮要略》中入方 36 次，并有半夏泻心汤、小半夏汤、大半夏汤、半夏厚朴汤、半夏干姜散及半夏散（汤）等以半夏命名之方，可见仲景对半夏的重视程度。《神农本草经》谓半夏："主伤寒寒热，心下坚，下气，喉咽肿痛，头眩，胸胀，咳逆，肠鸣，止汗。"其治疗范围亦非常广泛。

半夏有较好的镇静安神作用，故经常用于治疗失眠。《灵枢》卷十载半夏秫米汤一方，原文曰："以流水千里以外者八升，扬之万遍，取其清五升煮之，炊以苇薪，火沸，置秫米一升，治半夏五合，徐炊，令竭为一升半，去其滓，饮汁一小杯，日三，稍益，以知为度。故其病新发者，覆杯则卧，汗出则已矣；久者，三饮而已也。"这是最古老的治疗失眠的处方，秫米当为今之高粱米，如果找不到高粱米，可以用生薏苡仁代替。半夏秫米汤多用于"胃不和则卧不安"的失眠。本方虽历经两千多年，现今用于临床仍然有效。"以流水千里以外者八升，扬之万遍"当寓有精神疗法在内，流千里之水本不易找，"扬之万遍"更可以转移患者之注意力。朱良春先生擅长应用半夏配伍夏枯草治疗失眠，并谓："加珍珠母 30g 入肝安魂，则立意更为周匝，并可引用之治疗多种肝病所致之顽固失眠。"其本方为：半夏 12g，夏枯草 12g，薏苡仁 60g，珍珠母 30g，名为半夏枯草煎。

目前半夏的炮制方法繁多，如姜半夏、法半夏、清半夏等，而生半夏因其有毒而一般药店难买到，实属憾事。仲景用半夏只是用水"洗"，当为生半夏，今之半夏炮制过度，效果较差。陈修园《神农本草经读》曰："今人以半夏功专祛痰，概以白矾煮之，服者往往致吐，且酸心少食，制法相沿之陋也。古人只用汤洗七次，去涎，今人畏其麻口，不敢从之。余每年收干半夏数十斤，洗去粗皮，以生姜汁、甘草水浸一日夜，洗净，又用河水浸三日，一日一换，滤起蒸熟，晒干切片，隔一年用之，甚效。"如此炮制可师可法。

半夏有燥湿化痰和消肿散结之功，亦常用于痹证的治疗。朱丹溪明确提出痰邪致病，并取半夏燥湿化痰治疗臂痛，《丹溪心法》有记载："肥人肢节痛，多是风湿与痰饮流注经络而痛，宜南星、半夏"，并指出"凡治臂痛，以二陈汤加酒炒黄芩、苍术、羌活。"《本草纲目》亦载半夏配天南星治风痰、湿痰、热痰凝滞、历节走注。半夏外用则能够消肿止痛。《肘后方》中有记载："治痈疽、乳痈肿毒，用半夏末、鸡子白调涂；或半夏用水磨敷，有散结、消肿、止痛之效。"我们常采用生半夏 50g，生天南星 50g，细辛 50g，洋金花 30g，泡药酒外用，止痛效果明显。

黄煌老师总结半夏药证为：主治呕而不渴者，兼治咽痛、失音、咽喉异物感、咳喘、心下悸。并总结出半夏人的特征：营养状况较好，肥胖者居多；目睛大而有光，眼神飘忽，肤色滋润或油腻，或黄暗，或有浮肿貌；脉象大多正常，或滑利；舌象多数正常，或舌苔偏厚，或干腻，或滑苔黏腻。

好发症状：主诉较多而怪异，多为自觉症状，易精神紧张，好疑多虑，易惊恐、易眩晕、心悸、易恶心呕吐、咽喉异物感、易咳喘多痰、易失眠多梦、易肢体麻木疼痛等。黄老师总结的药证与药人对我们安全使用半夏提供了有益参考。

【用法用量】内服：煎汤，5～10g；或入丸、散。外用：适量，研末调敷。

【名家论述】

1.《本经疏证》云：半夏之用，惟心下满及呕吐为最多，然心下满而烦者不用，呕吐而渴者不用。……半夏所治之喉痛，必有痰有气阻于其间，呼吸食欲有所格阂，非如甘草汤、桔梗汤、猪肤汤，徒治喉痛者可比矣。

2.《本草纲目》云：脾无留湿不生痰，故脾为生痰之源，肺为贮痰之器。半夏能主痰饮及腹胀者，为其体滑而味辛性温也，涎滑能润，辛温能散亦能润，故行湿而通大便，利窍而泄小便。所谓辛走气能化痰，辛以润之是矣。

夏枯草

夏枯草为唇形科植物夏枯草的果穗，其味苦、辛，性寒，归肝、胆经，有清肝火、散郁结、降血压、止痹痛的功效。

《神农本草经》载夏枯草："味苦、辛，寒。主治寒热，瘰疬，鼠瘘，头疮，破癥，散瘿结气，脚肿湿痹。"《本草乘雅》谓其："冬至生，夏至枯，具三阳之正体，寒水之正化，故从内达外，自下彻上，以去寒热气结，及合湿成痹也。"夏枯草是一味比较神奇的药物，具有较好的软坚散结作用，治疗甲状腺结节、乳腺增生、子宫肌瘤、卵巢囊肿，常以夏枯草30g配伍猫爪草10g，葶苈子30g，王不留行30g，加入辨证方中，效果较好。夏枯草亦有较好的安神作用，不寐虽病因复杂，但究其发病之关键，乃"阴阳违和，二气不交"，脏腑气血失和。根据朱丹溪"夏枯草能补养厥阴血脉"之说，提出以夏枯草散郁火之蕴结，安神以定魂，常选其与半夏合用治疗不寐。正如《医学秘旨》所云："盖半夏得阴而生，夏枯草得阳而长，是阴阳配合之妙也。二药合用，使阴阳已通，其卧立至。"《重庆堂随笔》云其："散结之中兼有和阳养阴之功，失血后不寐者，服之即寐"。朱良春先生认为夏枯草可以治疗失血性不寐，尤其对阴虚火旺、肝阴不足者，更为适宜。我们常采用半夏枯草汤：半夏 15g，夏枯草 20g，生薏苡仁 30g，合欢皮 15g，首乌藤 30g，百合 30g，生地黄 30g，紫苏叶 15g，珍珠母 30g，远志 10g 为基础方，治疗不寐有一定效果。肝血不足，加当归 15g，白芍 30g，酸枣仁 30g；心阴不足，加柏子仁 30g，麦冬 15g；心气虚者，加党参 15g，桂枝 15g，甘草 10g；有痰热，加黄连 6g，竹茹 30g；伴有疼痛者，加酸枣仁 30g，延胡索 30g。

夏枯草有良好的降压作用，董建华教授的黄精四草汤：黄精 20g，夏枯草 15g，益母草 15g，车前草 15g，豨莶草 15g，降压作用极佳。对于肝阳上亢的高血压，我们常把镇肝熄风汤与本方合用，对缓解患者的头痛、头晕等症状较为迅速。夏枯草长于解毒散结消痈，治疗乳痈初起，我们常采用夏枯草 30g，蒲公英 30g，瓜蒌 30g，水煎服，效果较佳。

《神农本草经》谓夏枯草治疗"脚肿湿痹"，《滇南本草》谓其"止筋骨疼痛"。今人以之治痹者不多。我们常把夏枯草 30g 加于治疗湿热痹之辨证处方中，多能提高疗效。郭旭光老师经验：取夏枯草 50g，食醋 1000mL。将夏枯草放入食醋内浸泡 2～4 小时，然后煮沸 15 分钟。用药液先熏后洗患处 20 分钟，每日 1～3 次。每剂药可用两天。少则三四剂，多则七八剂，疼痛即可缓解或消失。

此外，夏枯草也常用于慢性肝炎的治疗，对降低谷丙转氨酶有一定效果。

【用法用量】内服：煎汤，6～15g；熬膏或入丸、散。外用：适量，煎水洗或捣敷。

【名家论述】

1.《重庆堂随笔》云：夏枯草，微辛而甘，故散结之中，兼有和阳养阴之功，失血后不寐者服之即寐，其性可见矣。陈久者其味尤甘，入药为胜。

2.《本草正义》云：夏枯草……苦能泄降，辛能疏化，温能流通，善于宣泄肝胆木火之郁窒，而顺利气血之运行。凡凝痰结气，风寒痹着，皆其专职。

猫爪草

猫爪草为毛茛科植物小毛茛的干燥块根，其味辛甘，性微温，归肝、肺经，有清热解毒、化痰止咳、散结止痛及抗痨的功效。

猫爪草药性平和，长于解毒消肿，对于风湿病活动期所致的关节肿痛或有积液者尤为适合。现代药理研究证实，本药有抗结核菌、抗癌、抗急性炎症等作用。治疗风湿病活动期关节肿痛、有积液，常取本品配伍夏枯草、土茯苓、土贝母等。治疗颈部淋巴结核，可配伍玄参、浙贝母、生牡蛎、夏枯草。治疗肺结核，可配伍百部、全蝎。治疗结核性胸膜炎伴胸腔积液，可以配伍葶苈子、大枣。治肺癌，可用本品配伍夏枯草、白花蛇舌草等，水煎服，加服小金丹，每次 3g，每日 2 次。治疗痰核，可以口服石恩骏先生验方化痰消核汤：猫爪草 30g，生牡蛎 30g，夏枯草 18g，苍术 15g，芥子 12g，浙贝母 18g，皂角刺 9g，生山楂 30g，莪术 6g，甘草 5g，水煎服，每天 1 剂，连服 2～3 个月。余在读大学时，曾购买了一本《偏方奇效闻见录》。本书的作者是王毓先生，先生在二十世纪五十年代的时候曾拜师学医，六十年代末游历大江南北，以"博采众方为乐"。每到一个地方就把当地的一些用得特别好的偏方、验方记下来，后择其精华，出版了本书。书中有一段关于猫爪草的记载，今录之供大家参考。

话说有个 19 岁的北京小伙陆某，当时正读高三，学业繁重，日夜苦读。某天，他突然感觉腋下和颈部不适，具体症状也难以描述。伸手触摸，隐隐摸到几颗小疙瘩。因一心扑在学习上，他并未在意，想着或许过几天就自行消退了。转眼间，高考结束。这时小伙子才想起之前的事，再次触摸患处，发现情况不妙。原来埋头苦读时没注意，这些疙瘩似乎比之前更大了。他赶忙到医院检查，被确诊为急性淋巴结结核。经过两周治疗，效果并不理想。眼看开学在即，小伙子心急如焚，决定尝试中医治疗。中医建议他用猫爪草熬水饮用，将猫爪草放入砂锅中熬煮，服用时间和次数不限，口渴时就喝，就像喝水一样。三个礼拜后，结核逐渐变小，还没到开学，就已彻底痊愈。

用法：猫爪草 15～30g，水煎后或者沸水冲泡后，代茶频饮。也可以外用，猫爪草适量，打成粉末，用黄酒调成糊状，敷在患处。内服外用，效果更好。我们治疗瘰疬、疔疮等，常采用猫爪草与夏枯草各100g，水煎，过滤取汁，再熬成膏，加冰片少许，贴患处。猫爪草入肝经，对偏头痛亦有一定效果。治疗偏头痛可以单用猫爪草15～30g，水煎取汁，加入黄酒10～20mL，口服。黄酒可引药上行，直达病所。如果效果不佳，则可用散偏汤加猫爪草15～30g，多能取效。

【用量用法】10～30g，水煎服。

【名家论述】

1.《中药材手册》云：治颈上瘰疬结核。

2.《河南中草药手册》云：治瘰疬：①猫爪草、夏枯草各适量。水煮，过滤取汁，再熬成膏，贴患处。②猫爪草四两。加水煮沸后，改用文火煎半小时，过滤取汁，加黄酒或江米甜酒（忌用白酒）为引，分四次服。第二天，用上法将原药再煎，不加黄酒服。二日一剂，连服四剂。间隔三至五天再续服。

山慈菇

山慈菇为兰科植物杜鹃兰、独蒜兰或云南独蒜兰的干燥假鳞茎。前者习称"毛慈菇"，后二者习称"冰球子"。其味微辛、苦，性微寒，归肝、脾经，有清热解毒、化痰散结的功效。

本品味辛气寒，善能泄热散结，对痈肿疔毒、瘰疬痰核，内服、外敷均可应用。临床常采用本品配伍夏枯草、猫爪草、浙贝母等治疗疔疮肿毒、瘰疬痰核、蝎蜇虫咬及无名肿毒等。因本品有很好的解毒化痰和止痛作用，故临床亦常用于治疗多种风湿顽症。如配熟地黄、骨碎补、炙龟甲、全蝎、炮穿山甲等，治疗骨质增生症；配土茯苓、防己、地龙、萆薢、威灵仙等，治疗痛风。孙谨臣先生经验：山慈菇为末内服，妙在解毒祛痰。本品配伍他药内服，治一切食物中毒及湿温时邪所致的神昏闷乱、呕恶泄泻、小儿痰壅惊闭等症（如玉枢丹）。其父认为本品的卓著功效在于解毒祛痰，凡时行疫毒所致的疾病，均可内服。对小儿顿咳、流感，疗效尤佳。

【用量用法】10～15g，水煎服。

【名家论述】

1.《滇南本草》云：消阴分之痰，止咳嗽，治喉痹，止咽喉痛。治毒疮，攻痛疽，敷诸疮肿毒，有脓者溃，无脓者消。

2.《本草再新》云：治烦热痰火，疮疔瘰痘，瘰疬结核。杀诸虫毒。

芥子

芥子为十字花科植物白芥的种子，其味辛，性温，归肺、胃经，有利气豁痰、温中散寒、通络止痛的功效。

芥子味辛性温，长于化皮里膜外之痰，是临床常用的止咳化痰药。作者对于芥子的认识也有一个漫长的过程。

1992年的夏天，一位同学的大姐来我家找我看病，她患腰痛已有两年之久，曾服用多种中西药物及针灸治疗，效果不佳。当时我正在看清代的一本书《验方新编》，书中记载着："白芥子研末，酒调，贴之即愈。"真的有效吗？我决定试一试。于是我告诉她："买白芥子50g，研成细末，用白酒调成膏，贴于痛处。如果感觉发热就揭掉，以免起疱。"她满口答应。3天后，患者来复诊。我问她："大姐，腰痛好些了吗？"她做了弯腰、侧腰的动作，说："好了，不痛了。"随即她撩起腰部的衣服让我看。我一看，吓了一跳，怎么会这样呢？原来她的腰部，也就是贴芥子的地方发生了溃烂，流着水。她见我有些紧张，就笑眯眯地对我说："没事，我是来感谢你的，想不到折磨了几年的毛病，你用这么简单的办法就给治好了。"据她讲，贴药几个小时后就感觉局部发热，但舒适无比，疼痛随之减轻。为了把病治好，她坚持贴了24小时。揭下后发现起了许多疱。为了给她治好腰上的皮肤，我又给她配制了黑膏药，半个月后，她腰部的皮肤基本愈合。2018年过年我回老家，患者到家中去看我，说起20多年前的往事，她仍在感叹中医的神妙。

有了这次的经历，我对芥子格外感兴趣，并对它进行了进一步学习。

《本草新编》认为："白芥子，味辛，气温，无毒。入肝、脾、肺、胃、心与胞络之经。能去冷气，安五脏，逐膜膈之痰，辟鬼祟之气，消癖化疟，降息定喘，利窍明目，逐瘀止疼，俱能奏效。能消能降，能补能升，助诸补药，尤善收功。"

芥子既可以外用，也可以内服。如治疗膝关节痛，我们常采用芥子一两研末，用白酒或黄酒调成糊状，包敷患处，以皮肤发红为度，可以达到消肿止痛的作用。治疗咳喘，我们常采用冬病夏治 2 号方：芥子 21g，延胡索 21g，细辛 12g，甘遂 12g，紫苏子 12g，肉桂 6g，冰片 0.5g。打粉，生姜汁调，贴敷肺俞、天突等穴，可以起到较好的止咳化痰平喘作用。

《圣济总录》中记载："芥子酒熨方，治伤寒后，肺中风冷，失音不语：白芥子五合（研碎），用酒煮令半熟，带热包裹，熨项颈周延，冷则易之。"此法我们用于外感咳嗽久不愈，遇冷则咳不止者，亦很有效，可供参考。

芥子内服常用于化有形之痰或肿物，如《韩氏医通》的三子养亲汤："治高年咳嗽，气逆痰痞，紫苏子、白芥子、莱菔子。上三味各洗净，微炒，击碎。看何证多，则以所主者为君，余次之。每剂不过三钱，用生绢小袋盛之，煮作汤饮，代茶水啜用，不宜煎熬太过。"其实三子养亲汤不只适用于高年咳嗽，年轻人痰多者依然有效。

对于脂肪瘤遍布全身者，可以采用朱良春先生经验方，药用：芥子、生半夏、紫背天葵、僵蚕、薏苡仁、海藻、昆布、夏枯草、生牡蛎、萆薢等；夹瘀者，加赤芍、炮穿山甲、当归、土鳖虫、蜂房；夹气滞者，加青皮、陈皮、姜黄；阴虚者，加麦冬、天冬、百合、功劳叶；肾阳虚者，加鹿角、淫羊藿、熟地黄、巴戟天。用于临床，只要坚持服用，效果较佳。我们学习黄煌老师的经验，采用越婢加术汤合麻杏苡甘汤治疗脂肪瘤时，常加入芥子，亦有效果，可加速瘤体的缩小。

《开宝本草》谓芥子主"湿痹不仁……骨节疼痛"，《本草纲目》亦谓芥子可治"痹木脚气，筋骨腰节诸痛"。久痹疼痛，未有不因停痰留瘀阻于经隧者，芥子辛散温通，长于搜剔痰结，故于辨证处方中加用芥子常可提高疗效。

【用量用法】内服：煎汤，3 ～ 9g；或入丸、散。外用：适量，研末调敷。阴虚火旺及无痰饮水湿者忌用。

【名家论述】

1.《本草纲目》云：白芥子，辛能入肺，温能发散，故有利气豁痰，温中开胃，散痛消肿辟恶之功。……盖白芥子主痰，下气宽中；紫苏子主气，定喘止嗽；萝卜子主食，开痞降气。

2.《本草正义》云：白芥子，消痰癖疟痞，除胀满极速，因其味厚气轻，故开导虽速，而不甚耗气，既能除胁肋皮膜之痰，则他近处者不言可知。

莱菔子

莱菔子为十字花科植物萝卜的成熟种子，其味辛、甘，性平，归肺、胃经，有下气定喘、消食化痰的功效。

莱菔子，即萝卜子，是一味很好的下气消食化痰之品。古有用人参不宜用莱菔子之说，认为莱菔子能抵消人参的补益作用。其实不然，人参补气易壅滞，而适当配用莱菔子，使其补而不滞，更能发挥其补益之功。《韩氏医通》有一方名"三子养亲汤"，由莱菔子、紫苏子、芥子组成，用于治疗"高年咳嗽，气逆痰痞"。赵绍琴先生的验方"五子涤痰汤"，是以三子养亲汤为基础，加入冬瓜子、皂角子组成。方用紫苏子10g，芥子6g，莱菔子10g，冬瓜子10g，皂角子6g（或用皂角刺代皂角子亦可）。赵先生认为，凡关节肿大疼痛多属有形之邪留滞其间，痰浊、水饮、瘀血皆其类也。类风湿之关节肿大，或为梭形肿大，如指关节病变；或为关节肿胀，凸起一块，如腕踝关节病变。然其并无骨质增生，但有关节腔水肿或软组织增生。况其肿胀可反复发作，其为痰饮甚明。此皆因外邪久留，经络闭阻，致气血津液停滞而为痰为饮。此等痰饮生于经络之中，留于关节之内，徒以健脾燥湿化痰亦不能速去。当治以涤痰通络之法，选用性滑利善走窜之品，组成开窍通关之猛剂，以涤除骨节间之留痰浊饮。

三子养亲汤和五子涤痰汤是我们治疗风湿痹证的常用方，主要用于痰湿较重，尤其关节肿胀变形或有类风湿结节等的治疗。三子养亲汤也可以打粉外用，贴于肺俞、天突等穴，对于咳嗽痰多之证效果亦可。风湿病患者由于长期服用中西药物，大多胃功能不佳，或痛或胀。我们常用砂仁 6g，莱菔子 30g，加入辨证方中，多能快速改善患者的胃肠情况。

【用法用量】内服：煎汤，6～10g；或入丸、散。外用：适量，研末调敷。

【名家论述】

1.《本草纲目》云：莱菔子之功，长于利气。生能升，熟能降，升则吐风痰，散风寒，发疮疹；降则定痰喘咳嗽，调下痢后重，止内痛，皆是利气之效。

2.《医学衷中参西录》云：莱菔子，无论或生或炒，皆能顺气开郁，消胀除满，此乃化气之品，非破气之品。盖凡理气之药，单服久服，未有不伤正气者，而莱菔子炒熟为末，每饭后移时服钱许，借以消食顺气，转不伤气，因其能多进饮食，气分自得其养也。若用以除满开郁，而以参、芪、术诸药佐之，虽多服久服，亦何至伤气分乎。

牵牛子

牵牛子为旋花科植物裂叶牵牛或圆叶牵牛等的干燥成熟种子，其味苦，性寒；有毒，归肺、肾、大肠、小肠经，有泻水、下气、杀虫的功效。

牵牛子乃牵牛花所结之子，色灰黑者名黑丑，色黄白者名白丑，合称二丑，乃至贱之物也，农村路边到处皆有，民间亦常用之以消食。岳美中先生经验：黑丑、白丑各等份，上药炒熟，碾筛取末，治疗偏食或食积发热。用时以一小撮药与糖少许喂服。此方为岳氏老友高聘卿所传，屡经投用，效如桴鼓（《名中医治病绝招》）。小儿食积临床非常常见，多表现为下午或夜晚发热，食欲差，大便不畅或臭秽。用退烧药，只可短时间控制体温，药力过后，体温又复升高。运用二丑粉，攻下积食，体温自可复常。

除了消食导滞，牵牛子还是一味治疗腰痛的良药。如《杨氏家藏方》中的牵牛丸："治冷气流注，腰疼不能俯仰：延胡索二两，破故纸（炒）二两，黑牵牛子三两（炒）。上为细末，煨大蒜研，搜丸如梧桐子大。每服三十丸，煎葱须盐汤送下，食前服。"《仁斋直指方》治疗肾气作痛："黑、白牵牛等分。炒为末，每服三钱，用猪腰子切，入茴香百粒，川椒五十粒，掺牛末入内扎定，纸包煨熟，空心食之。酒下，取出恶物效。"其实，牵牛子所治疗的腰痛，当为水饮所致之腰痛。张子和禹功散由牵牛子与小茴香组成，就是专门治水饮腰痛的方剂。熊继柏先生曾治疗一丁姓男子，25岁，深秋时节，患者突发腰痛，痛引背腹，呼叫不绝。病经四日，曾以闪挫性腰痛诊治，服药针刺均未取效。诊见面色淡白，四肢欠温，腰痛拒按，不能俯仰，动则痛剧，伴背腹胀满，腹中辘辘有声，口中频吐清水。询其未曾闪挫。舌苔白滑，脉沉弦。熊老处以禹功散合五苓散，5剂后病愈。这个病案为我们揭示了水饮腰痛的主证：腰痛伴有肠鸣吐水，并为我们提供了有效方剂。吴明志先生亦有牵牛散治疗急性腰扭伤的经验：生牵牛子、炒牵牛子各4.5g，兑在一起粉碎，分为两份，晚上睡前及早饭前温开水各冲服一份，偶有腹泻，不需处理，药停后即止。牵牛子具有较强的通便作用，治疗慢性便秘、胸腹胀闷或痛，可用牵牛子120g，决明子120g，香附120g，共研细末拌匀，炼蜜为丸，每次1～3g，一日数次，温开水送服。

此外，牵牛子也是一味峻下逐水的中药。1992年冬，一老年男子患水肿，曾多次住院治疗效果不佳，后就诊于余。余见其所服药物，除了利尿药还有实脾饮、五苓散等中药。因其体格较壮，遂处以《石室秘录》之消水神方：牵牛子6g，甘遂6g，水煎顿服，吐泻10余次，次日肿消。

【用量用法】内服：煎汤，5～9g；入丸、散，1.5～3g。

【名家论述】

1.《名医别录》云：主下气，疗脚满水肿，除风毒，利小便。

2.《日华子本草》云：取腰痛，下冷脓，并一切气壅滞。

柴胡

柴胡为伞形科植物柴胡（北柴胡、硬柴胡）、狭叶柴胡（南柴胡、软柴胡）或同属数种植物的干燥根，其味苦、辛，性微寒，归肝、胆经，有和解表里、疏肝解郁、升阳举陷的功效。

柴胡是临床中最常用的药物之一。柴胡的品种较多，《本草汇言》说："如《伤寒》方有大、小柴胡汤，仲景氏用北柴胡也。"我们常用的是北柴胡根。关于柴胡的用量，据黄煌老师的《方药传真》一书记载，老中医们的常用剂量是 3 ～ 100g。《神农本草经》记载："柴胡苦平，主心腹，去肠胃中结气，饮食积聚，寒热邪气，推陈致新，久服轻身，明目益精。"从《神农本草经》的记载，我们不难看出，柴胡的作用范围非常广泛。柴胡的第一大功效是退热，柴胡所退之热亦非常广泛，并不局限于往来寒热。我们应用最多的是小柴胡加石膏连翘汤，对于扁桃体肿大引起的发热，体质较弱者常采用小柴胡合升降散；体质较强壮者，多采用大柴胡合升降散。二者均可加石膏 30 ～ 60g，连翘 15 ～ 30g，多能迅速退热。对于兼有湿气苔腻者，多以小柴胡合三仁汤。夹有积食者，可以用小柴胡或大柴胡合保和丸，多可取效。用于退热，柴胡一般用 24 ～ 30g。

柴胡的第二大功效是疏肝解郁。对于有肝郁的患者，我们应用最多的是四逆散、逍遥散、八味解郁汤等。凡肝胆经络所过之处的疾病，大多可用柴胡。如治疗乳腺增生，我们常采用四逆散加僵蚕 10g，蜂房 10g，皂角刺 10g，生牡蛎 30g，香附 10g，橘核 15g，多有良效。记得在 1993 年，岳母大人因生气而至乳腺起包块如鸡蛋大，服用上方 10 天后包块基本消失。与月经相关的疾病，大多与肝有关，故多采用柴胡剂治疗。如治疗经前感冒，多用小柴胡汤；治疗经前水肿，多用柴苓汤等。疏肝解郁，柴胡常用 10 ～ 15g。柴胡入肝经，亦常用于治疗小便异常。如尿频一证，一部分尿频患者查小便常规无异常，小便次数多，无疼痛，每次小便量少，腹肌多紧张，我们常采用四逆散。如果兼有瘀血者，常合用桂枝茯苓丸，多能取效。

当前社会，人们生活压力大，气郁者甚众，故柴胡剂的应用非常广泛。我们治疗风湿痹病也常采用柴胡剂。如《伤寒杂病论》云："伤寒六七日，发热，微恶寒，肢节烦痛，微呕，心下支结，外证未去者，柴胡桂枝汤主之。"柴胡桂枝汤治疗颈肩肢节之疼痛，有较好的疗效。柴胡用于升阳举陷，一般用 3 ～ 6g 即可。升陷汤及补中益气汤中用柴胡，都是取其升阳举陷之功。其实按照李东垣的理论，风药均有类似作用，如小剂量的羌活、防风、葛根之类均可。

【用法用量】内服：煎汤，3～30g；或入丸、散。

【名家论述】

1.《本草经疏》云：柴胡，为少阳经表药。主心腹肠胃中结气，饮食积聚，寒热邪气，推陈致新，除伤寒心下烦热者，足少阳胆也。胆为清净之府，无出无入，不可汗，不可吐，不可下，其经在半表半里，故法从和解，小柴胡汤之属是也。

2.《本草正义》云：柴胡主治，止有二层：一为邪实，则外邪之在半表半里者，引而出之，使还于表，而外邪自散；一为正虚，则清气之陷于阴分者，举而升之，使返其宅，而中气自振。柴胡以气胜，故能宣通阳气，祛散外邪，是去病之药，非补虚之药。在脾虚之病用之者，乃借其升发之气，振动清阳，提其下陷，以助脾土之转输，所以必与补脾之参、芪、术并用，非即以柴胡补脾也。

豆蔻

豆蔻为姜科植物白豆蔻或爪哇白豆蔻的干燥成熟果实，其味辛，性温，归肺、脾、胃经，有化湿行气、温中止呕的功效。

豆蔻味辛香走窜，入脾胃经，长于芳香化湿，常与藿香、陈皮等同用，若脾虚湿阻气滞之胸腹胀满，疲劳乏力，食少无力者，常与黄芪、白术、人参等同用，如《太平圣惠方》白豆蔻丸。本品辛散入肺而宣化湿邪，故常用于湿温初起，胸闷不饥。如与薏苡仁、杏仁等同用，可治疗湿邪偏重者，如三仁汤。治疗湿邪所致的痹证，我们常采用三仁汤加姜黄15g，海桐皮15g，防己15g。豆蔻亦常与黄芩、滑石等同用，治疗热重于湿者，如《温病条辨》黄芩滑石汤。

豆蔻能行气宽中，温胃止呕。尤其适合寒湿阻滞中焦所致的呕吐，可单用为末服，亦可与藿香、半夏等药同用，如《沈氏尊生书》之白豆蔻汤。

《赤水玄珠》白豆蔻散："治胃口寒作吐及作痛者：白豆蔻仁三钱，为末，酒送下。"若小儿脾胃虚寒，吐乳食差者，可以豆蔻、砂仁、甘草各 3g，水煎少量频服，有一定效果。砂仁与豆蔻作用较为相似，砂仁偏于行气散寒开胃，而豆蔻除了行气散寒开胃之外，尚能解表，故三仁汤中用豆蔻而未用砂仁。

我院刘吉善老中医有一方名合陈散（亦名藿陈散），由藿香 10g，陈皮 10g，紫苏叶 10g，桔梗 10g，滑石 15g，厚朴 10g，通草 6g，豆蔻 10g，金银花 15g，连翘 15g，一方有槟榔 15g，茯苓 20g 组成，无论外感还是内伤，兼有湿邪者均可应用。我们常用之加姜黄 15g，海桐皮 15g，延胡索 15g，治疗湿热痹证有一定疗效。

【用法用量】内服：煎汤（不宜久煎），3～6g；或入丸、散。

【名家论述】

1.《本草经疏》云：白豆蔻，主积冷气及伤冷吐逆，因寒反胃。暖能消物，故又主消谷；温能通行，故主下气。东垣用以散肺中滞气，宽膈进食，去白睛翳膜，散滞之功也。

2.《本草求真》云：白豆蔻，与缩砂密一类，气味既同，功亦莫别。然此另有一种清爽妙气，上入肺经气分，而为肺家散气要药；其辛温香窜，流行三焦，温暖脾胃，而使寒湿膨胀。虚疟、吐逆、反胃、腹痛，并翳膜、目眦红筋等症悉除，不似缩砂密辛温香窜兼苦，功专和胃、醒脾、调中，而于肺、肾他部则止兼而及之也。

酒

酒为米、麦、黍、高粱等和曲酿成的一种饮料，其味苦、甘、辛，性大热，有毒，归心、肝经，有行药势、通血脉、润皮肤、散湿气、除风下气的功效。

酒与中医有不解之缘，医的繁体为"醫"，下面是一个酉字，酉即酒。酒为五谷之精华，《名医别录》认为酒："味苦甘辛，大热，有毒。主行药势，杀百邪恶毒气。"《本草拾遗》记载酒可以："通血脉，厚肠胃，润皮肤，散湿气。"

《唐本草》中说古时酒类甚多，"惟米酒入药用"。仲景《伤寒杂病论》一书用酒之处亦甚多。烧酒是元代发明的，汉代还没有酿造烧酒的技术，故仲景所用之酒当为米酒。汉代所用米酒呈琥珀色者，称为清酒。米酒初熟，其色白者，称为白酒。故《伤寒杂病论》瓜蒌薤白白酒汤所用之白酒为米酒，而非今之白酒。

观酒之效用，大概有三。一者宣达药力。正如丹波元简曰："酒服，取其宣达。"酒气剽悍，善于温通血脉。二者行补药之滞。方中重用生地黄者，如炙甘草汤，以清酒七升，水八升煎药。酒煎，起到行补药之迟滞作用，防止补药的腻滞。三者修制药性。如大黄酒洗，可以起到监制大黄的苦寒之性，使其留恋上焦而缓其攻下作用。

酒的种类颇多，如黄酒、米酒、啤酒、白酒、葡萄酒等。我们平时用黄酒和白酒较多。相比于白酒、啤酒，黄酒酒精度适中，是较为理想的药引子。而白酒虽对中药溶解效果较好，但饮用时刺激较大，不善饮酒者易出现腹泻、瘙痒等现象。啤酒则酒精度太低，不利于中药有效成分的溶出。此外，黄酒还是中药膏、丹、丸、散的重要辅助原料。中药处方中常用黄酒浸泡、烧煮、蒸炙中草药或调制药丸及各种药酒，据统计有70多种药酒需用黄酒作酒基配制。

最擅长应用黄酒的医家当属清代医家陈士铎，在其《石室秘录》中用黄酒的内容比比皆是，如："头痛者，用黄酒一升，入细辛一两，川芎三两，白芷一两，煮酒，一醉而愈""两臂痛与两肩膊痛，亦用黄酒二升，当归三两，白芍三两，柴胡五钱，羌活三钱，半夏三钱，陈皮五钱，白芥子三钱，秦艽三钱，附子一钱。水六碗，煎二沸，取汁，入黄酒内，一醉为度"。之所以用黄酒，是"借黄酒一味，无经不达，引其药味而直入病中也"。我们在治疗风湿痹病及头痛时，亦常令患者加黄酒50mL共煎，多能提高疗效。

酒的另一用途是制作药酒，如《本草纲目》中记载有紫酒、姜酒、葡萄酒、茵陈酒、百部酒、桑椹酒、葱豉酒、蝮蛇酒、地黄酒等。关于药酒的制作方法，《本草纲目》记载了浸渍法（将中药植物的根、茎、果、叶、花和动物内脏或全体，以及一些矿物质成分按照一定的比例浸泡在低浓度食用乙醇、黄酒、白酒、米酒、葡萄酒中，使药物的有效成分溶解于酒中，经过一段时间后去除渣滓而制成）和酿造法（即药物、曲、制酒原料一同酿成的药酒）两种。《本草纲目》中记载的药酒方很多都延续至今。现今所用之法多为浸渍法。一般来说，我们可以选用 45 度以上的白酒泡药，1 公斤酒可以加入药物 125g 左右，泡半个月后即可饮用。药酒宜饭后服，胃功能差者，服时可加入蜂蜜一勺。

我们所在科室为风湿病科，每年所配制药酒甚多，如我科的复方雷公藤药酒、养血通络酒、凉血蠲痹酒、祛风湿酒等。酒剂既可内服，亦可外用。

【用法用量】入煎剂、送服药物或浸药，适量。入煎剂，黄酒 20～50mL。

【名家论述】

1.《本草纲目》云：酒，天之美禄也。面曲之酒，少饮则和血行气，壮神御寒，消愁遣兴；痛饮则伤神耗血，损胃亡精，生痰动火。

2.《医林纂要》云：散水，和血，行气，助肾兴阳，发汗。

下篇

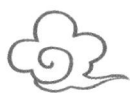 对药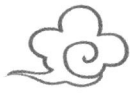

麻黄配苍术

许公岩经验：苍术辛苦温，为燥湿健脾之要药，能以其辛温之气味升散温化水湿，使脾气继续上归于肺，脾健则湿化。因此，治疗湿证常以苍术复脾之升作为方药的主体，通过燥湿达到祛邪扶正。然在脾虚湿积时，肺亦不能独健，必失其下输之功能。通调受阻则湿必停蓄，又将辛温能发汗利尿之麻黄作配以助肺宣达，促其迅速复其通调，两药协作具有升脾宣肺而化湿之功。多年来许氏对积湿为病恒以苍术、麻黄两药为主，再根据具体变异增加对证药物。通过临床长期观察与运用，发现两药用量配伍不同而其作用有异。如两药等量使用，临床常见能发大汗；苍术倍于麻黄则发小汗；苍术三倍于麻黄常见尿量增多，有利尿作用；苍术四倍于麻黄，虽无明显之汗利，而湿邪则能自化，故多年来恒以两药之汗、利、化作用，广泛用于因湿邪引起的临床湿证。

按："术"在汉代并无苍术、白术之分，《神农本草经》中认为，术"主风寒湿痹"。麻黄与术相伍见于《伤寒杂病论》之麻黄加术汤及桂枝芍药知母汤等。麻黄可以配苍术，亦可以配白术。一般来说，对于舌苔浊腻的痹证患者，我们会采用麻黄配苍术；对于舌苔薄者，则用麻黄配白术，有时亦可苍术、白术并用。麻黄的用量不宜太大，可以用 3～10g，术的用量可以用 10～30g。对于风寒湿痹患者，宜遵从《金匮要略》取微汗，避免"汗大出者，但风气去，湿气在，是故不愈也"的后果。服用本药宜饭后温服。

桂枝配知母

陈纪藩经验：桂枝既可走气分外散风寒以通阳化湿，又能入血分温通血脉以除寒开痹，取"塞者通之"之意也，实有扶阳之中助解表，散寒之中护阳气之妙。知母甘以润燥和阴，苦寒以燥湿清热，使桂枝得知母之寒润利血通脉而不致辛温伤津动血，知母得桂枝之辛温香燥能养阴清热而不致碍脾生湿，滞塞脉道。二药一静一动，一寒一温，动静相宜，寒温相济，且桂枝能"温筋通脉"（《名医别录》）而久用无弊。故此药对对痹证发作日久，伤及肝肾，正虚邪恋，而见实中有虚，虚中夹实，外有风寒湿邪，内有郁热伤津，正气不足，肝肾亏虚的复杂证情者尤为适合。

按：桂枝配知母见于《伤寒杂病论》之桂枝芍药知母汤。原方以桂枝与知母名方，可见它们在方中具有重要的地位。原方治"诸肢节疼痛，身体尪羸，脚肿如脱"。桂枝辛温，重在温通阳气，所谓通则不痛；知母甘寒，重在清热消肿。桂枝配知母，寒热并用，刚柔并济，对于寒热错杂之痹证最为适合。

桂枝配芥子

孙伯扬经验：桂枝辛温，横行肢节，通达营卫，有温通经脉之效。芥子辛温，功能利气豁痰、消肿散结，用于痰注肢体者有温通祛痰之功，故有能"治皮里膜外之痰"的称誉。临证体验，瘀血与痰浊为患，单用活血则瘀难去，用药必须活血化痰并用。如活血药中伍以僵蚕、芥子化痰散结、行痰通络，则可增强化瘀之功。又瘀血得寒则凝，遇温则行，因而行血药若与桂枝、芥子合用，疗效更佳。实践证明，二药配伍合用，对于痰血瘀阻经络之病因病机所导致的肢体僵直，屈伸不利，尤以症兼凉麻者效果更佳。一般用量为 10～15g。

按：桂枝辛温，长于温经通脉；芥子辛温，重在豁痰利气。痹证日久多有痰瘀互结者。两者相伍，活血与化痰并举，对于痰瘀互结所致的关节肿胀、变形、结节等，均可应用。本药对既可以口服，亦可以外用熏洗或穴位贴敷等。

桂枝配白术

谢海洲经验：桂枝辛温透达，外散风寒，透达营卫；内通心阳，温脾阳，行气，通经络，温阳而止痛，善化气行水，为治痰饮水气之要药。白术甘补苦燥而性温，《本草经疏》称："术，其气芳烈，甘味甘浓，其性纯阳，为除风痹之上药，安脾胃之神品。"二药相辅相助，既可走表，发散风寒，固表止汗，温经通络，除湿止痛，又能入里，温中健脾化湿，通阳化饮行水而治痰饮水气不化诸证。常用于治疗饮阻中焦、脾失健运所致的阳虚痰饮证，以及风湿痹郁日久所致的风湿历节病证等。

徐国龙经验：桂枝与白术在临床上常应用于治疗痹证，风寒湿邪侵于肌表经络之四肢关节沉重疼痛、屈伸不利等症，常合麻黄、芍药、生姜、知母、附子等，方如《金匮要略》桂枝芍药知母汤。

按：桂枝配白术，出自麻黄加术汤、甘草附子汤、苓桂术甘汤、五苓散等。桂枝辛温升散，温通经脉，调和营卫，达表可温经散寒，祛除在表之风寒；走里则温阳散寒，通经脉，利关节；走四肢而止痹痛。白术苦温燥湿，善于补脾气，可除在里之寒湿。两药相配，既可走表，温经散寒、除痹止痛，又可走里以温通经脉、化湿除痹。其常用量为桂枝 10～30g，白术 10～30g。

羌活配秦艽

彭江云经验：羌活味薄升散，宣散表邪，《珍珠囊》谓其能"去诸骨节疼痛"。秦艽苦寒降泄，祛风除湿，被称为"风中之润剂"，偏于走上肢。对于风湿痹证之新痹、久痹、寒痹均可使用，又称为"三痹必备之品"。二药伍用，并走上焦，一辛温，一苦寒，相辅相成，共奏祛风湿、止痹痛、清虚热之功，而不伤胃。临床上用于风寒湿邪引起的各种风湿痹证而兼有虚热者，尤其用于治疗上半身疼痛之风湿痹证，效果颇佳。

按：羌活味辛香浓郁，祛风湿兼能解表，使病邪从表透散；秦艽味苦寒降泄，擅清阳明之湿热，《本草纲目》谓："手足不遂，黄疸，烦渴之病需之，取其去阳明湿热也。"两药相伍，寒热并用，对于风寒湿热之邪错杂痹阻者，多能分而解之。另外秦艽还有善解肌肉痉挛之功，故对于肌肉跳动、痉挛、紧张、疼痛者，亦可选用此对药。

羌活配独活

钱远铭经验：羌活辛苦温，归膀胱、肾经，行上焦而理上，长于祛风寒，能直上颠顶，横行肢臂，治游风头痛、风湿骨节疼痛等症。《药类法象》云其："治肢节疼痛，为君，通利诸节如神。"独活辛苦微温，归肝、膀胱经，行下焦而理下，长于祛风湿，能通行气血，疏导腰膝下行腿足，治伏风头痛、腰腿膝足湿痹等病证。二药伍用，一上一下，直通足太阳膀胱经，共奏疏风散寒、除湿通痹、活络止痛之功。主要治疗风痹为患之周身串痛、项背挛急疼痛，外感风寒以致发热恶寒、项背拘急疼痛、头痛、关节疼痛，以及由风寒湿邪侵袭经络、流注关节所致之历节风，症见关节肿痛，游走不定，痛势剧烈，屈伸不利，昼轻夜重，或关节红肿热痛。羌活的常用量为3～6g，独活为6～10g。

韩树勤经验：韩老认为羌活祛风通络走上焦，善于审走上肢肌表，能散肌表游风及寒湿之邪，通利关节而止疼痛，故可用于治疗风湿所致之头身疼痛，以及风寒湿邪所致的关节疼痛，尤宜于上半身之关节疼痛及头痛。而独活祛风胜湿善走下焦，祛风寒、通下焦，治疗风寒湿邪所致腰痛或腰腿疼痛，是治疗两足痿痹、难以行走的要药。二者合用，各得其所，而祛一身之风寒湿诸邪，从而减轻病家之痛苦。

按：此配伍见于《内外伤辨惑论》之羌活胜湿汤，以及《万病回春》之加减五积散等。羌活、独活均为伞形科植物，伞形科植物均有芳香燥烈之性，二者均有祛风除湿、通痹止痛之功。羌活气清性烈，善行气分，能上行颠顶、横行肢节，长于散表浅之风湿，且作用部位偏上，故善治腰以上及肩背肢节之风湿痹痛。独活味厚性缓，善行血分，可下达腰膝足胫，长于祛除身体下部潜伏之风湿，作用部位偏下，尤以腰膝腿足关节之寒湿痹痛为佳。二药相伍，祛风胜湿、通痹止痛之功得到加强，其治疗范围更加广泛。我们体会，本组对药芳香燥烈，对一身之寒湿痹痛效佳，常用量为各6～15g。

羌活配苍术

徐国龙经验：羌活苦辛，气清属阳，善行气分，能搜风除湿、通痹止痛，长于治疗风湿作祟之头顶脊背及上肢诸痛。若湿气偏盛，每与苍术配伍同用，则疗效更著。苍术苦温燥烈，辛香发散，为治湿佳品，入里能燥脾湿，统治上、中、下三焦湿邪；走外可散风湿，以除留滞经络肢体之风湿。苍术得羌活之引，善行太阳之表；羌活得苍术之助，则胜湿之力大增，成为临床治疗风湿痹证的常用之品。其性偏温，证情偏寒者最宜；偏热者虽也可选用，但宜与寒凉药配伍。

按：羌活味苦辛性温，气清性烈，能祛风除湿，通络止痛，善行气分，兼能解表，长于治疗表浅之风湿。苍术味苦性温燥，芳香气烈，内可燥湿运脾，外可散风除湿，既能治标，又能治本。二药相伍，祛风胜湿之力大增，用于治疗风寒湿痹所致的肢体关节疼痛重着、酸楚不舒者最为适合。羌活常用量为6～10g，苍术为10～15g。

羌活配防风

谢海洲经验：羌活辛温燥烈，善行气分，能搜风除湿，通痹止痛，长于治疗腰以上之风寒湿痹；防风味辛甘性温，为风中之润剂，可祛周身之风，且能散寒止痛。二药相配，相须为用，刚柔相济。小剂配伍应用，又有升举清阳之功。主治风寒湿邪所致的关节肿痛，以治上半身痛尤效；用于头身疼痛，尤以治太阳头痛疗效最佳。

谭同来经验：羌活与防风常用于治疗风湿相搏，一身尽痛，或肩背痛不可回顾，脊痛项强，腰似折，项似拔者，以及风寒湿痹所致的关节肿痛。

按： 此配伍见于《内外伤辨惑论》之羌活胜湿汤。羌活辛温燥烈，偏于走表及人体的上部，长于散寒湿；防风气薄性升，质松而润，长于祛风湿。二药相伍，风湿兼顾，相得益彰，共奏祛风胜湿之功。防风与羌活均属风药，小剂量配伍应用，有一定的升阳气的作用。同时，风性主动，可促使胃肠蠕动，防止补药之滋腻。

羌活配威灵仙

谢海洲经验：羌活气味雄烈，性善升散，长于发散风寒，祛湿止痛，尤善祛上半身之风寒湿邪，且能升举清阳；威灵仙辛温善走，能通行十二经脉，统治全身痹证，为痛风之要药。二味相合，表里上下并通，既增强祛风散寒除湿、利痹通络止痛之功，又有升举清阳，直达病所之效，主治风寒湿痹证、脑髓病等。其常用量为羌活 6～10g，威灵仙 10～15g。

胥庆华经验：威灵仙性温通利，辛散善走，通经达络，统治全身之痹证；羌活以散风寒为强，又能祛风胜湿。二药伍用，一内一外，上下并通，除风湿、通经络、止痛之效较佳。羌活、威灵仙相配，常用于治疗风寒湿邪为患，致肢体肌肉关节疼痛，拘急不伸，麻木等。

按： 羌活气味雄烈，善散身体上部之寒湿。威灵仙性猛急，善走窜，长于清除经络中风湿痰浊之邪。我们常用此对药治疗颈椎病、肩周炎及强直性脊柱炎等属风寒湿痹阻者，有一定效果。常用量为羌活 10～20g，威灵仙 15～20g。

独活配细辛

谢海洲经验：细辛气盛而味烈，辛温而香窜，外可发散风邪，治头面诸风百疾，内能引少阴之寒达于肌表，祛寒凝无处不到，宣络脉，通百节无微不至；独活辛香走窜，苦温燥湿散寒，善行血分，具有祛风胜湿、散寒止痛之功，长于治腰脊下肢诸痹痛。两药相合，增强祛风散寒除湿、通痹止痛之力，主治风寒湿痹。

肖森茂经验：独活味辛苦，性温，气芳香，性善走窜，治足少阴伏风，走气分；细辛辛温，性升浮，通肾气，止痛，入血分。二药合用，肾经气血之风寒均能搜除，而能蠲痹止痛。临床上风寒湿痹腰痛，脊强而冷，下肢关节痹痛均可选用。

按：独活与细辛均为辛香走窜之品，独活长于燥湿散寒，细辛长于散寒止痛，并可把伏于体内之寒湿邪气从内向外透达。由于独活偏于走下肢，故本药对下肢之寒湿痹痛最为适合。二药均为辛香温燥之品，易耗伤阴液，故素体阴虚、阴虚阳亢及湿热痹均不宜使用。细辛有一定毒性，用量不宜太大，一般可用 3～10g，久煎可以减轻其毒性，独活可用 10～15g。

独活配怀牛膝

彭江云经验：二药合用，相使配对，一则擅入足少阴经，能益肾壮骨，祛风除湿，通痹止痛，具有扶正祛邪并施、标本兼顾之优点；二则二者性善下行，行下焦而理下，既能引药下行，又能疏导腰膝，下行腿足。临床常将二者用于：痹证日久，肝肾两虚，症见腰膝酸痛、动作不利等，尤其适用于症见下肢疼痛的风湿痹证。对于独活、怀牛膝的用量一般为 15g，取"治下焦如权，非重不沉"之意，使药物直达病所，因势利导，祛邪通痹。

按：独活配牛膝见于《千金要方》之独活寄生汤，独活味辛香燥烈，长于走下肢而祛除下肢之寒湿，其作用重在祛邪。怀牛膝善走下肢，有补肝肾、强筋骨之能，且能引气血下行，直达病所，其功重在扶正。独活配怀牛膝，扶正与祛邪兼顾，对下肢之风寒湿痹尤为适合。我们的常用量为独活 10～15g，怀牛膝 30～45g。

独活配附子

独活味辛散苦燥，气香温通，能宣通百脉，调和经络而利关节，更善下行，祛风胜湿，宣痹止痛；附子大辛大热，外达卫表而散邪，内逐寒湿而止痛。二药配对，协同为用，共奏祛风除湿、温经散寒、通络止痛之功，适用于风寒湿毒、脚气肿满、挛急痹痛等症。独活常用 5～10g，附子为 5～10g，附子先煎 0.5～1 小时，至口尝无麻辣感为度。独活、附子配用，《中华全国中医学会内科分会痹证学组协定处方》治疗类风湿关节炎，与淫羊藿、防风、蜈蚣、补骨脂等同用，主治肝肾两虚型痹。

按：独活配附子见于《圣济总录》之羌活丸、茯苓汤等。独活辛温，祛风胜湿，长于祛除身体下部潜伏之风湿，尤以腰膝腿足关节疼痛属下部寒湿重者为佳；附子辛热，走而不守，能温通十二经络，驱逐内外表里之风寒湿邪。二药相合，其祛风除湿、温经散寒、通络止痛之功更强，凡风寒湿痹周身骨节疼痛者均可用之。然此对药辛热燥烈，凡阴虚内热及孕妇忌用。

防风配防己

韩树勤经验：防风辛甘微温，入膀胱、肝、脾经，功效祛风胜湿、解痉止痛；防己味苦性寒，入膀胱、脾、肾经，功能利水消肿、祛风止痛。韩树勤老中医认为，防风、防己二者合用，走遍全身之肌表，但防风重走上肢，防己走下肢，上下贯通，并奏祛风散寒除湿、通络止痛之效，以治风寒湿痹、关节疼痛、四肢挛急等症，使病家一身风湿热痛悉尽蠲之，相得益彰。

傅文录经验：防己与防风配伍，防己苦寒走下，祛湿消肿，偏于下肢；防风辛温走上，发散风寒，偏于上肢。二味为对，一上一下，一寒一温，相反相成，相互促进，相互制约，祛风除湿，上下贯通，走遍全身肌表。共达祛风散寒除湿、通络止痛之效，可治风寒湿痹所导致的关节疼痛、四肢挛急、浮肿难消等症。

防风、防己都有祛风湿作用，但防风偏于祛风，防己偏于祛湿。且防己又有木防己、汉防己之分，木防己偏治上部风湿，多用治肢体痹痛；汉防己偏治下部湿热，多用治水肿脚气。然治湿则同也。

防风为风病主药，性温且能胜湿；防己苦辛性寒，祛风湿止痛，利水消肿，为治湿痹要药。二药配对，一散一利，相得益彰，共奏祛风胜湿、利水止痛之功，适用于风湿阻络、关节肿痛、周身上下水肿等症。防风常用量为 5 ～ 10g，防己为 6 ～ 10g。防风、防己配用，《常用中药八百味精要》载：与羌活、秦艽、桂枝、当归同用，可治风湿痹痛、肩背酸痛。《百家配伍用药经验采菁》载：急、慢性肾炎，肾病综合征之水肿，有风湿之邪留滞肌肤关节者，用之较宜，对消除水肿、蛋白尿有裨益。然对药利散，阴虚者慎用。

按：防风配防己，出自《金匮要略》中的防己地黄汤，原方治"病如狂状，妄行，独语不休，无寒热，其脉浮"。张仲景应用此二味药，主要是治疗无表证之精神异常。防己苦寒，重在祛湿；防风辛温，重在祛风。二药相伍，寒热并用，对寒痹、热痹均有效果，可根据寒热多少决定用药比例。防风配防己亦可以治疗水肿，但防己毕竟是苦寒之品，凡体弱、阴虚、胃纳不佳、阴虚火旺、血虚发痉者应慎用。常用量为防己 6 ～ 15g，防风 6 ～ 10g。

葛根配防风

阎小萍经验：葛根性凉味甘辛，归脾胃，又兼入膀胱经，功能发表解肌，清热生津，兼以升阳。《本草经疏》曰："葛根……发散而升，风药之性也，故主诸痹。"防风辛甘微温，入膀胱、肝、脾经，功效祛风胜湿、解痉止痛，善治脊背僵痛。《本草汇言》曰："防风，散风寒湿之药也，故主诸风周身不遂，骨节酸痛，四肢挛急，痿痹痫痉等证。"而《景岳全书》则曰："此风药之润剂。"两药合用，沟通引导，升散清阳，直入太阳督背，祛风除湿，解颈项脊背之僵硬疼痛、屈伸不利，当为首选。并且凉温相配，虽为风药之对，却无伤阴之弊，是祛邪外出的佳药。若加用片姜黄活血化瘀，可增强疗效，对病位在颈、肩、脊背者更适宜。

按：葛根配防风出自《症因脉治》的防风汤（防风、当归、赤茯苓、杏仁、秦艽、葛根、羌活、桂枝、甘草）。葛根善走太阳，长于治疗颈背强几几，防风长于祛风，能缓解痉挛。两药相伍，对于身体上部的僵痛不利，有较好的缓解作用。我们常用本对药治疗颈椎病、肩周炎、颞下颌关节炎、面神经痉挛等疾病。由于葛根可以升阳止泻，防风为风药，风药亦可升阳祛风止泻，故此对药对于阳气下陷之腹泻亦有较好的效果。常用量为葛根 15 ～ 60g，防风 10 ～ 15g。

荆芥配防风

杨牧祥经验：该药对可发表散风，祛痒，胜湿止痛。荆芥为植物的地上部分，防风为植物的根，两者均辛微温，归肝经，可发表散风祛痒。荆芥且归肺经，尚可透疹消疮，炒炭止血；防风且归膀胱、脾经，尚可胜湿止痛，止痉，止泻。两者相伍，辛散发表散风，多用于外感表证，因其性微温，故寒热皆可。也可用于风湿痹阻所致肢节疼痛、筋脉拘挛等症。

施杞经验：临床常见有外感导致的颈椎病，具体表现为颈项僵直、转侧不利，为颈型颈椎病，而颈椎病患者也有因外感而出现病情加重。针对此情况，施杞教授常使用荆芥、防风药对，借其祛风、散寒、解表之功而起到缓解颈椎病症状、改善其病理的作用。荆芥、防风皆具辛温之性，可以宣散风寒邪气。荆芥擅长发汗散寒；防风长于祛风，古称"祛风圣药"，《神农本草经》称其可治疗"风行周身，骨节疼痛"。临床上，对颈椎病伴有风寒表证的患者，合用荆芥、防风可以祛风散寒，使邪从外解，疾病向愈。

按：荆芥与防风配伍，出自《类证活人书》中的荆防败毒散。二药合用，名曰荆防散。荆芥芳香而散，性温而不燥，善于发散上焦风寒，又入于血分，可发散血分郁热；防风性温而润，善走上焦，以治上焦风邪，又能走气分，善于祛周身走窜之风邪，且能胜湿。二药相须为用，既可散上焦之风寒，又可祛表里之风湿，既可治四时感冒风寒、皮肤瘙痒、疮疡初起，又可以治疗风寒湿痹。常用量为荆芥 15 ～ 20g，防风 10 ～ 15g。

白芷配细辛

张鸣鹤经验：白芷性味芳香辛温，药力升腾，适于治疗头项关节疼痛，尤其适用于治疗颞颌关节炎。细辛为祛风胜湿之要药，有较好的止痛作用，适用于风寒湿痹，与寒凉药配伍亦可用于寒热错杂的痹病。细辛用量要大，不能拘泥于"细辛不过钱"的陈规。古人所订这一戒律只是指服用粉剂不能超过1钱，并非指服用汤剂。如欲发挥细辛的有效作用，细辛必须过钱。常用的剂量少则6g，多则可达20g，从未发现任何不良反应。只要认证确切，就应大胆使用。

按：此配伍出自《此事难知》之九味羌活汤。白芷辛散温通，长于止痛，且兼能走表，常可用于治疗风寒湿痹，关节疼痛，屈伸不利。如《滇南本草》谓本品："祛皮肤游走之风，止胃冷腹痛寒痛，周身寒湿疼痛。"细辛辛温，长于把在里之寒湿向外透达。白芷与细辛均为辛香走窜之品，两者相伍，表里之寒湿均能除之。我们的常用量为白芷10g，细辛6～10g。

生地黄配牡丹皮

胡荫奇经验：生地黄味苦、甘，性寒，有清热凉血、养阴生津之功，牡丹皮味苦、辛，性寒，能清热凉血、活血散瘀。二药相伍，则清热凉血之力增强，共奏清热凉血、活血散瘀止痛之功。对于治疗类风湿关节炎热毒痹阻筋脉关节所致的关节红肿热痛、筋脉拘急，或系统性红斑狼疮血分热毒壅盛所致面部及周身的斑疹、结节及肢体关节疼痛有良效。

胥庆华经验：牡丹皮苦寒以清血热，辛散以行瘀血，功善凉血祛瘀，具有凉血不留瘀，活血而不动血之特点；生地黄苦寒以泄热，甘寒质润以养阴润燥，入心肝血分能清营凉血，以泄邪热，二药皆可用于阴虚发热。然而，牡丹皮清芳透散，热退则有利于阴复。生地黄重在滋阴，阴生则易于退热。二药配对，相须为用，凉血兼散瘀，清热又宁络，协同作用，疗效倍增。

按：生地黄配牡丹皮见于肾气丸及犀角地黄汤等。生地黄多汁液，长于补阴而凉血,《神农本草经》谓其"逐血痹"。牡丹皮性寒,长于凉血散瘀,《本经疏证》谓:"牡丹皮入心,通血脉中壅滞与桂枝颇同,特桂枝气温,故所通者血脉中寒滞,牡丹皮气寒,故所通者血脉中热结。"二药均为寒凉之品,用于血虚、血瘀、血热之痹证,多见关节红肿热痛,或起斑疹色红者。我们的常用量为生地黄 15 ～ 30g,牡丹皮 10 ～ 15g。

生地黄配白薇

周仲瑛经验:生地黄鲜品有凉血止血作用,干品凉血而能活血,《神农本草经》云其"除寒热积聚,除痹"。现代研究指出,生地黄有多方面作用,治疗风湿性关节炎可使疼痛减轻,肿胀消退,发热渐降,红细胞沉降率恢复正常。本品治类风湿关节炎能滋阴液,行血滞,除痹痛,清郁热。白薇咸寒,功能清热凉血,为血分要药,临床多用于阴虚液亏,潮热骨蒸。《名医别录》载白薇:"疗伤中淋露,下水气,利阴气。"其中"利阴气",即很好地说明了白薇通血脉的作用。阴虚则液亏,血液黏稠,运行缓慢,常伴肢体脏腑失濡,郁滞更生内热,故可用生地黄、白薇养阴退热除血痹。凡风湿病,症见低热、口干、舌质偏红者,即可用之。

按:生地黄除痹,重在凉血活血,滋养阴液;白薇治痹,重在清热通利。两药相伍,滋阴清热、通利血脉的作用得到加强。此对药对于关节疼痛,筋脉拘急,口干心烦,或关节红肿灼痛,变形不能屈伸,昼轻夜重,大便干结,小便短赤,舌质红,苔薄或少,脉弦细或细数等为表现的阴虚痹,效果最佳,对于湿热痹亦可配用。常用量为生地黄 15 ～ 30g,白薇 10 ～ 15g。

川芎配细辛

彭江云经验:川芎一则为血中气药,入血分活血行气止痛,二则辛散温通而祛风止痛;细辛气味香窜,升散之力颇强,具有较强的散寒止痛功效。

两者合用，以细辛之升散引川芎之辛温，在细辛祛风散寒的基础上，止痛作用增强。对于细辛的用量，在临床用药时由 3g 至 8g，未发现不良反应。细辛的用量不能一味求大，当其主要起止痛作用时可酌量增加，应根据患者的自身情况辨证用药。该药对适用于一切风湿痹证。

川芎辛温香窜，走而不守，可上行颠顶，下达血海，外彻皮毛，旁通四肢，有较强的活血行气、散风止痛作用；细辛辛温性烈，外散风寒，内化寒饮，上疏头风，下通肾气，善于通利耳鼻诸窍，散寒止痛。二药合用，在辛温祛风散寒的基础上，止痛作用增强。

按：川芎配细辛见于《千金要方》之独活寄生汤、《太平惠民和剂局方》之川芎茶调散及《本事方》治牙痛方。清代名医陈士铎亦擅长应用此对药，他在《石室秘录》中载："头痛者，用黄酒一升，入细辛一两，川芎三两，白芷一两，煮酒，一醉而愈。"其最大量为川芎三两，细辛一两；最常用者为川芎一两，细辛一钱。川芎与细辛均为辛温香窜之品，均长于止痛。两药相伍，止痛之力大增，无论寒湿还是瘀血所致的头痛、风湿痹痛，均有较好的效果。我们的常用量为川芎 10～30g，细辛 3～10g。

老鹳草配川芎

周通池经验：老鹳草不仅能祛风湿、强筋骨，且有清热活血作用；川芎辛温，性善走窜，乃活血行气、祛风止痛之品。二药配伍，活血通络、祛风止痛之功得到加强，临床常可用于治疗风湿久羁，痹阻经络，气血凝滞所致的风湿痹痛。

按：老鹳草辛能行散，苦而能燥，性善疏通，长于祛风通络、活血止痛，亦有解毒及强壮身体之功。川芎味辛香走窜，长于活血止痛。此药对我们常用于治疗风寒湿久痹，肢体关节麻木、僵硬、疼痛诸症。常用量为老鹳草 10～30g，川芎 10～30g。本药对亦可外用熏洗或泡酒内服。

徐长卿配穿山龙

谢海洲经验：二药皆属温性，有祛寒止痛之功，可用于寒湿痹痛。

胡荫奇经验：徐长卿味辛，性微温，归肝、胃经，有较好的祛风止痛作用。穿山龙味苦，性微寒，入肝、肺经，功能祛风除湿、活血通络。两药配合，祛风活络止痛效果明显，广泛用于风寒湿阻、气滞血瘀所引起的关节疼痛之症。

按：徐长卿治痹，重在祛风，且有较强的止痛作用；穿山龙治痹，重在通络，可以有效缓解晨僵。两药药性均较为平和，二者相伍，对诸般痹证所致的关节僵痛、肿胀、麻木、变形等均可配用。常用量为徐长卿 10～20g，穿山龙 15～45g。

徐长卿配姜黄

朱良春经验：痹痛一证，多因风、寒、湿、热邪之侵袭，着于经脉所致。尽管其见症各异，施治有温凉之殊，而宣通痹着实为要务。根据朱师之经验，徐长卿与姜黄相伍，行气活血，有利于痹着之宣通，有明显的祛邪镇痛作用。风湿痹痛，加用虎杖、鹿衔草等，有较好的疗效。至于顽痹，因病邪深伏经隧，急切难解，应以益肾蠲痹为主，在对症方药中加用徐长卿可以缓解疼痛之苦。

按：徐长卿味辛，性温，长于祛风止痛，兼可理气除胀；姜黄味苦辛，性温，长于破血行气，通经止痛，二者均有较强的镇痛作用。两药相伍，气血并调，对于各种风湿痹证均可配用。由于姜黄善走上肢，故此对药常用于治疗肩背疼痛及上肢疼痛麻木等。常用量为徐长卿 10～20g，姜黄 10～15g。

徐长卿配生地黄

王新陆经验：徐长卿味辛性温，可镇痛、活血解毒、利水消肿，《本草药性备要》言其可"除风湿"，《福建民间中草药》谓其"益气，逐风，强腰膝"。生地黄味甘性寒，《神农本草经》言其："主折跌绝筋，伤中，逐血痹，填骨髓，长肌肉。作汤，除寒热积聚，除痹。"且现代药理研究证实，生地黄有抗炎作用。二者一辛散一甘缓，一温一寒，皆可除痹镇痛，相得益彰，用于各种类型关节疼痛的治疗，功效卓著。

按： 徐长卿辛温，长于理气，强于镇痛，重在祛邪；生地黄甘寒，长于滋阴养血，活血通络，重在扶正。两药相伍，寒湿并用，互相促进。生地黄量大易滋腻而生胀满之弊，而徐长卿可理气和胃，消除胀满。此配伍用于偏阴虚的痹证较为适合。常用量为徐长卿 10～20g，生地黄 15～45g。

徐长卿配千年健

阎小萍经验：徐长卿性温味辛，主入肝、胃经，功效祛风止痛，用于各种风湿痹痛兼疗跌打损伤。千年健味苦辛性温，主入肝、肾经，有祛风湿、健筋骨之效，治疗顽痹腰膝冷痛、下肢拘挛麻木等症，《本草纲目拾遗》曰其"壮筋骨，浸酒；止胃痛，酒磨服"。两药相协配用，既加强了祛风湿、止痹痛之功效，又壮筋骨、补虚弱，尤其对顽痹兼脾胃受损，或老年、脾胃素虚之人，或需久服药物者尤为适合，是药性和缓、邪正兼顾的佳配。

王新陆经验：徐长卿味辛性温，可镇痛、活血解毒、利水消肿，《本草药性备要》言其可"除风湿"，《福建民间中草药》谓其"益气，逐风，强腰膝"。千年健味苦辛、性温，《本草纲目拾遗》谓其："壮筋骨，浸酒；止胃痛，酒磨服。"二者相配用于胃寒疼痛，因关节疼痛过服苦寒而导致的胃痛服之尤佳。

按： 徐长卿长于祛风止痛，还有和胃止痛作用，既可以用于风湿病痹，亦可以治疗胃脘痛。此外，本药还有很好的抗过敏止痒作用，也常用于皮肤病的治疗。千年健重在强筋健骨，有强壮补虚之功。两药相伍扶正祛邪兼顾，对于肝肾不足，腰膝酸软者尤佳。除了治疗风湿痹痛，本对药治疗胃脘痛效果亦佳。常用量为徐长卿 10 ～ 20g，千年健 10 ～ 30g。

徐长卿配延胡索

赵和平经验：徐长卿味辛性温，入气分，能祛风除湿，通经活络，疏肝止痛；延胡索味辛苦性温，辛散、苦降、温通，既入血分，又入气分，既能行血中之气，又能行气中之血，为活血理气之良药。二药合用，一气一血，理气活血，通络止痛力强。可用于各种痹证兼有气滞血瘀者。徐长卿常用量为 10 ～ 15g，延胡索为 15 ～ 30g。

徐长卿配合欢皮

赵和平经验：徐长卿辛温，入心、肝、胃经，功能止痛、祛风、止痒，有较强的理气止痛作用，常用于治疗风湿痹痛、胃脘胀痛等。合欢皮甘平，入心、肝经，功擅解郁和血、宁心安神、消肿止痛，常用于失眠、痈肿、筋骨折伤等。我们体会徐长卿长于理气镇痛，而合欢皮擅长活血定痛，两药相配，气血并调，用于痹痛或胃脘胀痛常获佳效。其常用量为徐长卿 10 ～ 15g，合欢皮 15 ～ 30g。

威灵仙配延胡索

张炳秀经验：腰椎增生、痛风足痛，或由骨赘而发，或为尿酸聚集为"痛风石"而作。民谚有"铁脚威灵仙，骨见软如绵"之说。腰椎增生，张师常以之益肾壮督，消骨鲠，通经络，舒骨痹，定顽痛。喜以"王氏腰椎增生方"（已故新安名医王任之先生经验方）加威灵仙 30g，（醋）延胡索 10g，以加强消骨、祛痹痛之效。治疗痛风性关节炎，在清热利湿化浊、益肾健脾等大法施治的同时，每多重用威灵仙。

按：威灵仙辛温走窜，通行十二经络，走而不守，长于治疗与骨相关的疾病。延胡索辛温，长于活血止痛，并有镇静安神作用。两药相伍，对于颈椎病、腰椎间盘突出症、腰椎骨质增生症、膝关节病、跟骨骨质增生症，均有较好的效果。我们的常用量为威灵仙 10～30g，延胡索 10～30g。

威灵仙配透骨草

赵和平经验：威灵仙性温辛散，祛风除湿，通利经络，为治疗痹证疼痛常用之品。透骨草味辛性温，《滇南本草》谓之："其根、梗，洗风寒湿痹，筋骨疼痛，暖筋透骨，熬水洗之。"二药相伍，既能疏风除湿，又能温经通络，暖筋透骨，使痹痛自愈。内服外洗，相得益彰，对于风寒湿痹，症见肢体麻木疼痛者多有良效。其常用量为威灵仙 10～20g，透骨草 20～30g。

威灵仙配葛根

赵和平经验：威灵仙辛苦温，入膀胱、肝经，其性善行，通行十二经络，走而不守，可升可降，长于祛风湿，通络止痛。葛根甘辛性平，入胃、脾经，能发汗解肌，是《伤寒论》中治疗项背强几几之要药。据现代药理分析，葛根能扩张心、脑血管，改善脑循环、冠状循环，又能缓解肌肉痉挛。两药相配，功擅祛风解痉，通络止痛，适用于颈椎病引起的颈项强痛、转侧不利、双手麻木、头晕头痛等。此药对常用剂量为葛根 30～50g，威灵仙 10～15g。因颈椎病大多是标实本虚之证，故用此药对时，通常可与熟地黄、骨碎补等相配，则效果更佳。

威灵仙配青风藤

苏励经验：威灵仙辛散善走，性温通利，行十二经。既可祛在表之风，又能化在里之湿，通经达络，可宣可导，为风湿痹痛之要药。《药品化义》言："灵仙，性猛急，盖走而不守，宣通十二经脉。主治风、湿、痰壅滞经络中，致成痛风走注，骨节疼痛，或肿或麻木。"青风藤辛温善达，祛风除湿，通络止痛，兼以散瘀消肿，其内所含青风藤碱能抗炎镇痛。二者相合，引经达节，行筋通络，类风湿关节炎所有疼痛皆可用此二味。仅此方能使浊去凝开，气通血和，邪蠲痛止。

按：威灵仙善走窜，可宣可导，内通外达，长于化痰湿、通经络；青风藤为藤蔓之属，长于通经入络，且善消肿止痛。两药相伍，化痰湿、通经络、止疼痛作用得到加强。部分患者对青风藤易过敏，可以从小量用起。我们的常用量为威灵仙 10 ～ 20g，青风藤 10 ～ 30g。

骨碎补配威灵仙

胡荫奇经验：骨碎补苦、温，归肾、肝经，具有补肾强骨、续伤止痛之功，用于肾虚腰痛、耳鸣耳聋、牙齿松动、跌仆闪挫、筋骨折伤。威灵仙辛散温通，性急善走，作用颇为快利，且能走表，又通经络，既可祛在表风湿，又可化在里之湿，通行经络以止痛。两药一补一通，相须为用，补肾、祛风湿、通经络作用更强。

现代药理研究证实，骨碎补能够增强成骨细胞的功能与活性，促进新骨形成，并同时作用于成骨细胞，抑制其产生或分泌一些破骨细胞促进因子，使破骨细胞生成减少，影响骨的吸收。骨碎补提取液可抑制骨髓体外培养中破骨样细胞的生长，主要抑制破骨母细胞向成熟破骨细胞转化，但与浓度有关。威灵仙具有以下作用：①抗炎、镇痛作用。威灵仙具有显著抗炎、镇痛及促进平滑肌运动的作用，可对抗平滑肌痉挛。威灵仙煎剂对热刺激引起的疼痛反应能明显提高小鼠的痛阈值，并且酒制品的镇痛作用较强且持久。威灵仙注射剂及其大剂量煎剂对冰醋酸引起的小鼠扭体反应具有抑制作用，表现出显著的镇痛作用，并且镇痛作用与秦艽具有协同作用。②松弛平滑肌的作用。研究证明威灵仙有效成分可使咽部或食管中下端局部平滑肌痉挛得以松弛，且增加其蠕动而使哽于咽或食管的诸骨下移。二者相伍为用而起到抗炎镇痛、抑制骨侵蚀、改善骨质疏松的作用。

按：骨碎补，药如其名，以补肾强筋壮骨为其长，可用于肾虚所致的各种骨关节疾病，包括牙齿的疾病，亦可用于骨折，有促使骨折愈合的作用。威灵仙辛温走窜，长于化痰浊、通经络、止痹痛，亦长于治疗与骨相关的疾病。《黄帝内经》言"人过四十阴气自半"，实际上是讲人过四十以后肾气已经亏虚。因"肾主骨生髓"，随着肾气的亏虚，人的骨关节会逐渐发生退变或发生疾病。两药相伍，一补一通，扶正与祛邪并行，骨碎补可以补肾强骨，威灵仙可通络止痛。此对药常用于治疗与骨和关节相关的各种疾病。我们的常用量为骨碎补 10～30g，威灵仙 10～30g。

乌头配全蝎

徐国龙经验：乌头辛散温通，其气锐，善于祛风邪、除寒湿、通经络、利关节、止疼痛，为临床治疗风寒湿痹要药。《长沙药解》云："乌头温燥下行，其性疏利迅速，开通关腠，驱逐寒湿之力甚捷，凡历节、脚气、寒疝、冷积、心腹疼痛之类，并有良功。"全蝎辛咸，能祛风通络止痛。张寿颐云："蝎乃毒虫，味辛，其能治风者，盖亦以善于走窜之故，则风淫可祛，而湿痹可利。"乌头、全蝎同用，药力倍增，有较强的温经散寒、祛风除湿、通络止痛作用。此外，全蝎又为息风止痉要药，能引各种风药直达病所，有显著的息风止痉作用，配乌头则息风止痉之力大增，但宜用于寒证及实证。如《婴孩宝书》用川乌头配全蝎，姜汤送服，治疗小儿慢惊抽搐、涎壅厥逆。此二药均为有毒之品，而各人的耐受量有所差异，故临证应用时应严格注意剂量，可从小剂量开始，较为安全。

按：乌头配全蝎见于许学士之麝香丸。鉴于当今顽痹仍较多，且麝香丸效果较佳，对麝香丸探讨如下。《普济本事方》载："治白虎历节，诸风疼痛，游走无定，状如虫啮，昼静夜剧，及一切手足不测疼痛。麝香丸：川乌（大八角者三个，生），全蝎（二十一个，生），黑豆（二十一粒，生），地龙（半两，生）。上为细末，入麝香半字，同研匀，糯米糊为丸，如绿豆大。每服七丸，甚则十丸，夜卧令膈空，温酒下，微出冷汗一身便瘥。予得此方，凡是历节及不测疼痛，一二服便瘥。在歙川日，有一贵家妇人，遍身走注疼痛，至夜则发，如虫啮其肌，多作鬼邪治。予曰：此正历节病也，三服愈。"

《类证普济本事方释义》曰："此即古方中之蠲痛丹也。川乌气味苦辛大热，入足太阳、少阴；全蝎气味甘平，入足厥阴，善能走经络；黑豆气味苦平，入足少阴；地龙气味咸寒，入足阳明、厥阴，能行诸经络；麝香气味辛香微温，善能入窍。白虎历节诸风，痛楚无时，流走无定，送药以酒，亦是引经，非辛香不能走窍，非辛热能行之药不能入络，非甘平咸寒及谷味不能调和正气。痛既蠲，病鲜不愈矣！"

许学士曰："予得此方，凡是历节及不测疼痛，一二服便瘥。"由此可知，本方并非许学士所创，乃更古之方也。据《类证普济本事方释义》可知，此方乃古之蠲痛丹，许学士更名为麝香丸。本方是治疗风湿顽疾的一张良方，因生川乌毒性较大，在应用时可从小量服起，逐渐加重，以知为度，密切观察，以防不测。

本方在流传中亦有不同版本，如《重订通俗伤寒论》所载蠲痛丹为："制川乌、地龙各五钱，全蝎七只酒洗，炒黑丑四十九粒，麝香五分，酒糊丸，每重四分，每服一丸，好酒送下。"已由生川乌变成了制川乌，黑豆变成了黑丑，糯米糊丸变成了酒糊为丸。许学士所用麝香丸毒力偏大，故兼以扶正；后世所用蠲痛丹用制川乌，毒性偏小，故辅以攻邪。蠲痛丹后世医家亦常用，如叶天士《临证指南医案》中曾记载多例，如："某，三七。寒湿滞于经络，身半以下筋骨不舒，二便不爽。若非迅疾飞走不能效，蠲痛丹。杨，四肢流走痹痛，风胜移走，湿凝为肿，下焦为甚，邪入阴分，蠲痛丹。"

《重订通俗伤寒论》中不仅应用蠲痛丹，而且对本方进行了加味，在原方的基础上增加了制草乌、陈胆南星各六钱，乳香、净没药各三钱，即合用了小活络丹，名之曰蠲痛活络丹，其化痰活血止痛作用更强，作用范围更广。

朱良春国医大师非常推崇许叔微之"麝香丸"。朱老认为：如法制用，多在数日以内迅收痛止肿消之效。慢性顽固性痹痛，坚持服用，亦有一定效果。方中生川乌亦可改用生草乌，川、草乌均有毒，尤其是生者为丸内服，是否有中毒之虞？朱老认为，许氏方中生川乌量很小，不会中毒，经多年使用观察，尚未见有中毒者。不过一定不要过量，如改用制川乌，则镇痛之作用大为减弱。

钱远铭先生对麝香丸进行了加减，组方如下：海马30g，全蝎60g，穿山甲60g，乌梢蛇60g，蜈蚣40条，地龙60g，丹参90g，牛膝60g，麝香1.5g。上药分别研为细末，和匀，炼蜜为丸，如梧桐子大。每日服2次，每次10粒，渐增至20粒。本方去掉了川乌，其安全性更好；去掉了黑豆，加入海马，其补肾作用更强；加入穿山甲、蜈蚣、乌梢蛇等虫类药物，其搜剔痰瘀、通络达邪之力更佳。钱老将本药用于类风湿关节炎的治疗，取得了较好的效果，其经验值得学习。

由以上论述，我们可以看到麝香丸的流传与发展，古今医家对本方的应用积累了丰富的经验。通过学习与临床应用，我们认为，对于体质较好者，可以采用生川乌、生草乌等；如果体质较弱、并发症较多者，可以采用制川乌，或采用钱远铭先生的方法，则更为安全有效。

此药对常入丸散，如果用汤剂，常用量为全蝎3～10g，乌头3～10g，乌头宜先煎0.5～1小时。

乌头配麻黄

董建华经验：治痹不效之因，大半是用药散而杂，不能切中肯綮。辨证用药要按邪之偏胜，分别主次，突破重点。凡见疼痛较剧，遇寒更甚，局部不温，舌暗不红者，为寒胜。川乌为必用之品，配伍麻黄，其力更宏。常用处方：川乌5g，麻黄10g，桂枝6g，白芍6g，酒当归10g，地龙10g，木瓜10g，甘草5g。此方从《金匮要略》乌头汤化裁而来。乌头除寒开痹，善入经络，力能疏通痼阴沉寒，配伍麻黄宣透皮毛腠理，一表一里，内外搜散，止痛甚捷；桂枝通阳，地龙活络；当归、白芍开血痹以通经脉；木瓜、甘草酸甘缓急。

苏励经验：乌头味辛苦，性热，有毒，其力猛气锐，内达外散，能升能降，搜风胜湿，通经络，利关节，凡凝寒痼冷皆能开之通之。《长沙药解》云："乌头，温燥下行，其性疏利迅速，开通关腠，驱逐寒湿之力甚捷，凡历节、脚气、寒痹、冷积、心腹疼痛之类，并有疗效。"麻黄辛微苦而温，入肺、膀胱经，其性轻扬上达，善开肺郁，散风寒，疏腠理，透毛窍。《景岳全书》曰："麻黄以轻扬之味，兼辛温之性，善达肌表，走经络，大能表散风邪，祛除寒毒。"二者配伍，同气相求，药力专宏，外能宣表通阳达邪，内可透发凝结之寒邪，外攘内安，痹痛向无。类风湿关节炎之寒痹，筋骨关节冷痛剧烈，筋脉拘急，屈伸不利，得温痛减，遇冷加重者，治遵尤在泾"寒湿之邪，非麻黄、乌头不能去"之旨。然乌头有川乌、草乌之别，不可不分。

按：乌头配麻黄出自《伤寒杂病论》之乌头汤。乌头味辛、大热，长于开通关腠，驱逐寒湿，其止痛作用颇佳；麻黄长于开毛窍，发散风寒，使风寒湿等邪气从表而解。二药辛温宣通，合用相得益彰，用之得当，常能起沉疴。但乌头有大毒，一般要从小量开始使用，逐渐加量，并久煎。一般乌头须煎 3 小时，并以口尝至舌尖无麻感为度。

川乌配石膏

董建华经验：临床另有一类痹证，既不同于寒痹，亦不同于热痹，为外寒里热、寒热错杂之证。热痹局部红肿灼热，此类痹证局部并无红肿，外观与风寒湿痹无甚差别，局部亦喜温熨，但有舌红苔黄、溲黄便干、脉象有力等内热之象。这是外有寒束，内有热蕴，寒热相互搏结，故疼痛甚剧。董老对此类痹证，采用外散里清之法，常将散外寒、清里热之川乌、石膏合用，屡见卓效。常用处方：川乌 15g，石膏 15g，桂枝 5g，知母 10g，黄柏 10g，生地黄 10g，苍术 10g，秦艽 10g，威灵仙 10g，赤芍 10g，川芎 10g。上方中川乌驱逐外寒，以解内热被郁之势；石膏清解里热，以除寒热互结之机；桂枝、威灵仙、苍术、秦艽疏风散寒燥湿，以助川乌疏散之力；生地黄、知母、黄柏清热凉血，以资石膏内清之功；赤芍、川芎活血通络，使外邪解，血脉和，内热清，诸症自愈。

按：寒热错杂之痹临床较为常见，或风寒湿痹郁久化热，或风湿热痹又感寒邪，而成寒热错杂之状。此时用药亦要寒热并用。川乌，大辛大热之品，长于除沉寒、止痹痛。生石膏辛寒，长于清内热，尚可透热外出。两药相伍，寒热并用，各得其所，寒热除，则痹痛自解。我们的常用量为制川乌 3～10g，生石膏 30～60g。

川乌配生地黄

姜春华经验：川乌辛热，善入经络，祛风除湿，疏通阴寒痼冷，蠲痹止痛；生地黄甘凉，擅养阴清热，可制约川乌性猛燥烈、伤阴耗血之弊，使刚中有柔，散中有养。《神农本草经》谓生地黄"逐血痹"。姜春华老中医常采用本组对药治疗风湿痹痛。生地黄可用 30～90g，川乌可用 10～30g。

孙太振经验：痹证皆以外邪留滞经络、闭阻不通为基本病理，虽有寒痹、热痹、行痹、着痹之分，却难截然分开，只是偏胜而已。故治痹证，关键在于分清寒热二类，然后再分偏胜。寒痹宜温通，热痹宜养阴。温通者当推川乌，善入经络，祛风除湿，疏通阴寒痼冷，蠲痹止痛；养阴者首重生地黄，以其养阴清热以反制川乌性猛燥烈、伤阴耗血之弊，使刚中有柔，散中有养。且据《神农本草经》生地黄"逐血痹"之功和近代有单味大剂量治疗风湿、类风湿关节炎的报道，表明其具有较强的抗风湿作用，痹证用之可起止痛退肿之效。因此，权衡寒热，生地黄、川乌寒温并施，主次分明。生地黄可用 10～120g，川乌可用 10～30g，复以甘草调和，加减运用，对于顽痹每收全功。

按：川乌辛热，善除阴寒痼冷之痛；生地黄甘寒，重在滋阴养血，而治疗阴血不荣之痛。两者相配，寒热并用，治标与治本并行，对于痹证日久、阴血不足之风寒湿痹最为恰当。

川乌配草乌

朱良春经验：川乌温经定痛作用甚强，凡寒邪重者用生川乌，寒邪较轻而体弱者用制川乌。因各人对乌头的耐受反应程度不同，故用量宜逐步增加。一般成人每日量由 3～6g 开始，逐步加至 10～15g，且与甘草同用，既不妨碍乌头的作用，又有解毒之功。草乌治疗痹痛之功效较川乌为著，重证可同时并用。用时须将乌头先煎半小时以减其毒性，而策安全。朱老用川乌善与桂枝配伍，而鲜与麻黄相伍。盖乌头辛而大热，除寒开痹，力峻效宏；桂枝辛温，逐阳散寒，入营达卫。二者合用既可散在表之寒，又可除里伏之痼冷，使气温血暖，卫和营通。麻黄可宣痹解凝，但有发越阳气之弊，当为权衡。朱老指出："乌头对于关节疼痛，确有疗效，但局部灼热红肿，或兼有发热、口渴等症状，而属于热痹者，则皆非所宜。"朱老初步验证，对寒痹患者用川乌、桂枝、淫羊藿等品，似有降低抗链球菌溶血素 O 试验、红细胞沉降率之效。朱老临床还常采用许叔微《本事方》中之麝香丸治疗急性风湿性关节炎痛甚者，可获迅速止痛之效。方用生草乌、地龙、黑豆、麝香，研末泛丸如绿豆大，每服 7～14 粒，日服 1～2 次，温酒送服，多在 3～5 天痛止肿消。慢性顽固者，坚持服用，亦可获效。

张伯臾经验：张老认为痛痹为寒重，风、湿轻，治疗每取《金匮要略》乌头汤加减。张老谓此方配伍周到，以芍药和营，黄芪、甘草扶正，麻黄、乌头散寒湿定痛。扶正和血还可加当归，祛风还可加豨莶草、桑枝，唯方中甘草、蜂蜜不宜略去不用。张老治疗类风湿关节炎每取此方。此病痛作时若投一般止痛药多无效，治疗颇为棘手，张老每于此方中加草乌，而且川乌、草乌两药数量皆较大。张老谓草乌系野生，散寒力强，川乌、草乌两药合用力更大。然须注意：就是必须同蜂蜜同用，这样纵久服亦稳妥而无中毒现象，且此病只有久服才能见功。故张老每嘱病家以 30g 蜂蜜同煎或冲入。

按：川乌、草乌均为辛热大毒之品，口服最好用制川乌与制草乌，外用可用生品。川乌与草乌用量亦从小量用起，逐渐加量，久煎可降低其毒性，亦可与甘草、蜂蜜同煎，则更安全。若药后出现唇舌发麻、头晕、心悸、脉迟有歇止者，皆为毒性反应，应立即停药。

附子配知母

阎小萍经验：附子辛温大热，主入心、肾、脾经，补肾助阳，逐风寒湿，宣痹止痛，并治脊强拘挛。知母苦甘而寒，归肺、胃、肾经，清热滋阴润燥。两药配用，附子辛燥性刚，虽温阳散邪力强，但易伤阴，与润肾之知母相伍，既以其寒制约附子辛温大热，又滋阴而润附子之燥，祛邪不伤正，相制为用，而展主药之长。疼痛是顽痹最主要的症状，温阳宣痹止痛当首选制附片，病久或过服温燥之品易伤及阴液，故配知母相制相协，使附子温而不燥，又可解内热伤津而见的口渴、心烦等症。

按：附子配知母见于《金匮要略》之桂枝芍药知母汤。附子辛热，为至阳至刚之物，长于除沉寒、止痹痛。知母甘寒，为至阴至柔之品，长于滋阴消肿而除痹。两药相伍，寒热并用，刚柔相济，除沉寒而不伤阴血。现代药理研究认为，附子可增强肾上腺皮质激素的分泌，知母可以调节肾上腺皮质激素的节律。此对药可以从不同途径对人体的激素分泌进行调节。此对药可用于寒热错杂痹的治疗，效果最佳。常用量为附子6～15g，知母10～15g。

附子配桂枝

彭江云经验：附子辛热气味雄烈，桂枝辛散温通，此二者相伍，相使为用，共奏温经通络、温阳化气、祛风除湿、散寒止痛之功。二者配伍可见于桂枝附子汤、甘草附子汤等方中，临床用治风寒湿痹、足膝痿软、经脉拘挛、行动不便之证，功效卓著。附子为大辛大热有毒之品，从古至今，历来受到许多医家的重视，并且用于临床中每获奇效。由于附子为有毒之品，对其剂量和应用也一直存在争议。用附子不是剂量越大越好，而是应以最小的剂量达到最大的治疗效果。故强调只要辨证准确，方药对证，煎煮得法，并不存在"用量越大毒性越大"的问题。对于附子剂量的使用不必刻意于大小之别，而应注意病情的需要与否以及患者的个体差异，辨证用药。

谢海洲经验：附子辛热，能散寒止痛，通关节，搜风除湿；桂枝辛温，轻扬升散，具有走经络、通血脉、散寒邪之功。二药相合，可增强温通经脉、散寒止痛作用。凡遇阳虚寒凝所致的多种病证，都可酌情选用，如感寒所致的月经不调、经行腹痛者，用之可温经止痛；素体阳虚，复受风寒者，用之可助阳解表；阳虚气化不利所致水肿，配伍利水渗湿药，可通阳化气，加强利水作用。

按：附子配桂枝出自《金匮要略》桂枝附子汤、甘草附子汤等，用以治疗风寒湿痹阻之身体疼烦、不能自转侧。临床常用作温阳通脉的基础药对，凡遇阳虚寒凝所致的多种病证，都可酌情选用。兼有内热者可以加知母15g，忍冬藤30g。我们的常用量为附子6～15g，桂枝10～30g。

附子配豨莶草

胡翘武经验：《本草纲目》云："豨莶草主肝肾风气，四肢麻痹，骨痛膝软，风湿诸疮。"常用的祛风湿类药，多偏辛温，独此药苦能燥湿，寒能除热，辛能散风之功效。凡病风湿较久，肾阳偏虚，邪有入络化热之势，症见遍身骨节疼痛、肌肉筋腱酸胀而痛、舌偏红、脉略数，经用辛温祛风燥湿之剂而收效不显者，常可用附子伍豨莶草，标本同治，固正祛邪。但豨莶草必须用酒、蜜同制，蒸晒九次除尽浊阴之气为最好。

按：附子性热，长于散寒，通行十二经络而止痹痛；豨莶草性寒，长于清热而除浊邪。风寒湿邪郁久常可化热，风湿热痹而又可受寒，临床常见寒热错杂之痹。附子配豨莶草，寒热并用，对于寒热错杂者最为合适。常用量为附子 6 ~ 15g，豨莶草 15 ~ 30g。

附子配全蝎

附子与全蝎相配，温阳息风止痉，散寒通络止痛。附子温阳祛寒，通经除痹；全蝎息风止痉，祛风通络止痛。二药合用，温阳以息风，取日丽风自和之意；通阳以开痹，取阳通阴寒自散之旨，临床上阳虚寒湿痹痛顽麻常为要药。

按：附子辛热，通行十二经络，擅去沉寒痼冷；全蝎为毒虫，长搜剔经络中之痰湿瘀毒等邪气。两者相伍，对于风寒湿痹等顽麻痛甚日久及关节变形者更为适合。常用量为附子 6 ~ 15g，全蝎 6 ~ 10g。

半枝莲配细辛

胡荫奇经验：半枝莲味辛，性寒，入肝、肺、胃经，具有清热解毒、活血消肿、利尿之功效，常用于治疗疮疡痈疽、咽喉肿痛、水肿、黄疸及跌打损伤等病证。细辛味辛，性温，归肺、肾经，功效散寒解毒、祛风止痛、温肺化饮、通窍开闭。《本经逢原》云："细辛，辛温上升，入手足厥阴、少阴血分，治督脉为病，脊强而厥。"《本草新编》云："夫细辛，阳药也，升而不沉，虽下而温肾中之火，而非温肾中之水也。"细辛气味香窜，气清而不浊，辛散宣通，有较好的通络止痛之功。二药相伍使用，细辛虽性温，但被半枝莲之寒凉所抑制，寒热相配，各取其用，既能清热解毒，又能祛风止痛。

按：半枝莲辛寒，长于清热解毒，活血消肿，常用于抗肿瘤，也常用于治疗关节肿痛；细辛辛热，长于温通，善透寒邪外达。许多痹证并非单纯的寒与热，常常是寒热错杂的，两药配伍，对于关节肿痛，局部热，但遇冷又加重者效果较佳。

半枝莲配芥子

胡荫奇经验：半枝莲性寒味辛，入肝、肺、胃经，具有清热解毒、活血消肿、利尿之功能，常用于治疗疮疡痈疽、咽喉肿痛、水肿、黄疸以及跌打损伤等。现代药理研究证实，半枝莲有抗菌、抗病毒、抗癌功能，并有促进细胞免疫的作用。芥子辛温，归肺经，为气分药，具有祛痰散结、消肿之功效，能够搜逐皮里膜外和筋骨关节间之痰浊。现代药理研究表明，芥子具有祛痰和抑菌作用。两者配伍，寒温并用，既能清热解毒、化痰散结，又能祛瘀消肿，对于治疗痰湿毒瘀痹阻经络关节所致的腰骶及脊背部疼痛，脊背强直僵硬变形，转侧俯仰不利等有良好效果。另外，两者配伍，其抗菌、抗病毒作用能有效抑制肠道细菌，尤其是肺炎克雷伯菌的生长繁殖，从而阻断细菌对强直性脊柱炎的触发作用，与现代医学运用柳氮胺吡啶治疗有异曲同工之妙。

按：半枝莲长于清热解毒，散结消肿；芥子长于化痰，消有形之痰。两药相伍，寒热并用，对于关节肿痛变形或类风湿结节等均有一定效果。此配伍也可用于治疗甲状腺结节、乳腺增生、卵巢囊肿等疾病。

土茯苓配山慈菇

陈湘君经验：土茯苓，《本草纲目》论其功效"健脾胃，强筋骨，去风湿，利关节，止泄泻，治拘挛骨痛，恶疮痈肿，解汞粉、银朱毒"，能搜剔湿热之蕴毒，深入百络而止痛。该药利湿去热，治疗痛风急性发作期，具有理想的疗效。山慈菇是玉枢丹的君药，乃化顽痰之要药，故多用治有形无形之痰。两药相伍，土茯苓长于化湿解毒，入络止痛；山慈菇则善于祛瘀化痰，缓解疼痛。临床上常以健脾化湿解毒为大法，再配以白术、薏苡仁健脾，土茯苓、山慈菇、萆薢、泽兰、泽泻等化湿解毒，蚕沙、延胡索止痛，治疗痛风。

按：土茯苓可祛风湿，利关节，搜剔湿热之蕴毒，并有降尿酸作用。山慈菇能化顽痰，通经络，其成分中含有秋水仙碱，亦有降尿酸作用。两药相伍，既可化痰，又可祛湿，对于痰湿较重的湿热痹尤为合适，常用于痛风性关节炎的治疗。山慈菇有一定的肝毒性，用量不宜过大。我们的常用量为土茯苓 30～45g，山慈菇 10g。

土茯苓配土贝母

胡荫奇经验：土茯苓味甘、淡，性平，入肝、胃经，具有解毒，除湿，通利关节之功，《本草正义》云："土茯苓利湿去热，能入络，搜剔湿热之蕴毒。"土贝母味苦，性微寒，归肺、脾经，既能清热解毒，又能消肿散结。二者配伍，功擅清热解毒、利湿消肿散结、通利关节，是治疗风湿热痹的要药良对，适用于类风湿关节炎早期或活动期，外周关节红肿热痛，屈伸不利，风湿指标升高，舌红，苔黄腻，脉滑数者。对于降低风湿指标，缓解外周关节肿胀疼痛，改善关节功能有良效。

按：土茯苓长于搜剔经络中之湿热蕴毒，重在祛湿。土贝母长于清热解毒，利湿消肿，重在化痰。土茯苓配土贝母尤其适用于痰湿较重，关节红肿热痛，或有类风湿结节或痛风石形成者。常用量为土茯苓 30～45g，土贝母 10～15g。

土茯苓配萆薢

朱良春经验：痛风乃湿浊瘀阻，停着经隧而致骨节肿痛之证，治宜泄化浊瘀。土茯苓善祛湿毒而利关节，萆薢善利湿浊而舒筋络。二药合用，可快速消除症状，降低血尿酸指标，是治疗痛风的要药，对膏淋、尿浊、蛋白尿、带下属湿热壅结者亦效。常用量：土茯苓 45g，萆薢 15g。土茯苓、萆薢亦可同威灵仙合用，威灵仙宣通十二经络，对改善关节肿痛有效。

张武经验：两药皆有祛风利湿、解毒利关节之功，作用相近，相互辅成。《本草纲目》言土茯苓："健脾胃，强筋骨，去风湿，利关节，止泄泻。"又云："萆薢之功，长于祛风湿，所以能治缓弱顽痹、遗浊、恶疮诸病之属风湿者。"王好古谓萆薢"补肝虚"。《药性论》有萆薢"主男子肾腰久冷"之说。两药用于治疗风湿痹证，无论偏寒偏热，皆可随证配入方中。土茯苓解毒力大，作用偏于脾、胃经；萆薢利关节力强，作用偏于肺、肾经。故风湿热痹或肌肉红肿、挛急疼痛者，土茯苓量宜大，可用至 60～90g，辅用萆薢。而痹证日久见筋骨疼痛，屈伸不利者，萆薢量宜大，一般用 30～60g，合用土茯苓。两药合用，治痛风性关节炎有效。

贺学林经验：能祛湿浊、利关节、除痹痛，常用于尿酸性肾病、痛风性关节炎，能降低血尿酸，对膏淋、尿浊、蛋白尿、带下属湿毒蕴结者均有良好的疗效。

按：《本草正义》载土茯苓："利湿去热，能入络，搜剔湿热之蕴毒。其解水银、轻粉毒者，彼以升提收毒上行，而此以渗利下导为务，故专治杨梅毒疮，深入百络，关节疼痛，甚至腐烂及毒火上行，咽喉痛溃，一切恶症"，临床常用于治疗杨梅疮毒、肢体拘挛、淋浊带下、湿疹瘙痒、痈肿疮毒等。萆薢功擅利湿去浊，祛风除痹。《神农本草经》载："主腰背痛，强骨节，风寒湿周痹。"二药伍用，祛湿浊，利关节，除痹痛之力益彰。此药对不仅能降尿酸治疗痛风，对各种风湿痹痛、膏淋、白浊、蛋白尿、妇人带下，证属湿毒蕴结者均有效。其常用量为土茯苓 30～60g，萆薢 15～30g。

穿山龙配萆薢

胡荫奇经验：穿山龙，苦、微寒，入肝、肺经，功能祛风除湿、活血通络，并有清肺化痰、凉血消痈的作用；萆薢，苦、平，入肾、胃经，具有利湿祛浊、祛风除痹之功效。两药配伍，共同起到祛风除湿、祛瘀通络的作用，临床常用于湿热痰瘀痹阻经络引起的关节疼痛，特别是对缓解晨僵有良效。现代药理研究证实，穿山龙主要成分为薯蓣皂苷等多种甾体皂苷，在体内有类似甾体激素样的作用，水煎剂对细胞免疫和体液免疫均有免疫作用，而对巨噬细胞吞噬功能有增强作用，对金黄色葡萄球菌等多种球菌及流感病毒等有抑制作用；萆薢含薯蓣皂苷等多种甾体皂苷，在体内亦有类似甾体激素样的作用。穿山龙与萆薢配伍不仅能增强祛风除湿、祛瘀通络的作用，而且还因具有类激素样作用而发挥免疫抑制之功，对风湿免疫性疾病如成人斯蒂尔病发挥针对性治疗作用。

按：穿山龙与萆薢均有祛风湿、通经络作用，但穿山龙长于活血通络，擅治关节的僵痛不利。萆薢长于利湿祛浊、消肿止痛，擅治关节肿痛。两药均有类似甾体激素样的作用。两药相伍，对于风湿类疾病所致的关节肿痛、晨僵、屈伸不利等有较好的效果。我们的常用量为穿山龙 30～50g，萆薢 20～30g。

萆薢配蚕沙

董建华经验：萆薢味苦性微寒，入肝、胃、膀胱经。本品善走下焦而利水湿、泌清浊，为治疗小便浑浊、色白如米泔水之膏淋的要药；又长于祛风湿而通络止痛，用于风湿痹痛、腰痛等。蚕沙辛甘微温，归肝、脾、胃经，祛风除湿，和胃化浊，舒筋定痛。《本草求原》谓本品"为风湿之专药"。两药相伍，具有祛湿毒、泌清浊、祛风湿、和筋骨等作用，临床常用于治疗因湿聚热蒸，蕴于经络而拘急痹痛。湿热伤筋之痹，常见全身痹痛难以转侧，肢体拘挛重着，或遍身顽麻，或见皮下结节，皮肤瘙痒，尿黄，苔腻或黄腻，脉濡等。舌苔对本证诊断尤属重要。此类痹证，用药切忌重浊沉凝，宜选轻清宣化、流动渗利之品，使经气宣通，湿热分消。根据多年临床经验，认为祛湿毒、利关节，以萆薢、蚕沙为妙。治疗湿热痹痛，常用此药对配薏苡仁、防己、桑枝等；若湿热淋证，常配合瞿麦、萹蓄、滑石、车前子等；若皮肤湿疹，常配白鲜皮、地肤子。

按：萆薢与蚕沙均有祛湿泄浊之功。萆薢可祛风湿、通经络，使湿浊之邪从小便而出；蚕沙乃蚕之粪便，长于将风湿浊邪从大便排出。两药相伍，祛湿浊、通经络、止痹痛的功效得到加强。对于湿热蕴结，关节肿痛不利、麻木、僵硬、结节等都有一定效果。我们的常用量为萆薢 20～30g，蚕沙 10～15g。

补骨脂配骨碎补

刘尚义经验：《本草经疏》云："补骨脂，能暖水脏，阴中生阳，壮火益土之要药也。其主五劳七伤，盖缘劳伤之病，多起于脾肾两虚，以其能暖水脏、补火以生土，则肾中真阳之气得补而上升，则能腐熟水谷、蒸糟粕而化精微。脾气散精上归于肺，以荣养乎五脏，故主五脏之劳、七情之伤所生病。风虚冷者，因阳气衰败，则风冷乘虚而客之，以致骨髓伤败，肾冷精流，肾主骨而藏精，髓乃精之本，真阳之气不固，即前证见矣，固其本而阳气生，则前证自除。男子以精为主，妇人以血为主，妇人血气者，亦犹男子阳衰肾冷而为血脱气陷之病，同乎男子之肾冷精流也。"骨碎补，《开宝本草》云："主破血、止血、补伤折，言能不使瘀结者留滞，不使流动者妄行，而补苴伤折，如未尝伤折也。"二药配伍，相互促进，补肾壮阳，温脾止泻。

胡荫奇经验：骨碎补性味苦温，主入肝肾，坚肾壮骨，行血补伤，止痛消肿，《本草述》谓其"止腰痛行痹"；补骨脂苦辛大温，入脾、肾之经，气味香浓，补命门，纳肾气，益肾温阳尤有显效，其温能祛寒，辛能散结，润能起枯，温通益损之功颇宏。两药配合，既益肝肾精血，又温化肾阳，而达壮督强骨之用。补骨脂味辛苦，性温，归肾、脾经，《药性论》中述其有"逐诸冷痹顽"之效；骨碎补味苦，性温，归肝、肾经，《药性论》中则说"主骨中疼痛，风血毒气"。二者相须使用，不仅可以加强温阳补肾、强筋健骨、祛风除湿之功，骨碎补还有活血散瘀之效。

按：补骨脂配骨碎补出自《太平圣惠方》之骨碎补丸。补骨脂与骨碎补均为辛温之品，补骨脂补肾壮骨兼能温脾止泻，固精缩尿；骨碎补，药如其名，擅治骨折及跌打损伤，还具有活血散瘀的功效。两药相伍，补肾健骨之力倍增，我们常用本组对药治疗腰、膝骨质增生症，腰椎间盘突出症，足跟痛及跌打损伤等，兼有阴虚者可以加生地黄、熟地黄、山茱萸、女贞子等。常用量为补骨脂 10 ～ 20g，骨碎补 10 ～ 20g。

补骨脂配枸杞子

胡荫奇经验：补骨脂味辛苦性温，其功效为补肾壮骨、固精缩尿、温脾止泻，且可补肾纳气而平喘，为临床常用之助阳药，但属阴虚火旺、大便秘结者则不宜用；枸杞子味甘性平，柔润多液，其功效为补肾益精、养肝明目，是平补阴阳之品，但滋阴之功胜于助阳，而有外邪实热、脾虚湿滞及肠滑便溏者则不宜应用。二药同用，一燥一润，相互为用，既可补肾壮骨，又能养肝柔筋，对于肝肾亏虚所致的膝骨关节炎、足跟痛等有良效。对于双下肢经常转筋者，可配伍白芍、甘草、木瓜、伸筋草等。据报道，二药均有促进粒细胞增生的作用，故对于应用甲氨蝶呤等慢作用药所致粒细胞减少者亦可配用。

按：补骨脂长于补肾壮骨，枸杞子长于滋阴柔筋，两者相伍肝肾并补，燥润相济，对于肝肾不足所致的诸般痹证均可配用。我们治疗膝关节病，屈伸不利，证属肝肾不足者，常选用《辨证录》之养筋汤：白芍 30g，熟地黄 30g，麦冬 30g，炒酸枣仁 9g，巴戟天 9g，加补骨脂 10g，枸杞子 20g，多能获效。

秦艽配葛根

李福安经验：骨关节病属中医学"骨痹""痛痹"范畴。因劳累过度或饮食不节，日久脾胃受损，脾虚失运，湿邪内聚，流注关节，郁久化痰，痰湿阻络，致脉络不通；或肝肾亏损，筋骨失养，风寒湿邪侵袭关节，阻塞脉络，致气血瘀滞。秦艽性味苦、辛，归胃、肝、胆经，祛风湿，舒筋络，清虚热。葛根性味甘、辛，归脾、胃经，解肌退热，升阳生津，止渴透疹。辛主升散，苦主降泄，秦艽偏润，葛根性平，二者伍用，有助于舒筋解肌、通经活络。每遇骨关节病患者，均可在辨证施治的基础方中加入秦艽、葛根，以祛除风寒湿瘀诸邪，使气血畅，脉络通，痹邪除，达到强筋骨、利关节之目的。

按：《本草经疏》载："秦艽，苦能泄，辛能散，微温能通利，故主寒热邪气，寒湿风痹，肢节痛，下水，利小便。性能祛风除湿，故《别录》疗风无问久新，及遍身挛急。"可见本药长于祛风除湿，而且还可以缓解挛急。葛根亦属藤类，长于通络而缓挛急，如《伤寒论》之葛根汤与桂枝加葛根汤治疗项背强几几。两药相伍，长于缓解挛急，疏通经络。我们常用此对药治疗各类关节的挛急疼痛，如手足挛急、颞下颌关节挛急疼痛等。按照张步桃先生的经验，应用此对药时还常加入钩藤以加强疗效。常用量为秦艽10～15g，葛根20～30g。

秦艽与知母

胡荫奇经验：秦艽，苦、辛，微寒，归胃、肝、胆经，具有祛风除湿、退虚热的功效，与知母相伍为用，辛开苦降，共奏祛风除湿、滋阴清热之功。现代药理研究显示：秦艽主要成分秦艽生物碱甲具有退热、镇静、镇痛、抗炎和抗过敏作用，其抗炎作用是通过中枢神经激动垂体，促进肾上腺皮质激素而实现的。秦艽与知母配伍，共同发挥类激素作用及退热作用，对成人斯蒂尔病的发热、关节痛、皮疹，可发挥良好的治疗作用，尤其对长期应用激素需要逐渐撤减者，可以减少激素的撤减反应，帮助患者平稳撤减激素。

按：秦艽味辛微寒，既可清湿热，亦可清虚热，常用于湿热痹和阴虚痹。知母苦甘寒，长于滋阴清热，多用于阴虚痹。两药相伍，适用于湿热痹和阴虚痹之关节肿热疼痛，亦可用于激素撤减时的过度用药。其常用量为秦艽10～15g，知母10～30g。

豨莶草配地龙

祝谌予经验：豨莶草辛苦寒，归肝、肾经，祛风湿而补肝肾，善治风湿痹痛、四肢顽麻、腰膝酸软、中风瘫痪，药理研究有良好的镇静降压作用；地龙咸寒，亦归肝、肾经，清热息风定惊，行经通络疗痹，主治惊风抽搐、风湿痹痛、半身不遂。二药相伍，祛风除湿，清热定惊，活血通络，常治高血压、颈椎病、糖尿病周围神经病变，以及中风后遗症所见肢体麻木、半身不遂、拘挛疼痛等。

按：豨莶草长于祛风湿止痹痛，且有补肝肾、强腰膝之功；地龙咸寒，为虫蚁搜剔之品，长于通经入络，息风定惊止痛。两药皆为性寒之品，故对于热痹及湿热痹较为适合。其常用量为豨莶草 15～30g，地龙 6～10g。

海桐皮配豨莶草

谢海洲经验：海桐皮善于走上，善治上半身疼痛。豨莶草长于走窜，为祛风湿要药，善治腰膝无力、四肢痿软。二药伍用，祛风湿，通血脉，利关节，强筋骨。除用于风湿痹证外，还常用于半身不遂及小儿麻痹后遗症。将豨莶草、鸡血藤、乌梢蛇同用，治疗因气血不周流而出现的周身麻木，如为上半身还可加羌活，下半身可加独活。若为皮肤病所致麻木者，可将上方中乌梢蛇换成小白花蛇则效果更好。

施今墨经验：海桐皮味苦性平，其性下降，祛风除湿，通络止痛，偏治下部风寒湿邪；豨莶草辛苦性寒，祛风除湿，活血通络解毒，长于走窜，开泄之力甚强，善治腰膝无力。二药配对，各展其长，共奏祛风湿、通血脉、利关节、强筋骨之功，适用于风湿客于关节筋脉，症见筋骨不利、骨节疼痛、肢体软弱无力等。海桐皮常用 6～10g，豨莶草为 6～10g。

按：海桐皮配豨莶草见于明代沈之问《解围元薮》之"大消风散"及清代高秉钧《疡科心得集》之"增制使国公药酒"。豨莶草除了具有祛除风湿、舒筋活络作用，还有清热解毒之功效。《本草正义》认为豨莶草："凡风寒湿热诸痹，多服均获其效，洵是微贱药中之良品也。"朱良春先生认为大剂量应用本品降低红细胞沉降率作用较好。海桐皮长于止痛，故吴鞠通在《温病条辨》中，痛甚者加片子姜黄和海桐皮。《本草求真》云："海桐皮，能入肝经血分，祛风除湿，及行经络，以达病所。用者须审病自外至则可。若风自内成，未可妄用，须随症酌治可耳。"两药配伍可增强祛风湿、止痹痛的功效。常用量为海桐皮 10～20g，豨莶草 15～30g。

桑枝配木瓜

董建华经验：桑枝性平，长于祛风湿而通达四肢经络关节，痹证无论新久、寒热均可应用，尤其适宜于风湿热痹，肩臂四肢麻木酸痛者。木瓜味酸入肝，长于柔肝舒筋、缓急止痛，为久痹顽痹、筋脉拘挛之要药。两者相配，相得益彰，功专祛风湿、舒筋脉、治拘挛。

按：桑枝长于走四肢通经络，尤其擅长治疗上肢疾病。木瓜味酸入肝，可以缓急，长于缓解筋脉之拘挛疼痛，偏于走下肢。两药相伍，对于四肢关节拘急疼痛、麻木肿胀，均可应用。桑枝性平味淡，量少难以为功，一般可用 15～45g；木瓜味酸，用量不可过大，否则部分患者会出现胃脘不适，一般可用 6～15g。

桑枝配桑寄生

韩树勤经验：桑枝搜风祛风，通经络，达四肢关节而偏于走下肢，用于风湿痹痛，四肢拘挛，关节疼痛。桑寄生通达下焦而通脉络，可用于治风湿痹痛，对肝肾不足，腰膝酸软无力者尤为相宜。因而本对药在治疗风湿痹痛时，重于治疗下肢之风寒痹痛、肿胀诸症，功专祛风湿拘挛，以助筋骨、益血脉，共达除风湿痹痛、腰膝酸痛、四肢拘挛之目的。

谭同来经验：桑枝味苦性平，善于祛风湿、通经络、达四肢、利关节，并有镇痛作用；桑寄生苦甘性平，其质偏润，补肝肾，强筋骨，养血通脉。二药配对，共奏胜湿蠲痹止痛之功，适用于风湿侵袭肌肉关节、经络筋脉以致腰膝酸痛、关节屈伸不利、筋骨疼痛者。桑枝常用 15～30g，桑寄生为 15～30g。桑枝、桑寄生配用，《常用中药配伍与名方精要》谓：对痹证日久，伤及肝肾，腰膝酸软，筋骨无力者，二药常配伍独活、杜仲、牛膝、续断等。

施今墨经验：桑枝横行四肢，行津液，利关节，清热祛风，除湿消肿，通络止痛；桑寄生补肝肾，强筋骨，祛风逐湿，补血通脉。桑枝以通为主，桑寄生以补为要。二药参合，一补一通，相互为用，补肝肾、壮筋骨、祛风湿、通络道、止疼痛、降血压益彰。主治风湿为患，经气闭阻，以致腰酸、腰痛、关节屈伸不利、筋骨疼痛等症，以及高血压、冠心病，证属肝肾不足、阴虚阳亢，症见头痛、头晕、耳鸣、心悸、肢体麻木。

按：桑枝长于祛风湿，通经络兼能行水气；桑寄生长于补肝肾，强筋骨，还能降血压。两者相伍，一通一补，标本兼顾，对于腰膝酸痛、肢体麻木者较为适合。中、老年人血压偏高、下肢水肿者，亦宜选用。常用量为桑枝 15～30g，桑寄生 15～30g。

雷公藤配鸡血藤

赵和平经验：雷公藤味辛、苦，性温，有大毒，入肝、肾经，具有通行十二经络之力，功能清热解毒、祛风除湿、舒筋活血、通络止痛；鸡血藤味苦、甘，性温，入心脾经，功能养血活血、舒筋活络。《现代实用中药》载："（鸡血藤）为强壮性之补血药，适用于贫血性之神经麻痹症，如肢体及腰背酸痛、麻木不仁等。又用于妇女月经不调、月经闭止等，有活血镇痛之效。"现代药理研究证实，雷公藤含有 70 多种成分，具有 10 多种药理作用，尤其是具有较显著的抗炎作用，且其大多数成分具有免疫抑制作用，少数呈免疫调节作用，恰好是对类风湿关节炎发病机制中的主要环节发挥作用。雷公藤不良反应较多，其中对生殖系统的影响在一定程度上限制了本药的应用。育龄女性服药 2～3 个月后可出现月经紊乱，主要为月经量减少，服药长者闭经发生率约 30%～50%。为了减少以上不良反应，我们常采用以下措施：①雷公藤常用 6～10g，配用鸡血藤 30g。鸡血藤具有调经作用（雷公藤能使部分患者出现白细胞减少，而鸡血藤能升高白细胞）。有时也配用当归、熟地黄等养血之品。②假如患者出现了较为严重的月经紊乱，则应先停用雷公藤，改用马钱子配全蝎药对，等月经调理正常后再用雷公藤。

雷公藤配穿山龙

赵和平经验：雷公藤为有大毒之品，长于清热解毒，祛风除湿，舒筋活血，通络止痛；穿山龙味苦，性微寒，归肝、肺经，善于祛风湿，活血通络，清肺化痰。现代药理研究证实，雷公藤具有较显著的抗炎作用，且其大多数成分具有免疫抑制作用，少数呈免疫调节作用；穿山龙主要成分为薯蓣皂苷等多种甾体皂苷，在体内有类似甾体激素样的作用，可有效抑制过敏介质释放，具有明显的抗炎、止咳、平喘、祛痰作用。穿山龙与雷公藤配伍，不仅能增强雷公藤的镇痛、抗炎和抗风湿作用，而且能减轻其不良反应。常用剂量为雷公藤 10g，穿山龙 30g。

络石藤配鸡血藤

阎小萍经验：络石藤苦微寒，归心、肝、肾经，有祛风通络、凉血消肿之功。《要药分剂》曰："络石之功，专于舒筋活络，凡病人筋脉拘挛，不易伸屈者，服之无不获效，不可忽之也。"《名医别录》曰："除邪气，养肾，主腰髋痛，坚筋骨，利关节。"鸡血藤性苦微甘而温，归肝、肾经，功能补血行血、舒筋活络。《本草纲目拾遗》言其："壮筋骨，已酸痛……手足麻木瘫痪等证。"两藤相用，寒热同施，疏通经络之功大增，并能养血益肝柔筋。热邪不甚者，减络石藤用量；若有肌肉萎缩者，可加大鸡血藤用量，或加黄芪、白术、熟地黄等。治疗顽痹，无论病势急缓，凡关节筋骨肌肉挛缩、屈伸不利者，皆可用之。

按：络石藤性微寒，长于舒筋活络，缓解筋脉拘挛，其性偏于通；鸡血藤性微温，长于养血活血，其性尚能补。两药相伍，寒温平调，补通并行，可用于各种风湿顽痹所致的关节肿痛、僵硬、麻木等。其常用量为络石藤15～30g，鸡血藤15～60g。

桑寄生配鸡血藤

祝谌予经验：桑寄生苦甘平，补肝肾而强筋骨，统治经络间风寒湿痹，舒筋通络又摄胎元，凡腰膝酸痛、筋骨痿弱、中风偏枯、风寒湿痹咸用之，药理研究有强心、降压、利尿作用；鸡血藤苦甘温，活血补血，舒筋通络，常治血虚而兼有瘀滞的经闭、痛经，或血不养筋，脉络不通的肢体麻木、腰膝酸痛、风湿痹痛等。二药均入肝、肾经，补肝肾阴血而活血通络、强壮筋骨，补中有行，配伍后可治疗下肢无力酸痛，或血虚有滞的经闭、麻木、偏瘫等。

《神经精神疾病临证药对》云：桑寄生味苦、甘，性平，补肝肾、强筋骨，舒筋通络又能摄胎元，主治腰膝酸痛、筋骨痿弱、肢体偏枯、风湿痹痛、头昏目眩、胎动不安、崩漏下血等症。《日华子本草》谓其："（能）助筋骨，益血脉。"鸡血藤味苦、甘，性温，苦而不燥，温而不烈，可补血活血，舒筋活络，还可行血养血，善能舒筋通络，主治手足麻木、肢体瘫痪、风湿痹痛、妇女月经不调、痛经、闭经等病证。《本草纲目拾遗》曰："其藤最活血，暖腰膝，已风瘫……壮筋骨，已酸痛，和酒服……治老人气血虚弱，手足麻木，瘫痪等症。"两药相配为伍，参合而用，共奏补益肝肾、强壮筋骨、活血通络、祛风湿、止痹痛之功效。

按：桑寄生配鸡血藤见于《祝谌予临床经验集》。桑寄生得桑之余气而生，长于补肝肾、强筋骨、祛风湿、调血脉，有润筋通络之功。鸡血藤色红入血分，长于养血活血通络，对于肢体麻木及白细胞减少均有作用。两药相伍，既补肝肾、强筋骨，又养血活血通络，对于肝肾不足、气血不畅所致的腰膝酸软、筋骨疼痛、肢体麻木、乏力困倦等，都有一定的效果。现代药理研究证实，桑寄生有抗骨质疏松的作用，有降血压、降血糖、抗恶性肿瘤、抗氧化、抗衰老、抑菌、抗病毒和免疫调节的作用；鸡血藤有改善造血系统的作用，对血小板聚集有明显的抑制作用，还有较强的免疫抑制和抗炎、抗氧化的作用。因此，该药对补肝肾、强筋骨的功效可能与其抗骨质疏松、免疫抑制和抗炎等药理作用有关。其常用量为桑寄生 15 ～ 30g，鸡血藤 15 ～ 30g。对于顽麻日久者，鸡血藤可用 45 ～ 60g。由于鸡血藤有活血、通络、抗凝血的作用，故月经过多者，不宜大量使用。

天仙藤配鸡血藤

周仲瑛经验：天仙藤为青木香之藤，味苦、性温，归肝、脾、肾经，具有行气活血、利水消肿、解毒之功，主治疝气痛、胃痛、产后血气腹痛、风湿痹痛、妊娠水肿、蛇虫咬伤；鸡血藤，味甘、性温，归肝、肾经，具有活血舒筋通络、养血调经之功，治手足麻木、肢体瘫痪、风湿痹痛、妇女月经不调、痛经、闭经。在辨证施治的前提下，配合使用二药，取其行气活血、疏通经络、利水消肿之功。凡有气血不调之水肿，以及手足麻木不仁，均可配合使用此二药，且可达到较好的治疗效果。

按：藤蔓之属皆可通经入络，治疗痹证。天仙藤除了活血通络，还长于利水消肿；鸡血藤则长于养血活血。故两者相伍，对于痹证伴有关节水肿或关节腔积液者更为适宜。其常用量为天仙藤 6 ～ 10g，鸡血藤 15 ～ 30g。

鸡血藤配丹参

陈湘君经验：鸡血藤，《本草纲目拾遗》谓其："活血，暖腰膝，已风瘫……壮筋骨，已酸痛。"此药既能行血补血，又能舒筋活络，对风湿痹痛兼血瘀或瘀滞者均可选用。丹参乃血分之要药，有凉血消痈的作用，《本草正义》云："活血行血，内之达脏腑而化瘀滞，外之利关节而通脉络。"鸡血藤与丹参同用，养血活血之效尤甚，而温通气血、通络蠲痹之力亦得到加强。

按：鸡血藤性温，有补血行血、舒筋活络、强筋健骨的功效。本品温而不燥，补而不滞，既能补血又能行血，守走兼备，尤其适用于痹证日久，血虚体弱者。丹参微寒，既能凉血活血，亦能养血，古有"一味丹参饮，功同四物汤"之说。两药相伍，寒温并用，养血与活血并行，对于各种痹痛均可应用。盖痹者，闭也，气血不通故也，对于瘀血痹则更为适合。常用量为鸡血藤 30 ～ 45g，丹参 10 ～ 30g。

鸡血藤配木瓜

宋祚民经验：鸡血藤养血荣筋，木瓜通络之中有除风祛湿作用。二药合用，祛风行湿，养血荣筋，治风湿痹痛、手足拘挛、四肢麻木、腰酸腿痛、肢痿及经行腹痛，可改善微循环。二药并用，养血祛风湿，对关节炎久病血虚、筋失所养者甚宜，即"治风先治血，血行风自灭"之意。

按：鸡血藤入血分，长于养血活血，具有一定的补益和强壮作用；木瓜味酸，长于祛风除湿，酸味可缓急，故长于治疗筋脉之拘挛。两药相伍，对于诸痹久虚，筋脉失养所致的关节疼痛、麻木、僵硬、拘挛，有一定效果。常用量为鸡血藤 15 ～ 30g，木瓜 10 ～ 15g。

青风藤配海风藤

谢海洲经验：青风藤、海风藤均有疏筋通络缓痛作用，临床常与鸡血藤、忍冬藤并用。青风藤通络达肢，但性燥，若与鸡血藤同用可缓其燥，且有养血通络作用。忍冬藤能清热凉血，通络消肿。四药同用，既通络，又缓解疼痛。

张志礼经验：青风藤辛苦温，能通经络，善治风疾。海风藤通络利水，又有清热解毒作用。二药相配，可治风寒湿痹，肢节酸痛，关节不利，筋脉拘挛。常用量：青风藤 10 ~ 15g，海风藤 10 ~ 15g。本药对还常用于治疗关节炎性银屑病，如血虚风湿入络，肩臂疼痛，可配当归、赤芍、白芍、黄芪、鸡血藤、桂枝等同用。

按： 青风藤主要含有青藤碱、青风藤碱、双青藤碱等，具有显著的抗炎、镇痛、抑制免疫、镇静、释放组胺等作用。临床观察本品治疗风湿痹痛确有疗效，但青藤碱组胺释放作用可促使肥大细胞和嗜碱性粒细胞释放组织胺，导致皮肤瘙痒、潮红、出汗等不良反应，故服用本品宜从小剂量服起。青风藤长于祛风除湿，通络止痛，又能利水消肿，故对于下肢肿胀明显者效果尤佳。海风藤的成分有细叶青萎藤素、黄酮类等，其药理表现为抗炎、镇痛、抗血小板聚集及提高心肌对缺氧的耐受性，又能阻断皮肤血管通透性增强反应。本药被称为"截风要药"，擅长治疗关节游走性疼痛。此对药一者擅长祛湿，一者擅长祛风，两药相伍，对于全身之风湿痹痛有较强的祛除作用。我们的常用量为青风藤 10 ~ 20g，海风藤 10 ~ 30g。

淫羊藿配鹿衔草

陈纪藩经验：鹿衔草味苦、微甘，性温，入肾、肝二经，功擅祛风除湿、强壮筋骨、补虚益肾、调经活血，主治风湿痹痛、肾虚盗汗、腰膝无力、筋骨酸软等症。《滇南本草》载其能："添精补髓，延年益寿，治筋骨疼痛、痰火之症。"淫羊藿味辛、甘，性温，归肾、肝经，功擅补肾壮阳、祛风除湿。《日华子本草》载其："治一切冷风劳气，补腰膝，强心力……筋骨挛急，四肢不任。"陈教授认为二者功能相近，同归肝肾二经，外散风湿，内补肝肾，相协相助，祛风散湿而不致发越已虚之阳，补肾填精而不致助长久稽之湿，常服能强筋健骨、延年益寿。

痹证虽以虚为本，但总以邪闭经脉为直接病机，故在通痹时佐以温阳之鹿衔草，实得治痹之妙。此外，对于长期依赖激素的晚期痹证患者，导师常在此基础上，加淫羊藿、鹿角胶、熟地黄以助阳填精，取"精不足者，补之以味"之意，以提高机体免疫功能，减少对激素的依赖性，使长期服用激素的患者得以逐步减少用量以至最后撤除。

按： 淫羊藿长于补肾壮阳、祛风除湿，《名医别录》言其"坚筋骨"；鹿衔草长于添精补髓、强壮筋骨、调经活血。两者性味相近，相须为用，对于阳气虚衰，症见畏寒怕冷、腰酸膝冷、遇寒加剧之痹证，效果最佳。我们的常用量为淫羊藿、鹿衔草各30g。

淫羊藿配玄参

阎小萍经验：淫羊藿性温而味辛甘，入肝、肾经，补肾壮阳，祛风除湿，兼有强筋骨、行血脉的作用，《日华子本草》曰其"治一切冷风劳气，补腰膝"。玄参苦甘咸寒，色黑主入肾及肺、胃经，清热养阴，解毒散结。两药均入肾，性寒质润的玄参可使淫羊藿虽辛温而燥但不致太过，并滋阴津，使刚柔相济，补阳而顾阴，但扬主药之强，并可针对性治疗久痹之人多见的咽干燥痛、口舌生疮等虚火上炎之证。

按： 淫羊藿性温，是一味强壮性祛风湿药，可补肾阳、强筋骨、行血脉；玄参性寒，色黑入肾，可补肾阴、清虚热。两药相伍，寒热并用，刚柔并济，常用于痹证日久，寒热错杂者，患者常表现为关节冷痛，但又口舌生疮或牙龈肿痛等。其常用量为淫羊藿10～30g，玄参15～30g。

仙茅配淫羊藿

张大宁经验：经临床观察，肾衰阳虚之体亦多见，补肾壮阳药能使肾温、寒祛、湿除。两药均为补肾壮阳之品。仙茅性热，温肾壮阳，祛寒除湿，为温补肾阳主药。淫羊藿性甘温，归肝、肾经，补肾助阳，使阴得阳化，而阴中求阳，祛风除湿。现代药理研究认为，此药能改善微循环，有利尿、降低血糖、血脂的作用，并对免疫功能有双向调节作用。两药相须为用，温肾壮阳，祛寒除湿，临证用于肾阳虚疗效颇佳。

谭同来经验：淫羊藿、仙茅皆为补肾壮阳之品，然淫羊藿味辛甘，性温，除补肾助阳外，兼有祛风湿、强筋骨、降血压的作用；仙茅味辛性热而猛，补火助阳力强，祛寒湿，壮筋骨，为温补肾阳之峻品，兼能暖脾胃，助运化。二药配对，相须为用，共奏补肾壮阳、祛风除湿、强筋壮骨之功，适用于肾阳不足之畏寒肢冷、腰膝冷痛、精寒阳痿等。淫羊藿常用 10～15g，仙茅为 6～10g。淫羊藿、仙茅配用，见于《中医方剂临床手册》二仙汤，与当归、巴戟天、黄柏、知母同用，主治妇女绝经前后诸证，症见头目昏眩、胸闷心烦、少寐多梦、烘热汗出、焦虑抑郁、腰膝酸软等。二药与巴戟天、黄柏、当归同用，可治冲任不调型高血压；与肉苁蓉、枸杞子同用，可治男子无精子症；与巴戟天、菟丝子、枸杞子同用，可治肾阳虚衰所致的阳痿、遗精、尿频、腰膝酸软、神疲体倦等症；与威灵仙、独活、川乌、肉桂等同用，可治风寒湿痹；与巴戟天、杜仲、桑寄生、牛膝等同用，可治肝肾不足，筋骨痿弱，下肢瘫痪。然对药味辛甘热，易伤阴助火，相火炽盛，阳事易举者忌用。

孙伟经验：二者均具补肾壮阳、强筋骨作用。仙茅辛热，有小毒，还可祛寒湿，《本草正义》云："仙茅乃补阳温肾之专药，故亦兼能祛寒湿，与巴戟天、仙灵脾相类，而猛烈又过之。"淫羊藿辛甘温，尚有祛风湿之功，《日华子本草》言其能治："一切冷风劳气，补腰膝肾，强心力……筋骨挛急，四肢不任。"二者只可用于慢性肾炎肾阳不振、命门火衰而致腰酸冷酸、足膝无力、阳痿遗精，以及伴有阳虚见症的高血压病，若无虚则不用。因为《本草纲目》明确其："性热，补三焦、命门之药也。惟阳弱精寒，禀赋虚怯者宜之。若体壮相火炽盛者，服之反能动火。"现代研究认为，二者能增强免疫功能，抗衰老，并是协助撤除激素的要药。

按：仙茅辛热有小毒，能温肾壮阳、祛寒除湿，《本草正义》载"仙茅乃补阳温肾之专药"。淫羊藿辛温，《本草备要》载其能："补命门，益精气，坚筋骨，利小便。"两药同用，相互促进，补肾壮阳、祛风除湿作用加强。

仙茅性热，温肾作用较强，服之日久，易出现口干舌燥之弊，故量宜小，常用量为 6～10g。淫羊藿性温而不燥，对肾阳虚患者，久服而无不良反应，用量可稍大，常用量为 15～30g。我们常用此对药治疗肾阳不足的各种风湿痹痛、男子阳痿、女子宫寒不孕及更年期综合征等，效果俱佳。

淫羊藿配地黄

施今墨经验：鲜地黄味厚气薄，滋阴清热，养血润燥，凉血止血，生津止渴；淫羊藿辛香甘温，补肾助阳，强壮健身，祛湿散寒，舒筋通络。鲜地黄以补阴为主，淫羊藿以补阳为要。二药伍用，一阴一阳，阴阳俱补，提高机体免疫功能，增强抗病能力益彰。主治糖尿病运用胰岛素治疗不当所导致的阴阳俱虚之证；顽痹（类风湿关节炎）施以激素之剂，长期或大量运用之后所造成的免疫功能受到抑制，机体抵抗力低下，表现为阴阳失调，功能紊乱，肾督亏虚之证。鲜地黄、淫羊藿伍用，是为治疗阴阳俱虚之证而设。施师临证处方，习用生地黄、淫羊藿参合。根据临床表现，用药份量，亦宜随证增减。偏阴虚者，重用生地黄 30～60g，淫羊藿 10g；偏阳虚者，重用淫羊藿 15～30g，生地黄 15g；阴阳俱虚者，二者各半。

程门雪经验：生地黄配淫羊藿，治肾阴阳两虚的腰酸腰痛。精不足者补之以味，叶天士主张予血肉有情之品，常投龟鹿二仙以阴阳同补。程氏取生地黄与淫羊藿也是阴阳两补之意，此二药均补肾，一为益阴之上品，一为壮肾阳之要药。因龟甲、鹿角价贵，程氏经验更宜推广。

按：淫羊藿味辛甘，性温，入肝、肾经，功擅补肾壮阳、祛风除湿；生地黄味甘性凉，入心、肝、肾经，功能清热凉血、养阴生津。现代药理研究证明，淫羊藿有抗炎作用，能显著减轻大鼠蛋清性关节炎的关节肿胀。生地黄水剂或酒浸剂对大鼠关节炎有抑制作用，可拮抗外源性激素对垂体——肾上腺皮质的抑制，又能延缓肝脏对皮质激素的代谢，使血中皮质激素水平升高。这样既可保持皮质激素的一些生理效应，又可对抗其某些不良反应。如果患者出现腹泻，加入骨碎补 10g 即可缓解。淫羊藿配生地黄阴中求阳，阳中求阴，对调节免疫功能和防治激素停用后的反跳现象，均有佳效。生地黄常用量为 30～60g，淫羊藿 15～30g。

鹿角配鳖甲

赵和平经验：鹿角甘咸热，入肝、肾经，具有补肾阳、益精血、强筋骨的作用。鳖甲咸平，入肝、肾经，善于滋阴清热、平肝息风、软坚散结。鹿乃纯阳之物，鹿角为督脉所发，故善温壮肾督，有较强的镇痛作用。鳖乃至阴之物，鳖甲善于养元阴而清虚热，单用即有止痛作用，如《补缺肘后方》即单用本品治疗腰痛不可以俯仰。鹿角与鳖甲均为血肉有情之品，两者相配，阴阳并调，对于诸般痹证属于肾虚者尤为适合。我们的经验方鹿鳖壮督汤即以二药为君，专门用于治疗强直性脊柱炎及腰椎病等疾病。其常用量为鹿角 15～20g，鳖甲 20～30g。

鹿角霜配土鳖虫

陈学勤经验：鹿角霜为纯阳之物，系血肉有情之品，能养人体之阳气，峻补命门，坚骨补髓，温补督脉，益精养血，具有虚者补之、损者益之、寒者暖之之功，凡真阳衰微、精血两亏的一切虚损之症，无不为之相宜。土鳖虫功能逐瘀破积，通络理伤，为治一切血瘀、跌打损伤之要药，并善消血积癥瘕。鹿角霜配土鳖虫，两药一补一攻，一温一寒，为攻补兼施的一种配伍形式。温补能强壮机体功能，加速损伤病体之康复，攻瘀可消除病理损害，邪去则正安。两药配伍使用，以治腰肌劳损、腰背酸痛、腰椎骨质增生等症，每能收到良好疗效。

按：鹿乃纯阳之物，鹿角为督脉所发，故善通督脉、补元阳。鹿角霜乃鹿角熬胶后之渣滓，其温补作用较鹿角稍弱而温和。土鳖虫为虫蚁搜剔之品，长于通经络而化瘀血。两药相伍，一补一通，扶正祛邪兼顾，常用于治疗强直性脊柱炎、膝关节病、足跟痛等。有痰者加僵蚕，血虚者合四物汤。其常用量为鹿角霜 10 ~ 15g，土鳖虫 6 ~ 10g。

鹿角胶配龟甲胶

施今墨经验：龟甲胶滋阴潜阳，益肾健胃；鹿角胶补肾阳，生精血。龟甲胶、鹿角胶合用，名曰龟鹿二仙胶。其伍用机制，明代李中梓说："人有三奇，精、气、神，生生之本也。精伤无以生气，气伤无以生神。精不足者，补之以味。鹿得天地之阳气最全，善通督脉，足于精者，故能多淫而寿；龟得天地之阴气最具，善通任脉，足于气者，故能伏息而寿。二物气血之属，味最纯厚，又得造化之元微，异类有情，竹破竹补之法也。"二药参合，一阴一阳，阴阳双补，通调任、督之脉，故能大补肾阴、肾阳，疗虚扶羸也。

胡荫奇经验：鹿角胶又称白胶，为鹿角煎熬而成的胶块，味甘咸，性温，归肝、肾经，功能补肝肾、益精血。龟甲味甘咸，性寒，归肝、肾、心经，具有滋阴潜阳、益肾健骨、养血补心之功效。其甘能养阴，咸寒清热，善滋阴清热，为治疗阴虚内热、骨蒸劳损常用之剂。另本药滋补肝肾、培补真阴，故有治疗肝肾阴虚而致双目干涩、视力减退、目暗不明之能。此两药同用，可以阴阳双补，补益肝肾精血之力强，适用于肝肾两虚之证。临床上鹿角胶也可用鹿角霜代替，鹿角霜与鹿角胶相比，补益之力较弱，但药不滋腻，适合长期服用。

按：鹿乃纯阳之物，其角得阳气最全，所熬之胶更为精华，长于补元阳；龟乃纯阴之物，其甲得阴气最全，长于补元阴。两者相伍，阴阳俱补，大补精髓。《本经逢原》谓："非龟鹿二胶并用，不能达任脉，而治羸瘦腰痛。"此对药对于年老体弱、肾气亏虚所致的腰膝酸软、疲劳乏力、耳鸣耳聋有较好的治疗作用。若脾虚纳呆，需加健脾助运之品，以防滋腻之弊。

熟地黄配鹿角胶

阎小萍经验：熟地黄甘而微温，入肝、肾经，补肾填精、滋阴养血。鹿角胶味甘咸性温，益肾生精、壮督强腰。两药并用，阴阳双补，益肾养肝荣筋，对久痹骨损、筋挛肉削、屈伸不利、关节畸变者最适合。若病久化热或偏虚热者，可以生地黄易熟地黄，鹿角胶变鹿角霜，性更平和，不寒不热，补不碍邪。临证还可依据具体病情不同而加用狗脊、威灵仙等，以助温阳之力。

按：熟地黄补肾，重在滋阴；鹿角胶补肾，重在助阳。两药相伍，阴阳并补，可起到强筋壮骨的作用。我们常把此对药用于肾虚所致的腰膝酸软、头晕耳鸣、记忆力下降、疲劳乏力等，有较好的疗效。胃纳差者可加砂仁5g。其常用量为熟地黄 15 ~ 30g，鹿角胶 6 ~ 15g。

鳖甲配三七粉

胡荫奇经验：鳖甲咸寒，入肝经，滋养肝阴，又可软坚散结。现代药理研究发现，鳖甲可提高胶原酶活性，增加胶原降解，有抑制动物结缔组织增生的作用。有报道表明鳖甲超微细粉具有增加骨密度的功能，在钙吸收率和提高股骨骨密度及股骨骨钙含量方面优于碳酸钙。在临床使用鳖甲时，多取其软坚散结之功效，并配合三七粉散瘀消肿之功，应用于强直性脊柱炎早期，防止出现椎体韧带钙化，控制病情进展。

按：鳖乃至阴之物，长于养阴，又能散结；三七性温，长于活血消肿止痛。两者相伍，寒热并用，既能软坚治有形之邪，又能活血而消肿止痛，临床常用于治疗强直性脊柱炎、腰椎间盘突出症、骨质增生症等。有痰者可加入僵蚕 10g，芥子 10g，瘀血重者可加土鳖虫 10g。

鳖甲配穿山甲

胡荫奇经验：鳖甲味甘寒，归肝、脾、肾经，具有滋阴潜阳、软坚散结之功效。生鳖甲长于滋阴潜阳，醋制鳖甲偏于软坚散结。穿山甲咸而微寒，归肝、肾经，具有活血消癥、通经下乳、消肿排脓之功效。本药性善走窜，《医学衷中参西录》中云其："走窜之性，无微不至，故能宣通脏腑，贯彻经络，透达关窍。凡血凝、血聚为病，皆能开之。"此两药均为动物之坚甲，鳖甲长于入阴分，治疗热入阴分，血闭邪结者，配合穿山甲"直透所结之处"，消除癥瘕痞块。现代药理研究表明，鳖甲能增强免疫功能，保护肾上腺皮质功能，能促进造血，抑制结缔组织增生，可消散肿块；穿山甲能降低血黏稠度，直接扩张血管壁，控制或减缓类风湿关节炎、系统性硬化症及干燥综合征所并发的肺纤维化的发展。用于慢性风湿病出现的关节强直、活动受限，系统性硬化症及干燥综合征并发肺间质纤维化者。

按：鳖甲与穿山甲均属虫蚁搜剔之品，擅长走窜，长于开通经络，透达关节。鳖甲可滋阴潜阳，穿山甲可通经消肿。两药相伍，是治疗关节肿痛、变形、结节、囊肿等的重要药物。常用量为鳖甲 10 ～ 20g，穿山甲 3 ～ 6g，亦可研面冲服。

穿山甲配皂角刺

王为兰经验：穿山甲咸微寒，入肝、胃经，活血通络，消肿排脓；皂角刺辛温，入肝、胃经，消肿祛瘀，软坚散结。二药合用，相须配对，则起协同作用，行散走窜力强，能直达病所，以发挥功效，为外科离不开的药物。强直性脊柱炎借其行散走窜、软坚散结之能，为治疗骨关节僵硬强直不可或缺的药对。

按：穿山甲为虫蚁搜剔之品，长于通经活络，消肿止痛；皂角刺尖而质硬，长于穿透而散结。两者相伍，其穿透散结之力更强。此对药对于关节肿痛、变形、僵硬，类风湿结节，痛风石及各种囊肿、肌瘤等尤为适合。常用量为穿山甲 3 ～ 6g，皂角刺 10 ～ 15g。

穿山甲配芥子

周乃玉经验：芥子辛温走气分，利气豁痰，温中散寒，通络止痛，有善搜筋间骨骱注痰之力。穿山甲咸凉行血分，其性走窜，活血通络，消肿止痛。无论是类风湿关节炎、强直性脊柱炎，还是骨关节炎、痛风、产后风湿，在辨证施治的基础上均可用此对药，使痰瘀去、经络通、气机畅。二药相须为用，常起奇效。

按：穿山甲咸凉走窜，长于活血通络；芥子辛温，长于利气化痰。两者相伍，常用于痰瘀互结之证，尤其是对关节肿痛、变形，各种结节、增生、痛风石、脂肪瘤等有形之病更为合适。常用量为穿山甲 3 ～ 6g，芥子 6 ～ 10g。

全蝎配蜈蚣

王为兰经验：全蝎味辛平，有小毒，入肝经，祛风、解痉、止痛、息风，尤其是头痛而兼见惊悸、肢麻、舌强更佳。蜈蚣味辛性微温，有小毒，入肝经，祛风镇痉解毒，能通经络而息肝风。张锡纯说："其性尤善搜风，内治肝风萌动，癫痫眩晕，抽掣瘛疭，小儿脐风；外治风中经络，口眼㖞斜，手足麻木。"蜈蚣脊柱特别发达，通达督脉见长；全蝎的足爪多且发达，能走四肢，类风湿用得较多。这两种药配伍，是治疗强直性脊柱炎经常应用的药对，通督、息风、解痉、止痛，确有奇效。但这两种药性燥，多用久用易伤阴燥血，不可不知。

按：全蝎与蜈蚣均为虫蚁搜剔之品，全蝎偏于走四肢，蜈蚣偏于走督脉。两药相伍，可迅走全身经脉，善搜风湿痰瘀诸邪外出。此对药不仅止痛，亦长于止痉，除了治疗各种风湿顽痹，我们也常用于治疗三叉神经痛、顽固性头痛、小儿抽动症、面肌痉挛等。常用量为全蝎 3～10g，蜈蚣 1～2 条。全蝎配蜈蚣名为止痉散，是前人的经验方。《中医治法与方剂》载本方可："治疗脑炎，剧烈抽搐、持续不止，或脑炎后遗症，身体强直。高热期的抽搐，可与羚角钩藤汤等清热息风法同用；脑炎后遗症的身体强直，可与定风珠等滋阴息风法合用。加金钱蛇 6g，即金蛇止痉散，解痉力量有所增强。一方加入天麻、僵蚕，亦名止痉散，解痉力量更强。歌曰：止痉全蝎与蜈蚣，药味虽少效力宏，剧烈抽搐或强直，息风解痉法可从。"可供参考。

地龙配全蝎

肖森茂经验：地龙善于走窜，通络镇痉；全蝎善于穿筋透骨，逐湿除风，功擅祛风定痉，合用祛风、通络、除痹、定痉效宏，用于治疗顽痹不愈者效著。许叔微的麝香丸用地龙、全蝎配伍治疗白虎历节诸风疼痛，具有显著除痹止痛作用。此对药还可用于治疗高热抽搐、血管神经性头痛，甚者均可加蜈蚣。

按：地龙配全蝎见于许学士之麝香丸，后世医学亦多有应用，如颜德馨先生的龙马定痛丸、钱远铭先生的加味麝香丸等均有此对药。地龙通络止痛，长于活血；全蝎逐湿除风，重在祛风止痉。两药相伍，祛风活血、通络止痛作用更强。此对药主要用于各种风湿顽痹，久治不效，关节肿痛、变形、僵硬、麻木等。其常用量为地龙 10～15g，全蝎 3～10g。

地龙配川乌

肖森茂经验：地龙活血通络定痉，川乌除寒开痹，善入经脉，力能疏通痼阴凝寒，有祛风湿、散寒、止痹痛的功效。两药合用功效益著，可用于治疗寒湿痹痛剧烈者。常又合入麻黄、桂枝、黄芪、当归等，对风湿性关节炎、类风湿关节炎、坐骨神经痛属寒湿痹痛者，均有较好疗效。

按：地龙配川乌见于许学士之麝香丸。地龙咸寒，重在活血通络；川乌辛热，重在除寒定痛。两药相伍，寒热并用，相得益彰，对于各种风湿痹痛，病性以寒为主者效果最佳。常用量为地龙 10 ～ 15g，川乌 3 ～ 10g。

乌梢蛇配熟地黄

陈纪藩经验：顽痹后期多肝肾不足，精血亏虚，而血虚则易生风，再加外受风湿，故每多用搜风剔络之剂，如蕲蛇、乌梢蛇、独活、海风藤等。然疏风过多则易燥血伤津，甚则动血耗血。陈老对顽痹后期久病邪深、关节变形严重、肌肉瘦削、疼痛明显而多变化者，喜用性善走窜、搜风邪、透关节的乌梢蛇祛风通络、缓急止痉。但虑其搜风而易致动风燥血，故配合熟地黄益阴和阳，既可防搜风致温燥动血之变，又可收养营镇痛之功。对于晚期肌肉萎缩明显、僵直拘挛、行动受限、生活不能自理者，更是加重熟地黄用量，并配伍蜂房、穿山甲、鸡血藤、忍冬藤等同用，一则加强祛风除湿之力，二则强化养血通络、舒挛缓痛之功。根据脾主四肢、脾主肌肉之理，重用黄芪、白术健脾和胃、益气生血、充养肌肉，促使四肢肌肉生长和恢复，从而改善患者的生活质量。

按：乌梢蛇善游走，长于通络；熟地黄味甘性缓，长于养阴血而扶正气。两药配伍，一动一静，一燥一润，相得益彰，祛邪而无伤正之虞。对于痹证晚期，气血不足，面色萎黄，而又关节变形者，我们常采用此组对药。常用量为乌梢蛇 10 ～ 15g，熟地黄 20 ～ 30g。

蜂房配生地黄

邵利平经验：《杂病源流犀烛》曰："痹者，闭也。三气杂至，壅蔽经络，血气不行，不能随时祛散，故久而为痹。或遍身或四肢挛急而痛者，病久入深也。"又《景岳全书》论治痹之法，曰："是以治痹之法，最宜峻补真阴，使血气流行，则寒邪随去。若过用风、湿、痰、滞等药，而再伤阴，必反增其病矣。"为此，选用蜂房合生地黄搜剔络道、养阴逐痹为其主药，以治痹证多收奇效。

按：《素问·痹论》曰："风寒湿三气杂至，合而为痹也。"痹证之所以久治不愈，与湿邪黏腻有关。蜂房乃虫蚁搜剔之品，有温阳、化湿、攻毒外出之功，长于祛邪。《神农本草经》谓地黄"逐血痹"，能养血活血而逐痹，长于扶正。痹证日久，多形成虚实夹杂之状，而蜂房配地黄恰合此病机，故临床常用之。因蜂房有小毒，故用量不宜过大，一般 3～10g 即可，地黄可用 15～60g。朱良春先生的益肾蠲痹丸中亦有此对药的身影。

露蜂房配细辛

苏励经验：露蜂房味微甘而性平，有小毒，可解毒疗疮，散结消肿，祛风除痹；而细辛辛温性烈，善于祛风除湿，散寒止痛，下气豁痰，研究发现其有明显的抗炎镇痛及局部麻醉功效。两者配伍后，以细辛之升散拨露蜂房之灵动，共奏消肿散结、通络止痛之功，主要适用于类风湿关节炎小关节为主的疼痛、肿胀、屈伸不利、骨节变形等。其中古训之"细辛不过钱"不足为凭，二者临床常用剂量为蜂房 9～30g，细辛 6～15g。若小关节积液肿痛明显，可并以汉防己、泽兰、泽泻消肿止痛；关节局部热象重者，加岗捻根、虎杖根泄热通络止痛；关节僵硬胶着而痛，并豨莶草、徐长卿祛风运毒止痛。

按：蜂房属虫类药物，性善走窜，长于搜剔经络，祛风除痹，通络止痛，《名医别录》谓其治"历节肿出"。本药对于关节肿胀变形者较为有效。细辛味辛而麻，长于治疗深伏体内之寒邪，使之从内向外透达。此配伍对于寒湿之邪内伏、关节肿胀变形怕冷者尤为适宜。我们常用的经验方祛风湿药酒中即有本配伍。蜂房配细辛既可以内服，亦可以泡酒外用。

水蛭配土鳖虫

王为兰经验：水蛭性味咸苦平，《神农本草经》云："主逐恶血、瘀血、月闭，破血瘕、积聚。"水蛭生长于水中，不寒不热，柔缓而不燥，为血肉有情之品，破血不甚剧烈，破血而不伤正血。土鳖虫咸寒，有小毒，功能破血逐瘀。但本品性干燥，味腥臭，服后易恶心，久服易出鼻血，不可不知。二药相须为用，破血逐瘀，尤其搜剔络脉、骨骱之沉凝恶血，最为得力。

按：水蛭与土鳖虫均为虫蚁搜剔之品，均以破血逐瘀见长。两药相伍，则化瘀之力更强。故本对药常用于顽痹久痹之属于瘀血较重者较为适合，由于两者均有腥臭之味，故对于脾胃功能较差者用量不宜大。常用量为水蛭3～10g，土鳖虫6～10g，亦可等量研面装胶囊服用。

水蛭配芥子

王为兰经验：水蛭咸苦平，有小毒，入肝、膀胱经，血分药，破血祛瘀，能逐全身各处之瘀；芥子辛温，入肺经，气分药，祛痰消肿，能搜皮里膜外和筋骨关节间之痰。二药同用，在治疗强直性脊柱炎稳定期，治本的时候用之能清除无形之痰湿血瘀，往往获得不可言传之功效。

按：水蛭功在破血逐瘀，芥子重在祛痰利气。两者相伍，化痰逐瘀之功颇伟。本对药对于有形之痰瘀有效，故常用于类风湿关节炎、强直性脊柱炎、骨关节炎等关节肿胀、僵硬、变形者，亦可用于肺结节、甲状腺结节、乳腺增生及各种囊肿等。常用量为水蛭3～10g，芥子6～15g。

僵蚕配土鳖虫

赵和平经验：僵蚕味咸辛，性平，入肝、肺经，功能息风止痉、祛风定痛、化痰散结。土鳖虫味咸，性寒，入心、肝、脾经，擅长破血逐瘀、续筋接骨。僵蚕主要含脂肪及蛋白质，白僵菌还含甾体 11α 羟基化酶系，用于合成类皮质激素，能增强机体防御能力和调节功能。《长沙药解》云土鳖虫："善化瘀血，最补损伤。"朱良春老中医认为本品破而不峻，能行能和，虚人亦可用之。僵蚕善于化痰散结，土鳖虫长于活血化瘀，二者相伍可用于痰瘀互结之多种疾病。此药对常用剂量为僵蚕 10g，土鳖虫 10g。

僵蚕配地龙

赵和平经验：僵蚕，味咸、辛，性平，入肝、肺经，长于化痰息风、通络定痛。地龙味咸，性寒，入肝、脾、膀胱经，长于活血通络止痛，因其性寒能清热，故尤适用于关节红肿疼痛、屈伸不利之热痹。痹证无论风寒湿热何者为甚，日久必有痰瘀互结，阻滞脉络。此二药相伍，既善于化痰瘀，又长于通络定痛，对顽痹、久痹尤为有效。痰重者，可加芥子增强疗效；瘀血明显者，可配土鳖虫、鸡血藤等。其常用量为僵蚕 10g，地龙 10～15g。对于结节形成者，可加入芥子配穿山甲。

僵蚕配浙贝母

赵和平经验：僵蚕，味咸、辛，性平，入肝、肺经，善于化顽痰、散结节、通经络。浙贝母味苦，性寒，入肺、心经，长于化痰止咳、清热散结。两者配伍，取其化痰软坚、解毒散结之功，常用于治疗咽喉肿痛、瘰疬、瘿瘤、痰核、乳腺增生、声带小结及风湿痹痛等症。其常用量为僵蚕 10g，浙贝母 15g。

水牛角配地龙

赵和平经验：水牛角为血肉有情之骨类药，长于清热凉血解毒，用于治疗骨节病，有同气相求之妙；地龙慓疾滑利，专行经络而走关节，通络利湿无处不到。热痹无论其形成路径如何，凡关节红肿灼热痛甚而不可近者，配用此对药，清通并举，颇有效验。水牛角常用量为 30～90g，地龙常用量为 10～15g。

麝香配黄酒

董建华经验：痹证日久，引起瘀血凝滞，疼痛较为顽固。其痛有定处，或关节变形，舌色紫暗。由于脉络痹阻，外邪与瘀血、痰浊互相搏结，单用祛风寒湿药，难以取效，必须活血通络、开通瘀痹，使气行血活、脉络通畅，外邪始得外解之机。若顽痹经年不愈，董老常以黄酒、麝香为引导。麝香通络散瘀，开关透窍，外达肌肤，内入骨髓，配黄酒通血脉以行药势。常用处方：鸡血藤 10g，赤芍 10g，桃仁 10g，红花 10g，川芎 10g，香附 10g，片姜黄 10g，路路通 10g，制乳香 1.5g，制没药 1.5g，当归 10g，桂枝 5g，麝香 0.15g（绢包），黄酒 60g 同煎。方以当归、赤芍、川芎、鸡血藤养血活血，桂枝温通血脉，片姜黄、制乳香、没药、桃仁、香附、路路通行气活血，通络止痛。曾治张姓患者，左臂外伤多年，麻木酸胀，顽痛不止，每遇阴冷加重，舌红少苔，脉细弦。予上方 6 剂，疼痛大减。守方加三七粉 3g（冲服），续进 6 剂，疼痛缓解。

按：《神农本草经疏》谓麝香："走窜飞扬，内透骨窍脏腑，外彻皮肉及筋。其性能射，故善穿透开散。"不仅可以引药直达病所，亦有良好的祛风湿止痹痛作用。黄酒乃熟谷之液，其气悍以滑，长于走窜，有助于活血通络，可使邪从汗而解。麝香配黄酒亦是古人的经验，对于顽痹久痹，诸药乏效者，可使用本药对。

黄芪配防己

施今墨经验：黄芪甘温补中，补气升阳，补气行水，利尿消肿；防己苦寒降泄，行经脉，通腠理，利九窍，利小便，消水肿。黄芪以升为主，防己以降为要。二药参合，一升一降，升降调和，故利水消肿的力量增强，主治风水湿痹为患，肢体沉重、麻木等症，以及慢性肾炎、肾病综合征、心脏病、水肿证属气虚湿盛者。

彭江云经验：黄芪味甘性温，入肺、脾二经，具有升发之性，能补气升阳、固表止汗、利水消肿。黄芪善走肌表，是治疗表虚及虚性水肿之药。张山雷在《本草正义》中赞其："能直达人之肤表肌肉，固护卫阳，充实表里，是其专长，所以表虚诸病，最为神剂。"防己味苦辛，性寒，主入肺、脾、膀胱经，其苦寒降泄，能利水消肿，使水湿下行，味辛能散，功可祛风，以驱外袭之风邪。《医林纂要》言其："功专行水决渎，以达于下。"两药配伍，一为补气升阳，补气行水，利水消肿；一为祛风湿，利小便，消水肿。益气固表与祛风行水并行，一升一降，升降调和，扶正祛邪，相得益彰，使表气得固，风邪得除，水道通利，风湿诸证得解。临床多用于风湿痹证之湿痹，症见肢体沉重、疼痛麻木等症。

按：黄芪配防己出自《金匮要略》之防己黄芪汤，治风水脉浮，其人头汗出，表无他病，但腰以下当肿及阴，难以屈伸；亦治风湿，脉浮身重，汗出畏风。黄芪甘温，长于补气，气行则血行，行气则水化。黄芪如果量大还可以令人汗出，如四神煎中用黄芪八两，服后患者汗出如雨，疼痛遂失。防己苦寒，长于利水，可使湿邪从小便而出。黄芪配防己，可标本兼治，对于体虚湿重之痹证有较好的效果。本药对对黄芪体质患者的膝关节肿痛效果尤佳。常用量为黄芪 30 ～ 60g，防己 10 ～ 15g。

黄芪配金银花

赵和平经验：黄芪味甘，性温，入脾、肺经，既可走里而补肺健脾，又能行外而实表固卫。《本草汇言》载："黄芪，补肺健脾，实卫敛汗，祛风运毒之药也，故阳虚之人，自汗频来，乃表虚而腠理不密也，黄芪可以实卫而敛汗"。金银花味甘，性寒，归肺、心、胃经，长于清热解毒、疏散风热。本药对见于《验方新编》中的四神煎，二药相伍，一补一清，共奏补气健脾、清热解毒、凉血托毒之功，可用于各种风湿病后期，表现为气阴两虚，余毒未尽者。其常用量为黄芪 30～120g，金银花 30～50g。

地黄配细辛

施今墨经验：生地黄甘寒，养阴清热；细辛辛温，通络止痛，为少阴引经药。两味配对，寒温相须，无燥热、滋腻之弊。施师处方，两药同捣，寓有是理。治各种口腔炎、牙龈炎、咽炎、腮腺炎，有清热消炎作用，也可治头痛、偏头痛、三叉神经痛、坐骨神经痛、腰痛、睾丸肿痛，且用治关节痛非热证者。熟地黄甘温，补血生津，滋养肝肾；细辛辛温，发散风寒，祛风止痛，温肺化饮。熟地黄以守为主，细辛以走为要。熟地黄滋腻，易于助湿碍胃；细辛轻浮上升，气味辛散，易于伤正。二药配伍，一守一走，互制其短，而展其长，有补真阴、填骨髓、止腰痛之妙用。

徐国龙经验：细辛与生地黄相配，细辛辛香气浓，质轻气扬，主升主散，功专祛风止痛；生地黄甘苦性凉，味甘多脂，长于清热滋阴。二药配伍，细辛之升散引生地黄清上焦之热而止痛，并可使生地黄补而不腻；生地黄之寒润制细辛过分温散而清热滋阴，具有较好的补虚清热、祛风止痛的作用，临床应用于头痛、偏头痛反复发作者及痹痛患者。(《药对与临床》)

按：地黄配细辛见于《备急千金要方》之独活寄生汤及《解围元薮》之驻车丸等。地黄乃滋阴养血之要药，《神农本草经》谓地黄"逐血痹"，故痹证偏于阴血不足者常用之。细辛味辛性温，长于透体内之风寒湿邪外达。两者相伍，标本兼治，夹热者用生地黄，偏虚者用熟地黄。我们的常用量为地黄 15～60g，细辛 3～10g。

女贞子配白芍

苏励经验：女贞子甘苦微寒，入肝、肾经，有养阴气、益肝肾、补腰膝、壮筋骨之效；芍药酸苦微寒，入肝、脾经，能养血敛阴、柔肝止痛。张锡纯谓其："能补能泻，能收能散，能柔能疏，能敛能利，能治坚积、血痹、久痛、大小便不利。"两药相伍，酸甘化阴，甘寒通阳，缓急止痛，在抗炎、镇痛、缓解肌痉挛方面有协同增效之功。类风湿关节炎病久，灼阴伤血，脉络涩滞，不荣则痛，症见关节疼痛、骨痿肉缩、筋脉拘急者，女贞子配白芍滋阴养血，和络止痛。诚如《临证指南医案》云："有血虚络涩及营虚而为痹者，以养营养血为主。"女贞子、芍药用于缓急止痛时，药量宜大，30～60g，量少则无功也。

按：《神农本草经》将女贞子列为上品，谓之能"安五脏，除百病"。女贞子甘平，少阴之精，隆冬不凋，其色黑，长于补肾，且补而不腻。现代药理研究证实，本品含齐墩果酸、女贞苷、特女贞苷、乙酰齐墩果酸、熊果酸、槲皮素、芹菜素、甘露醇、葡萄糖、棕榈酸、硬脂酸、油酸、亚油酸等成分。女贞子能增强非特异性免疫功能，有抗炎、保肝、抗疲劳、降血压和安眠等作用。白芍酸微寒，酸入肝，长于养肝阴。白芍含有芍药苷、牡丹酚等，具有明显的镇痛、解痉、保肝和免疫调节作用。两药相伍，肝肾之阴并补。对于肝肾亏虚，阴血不足之腰膝酸痛、头晕耳鸣、眼干、脱发等最为适合。二药量大均有通便作用，故平素便溏者宜减量。常用量为女贞子10～30g，白芍10～45g。

白芍配甘草

胡翘武经验：白芍酸苦微寒，擅长平抑肝阳，养血敛阴，柔肝缓急止痛；甘草味甘性平，功能益气补中，清热解毒，缓急止痛。二者配伍使用，则和营通络、柔肝缓急止痛之功明显增强，而且酸甘相合，有化阴调营之妙用。凡属中虚失荣，肝胃不和，胃脘胀痛等皆可选用，尤宜于胃脘阵阵绞痛而偏于热象者。而炙甘草味甘微温，多用于虚证、寒证，故对于脾胃虚弱、脘痛绵绵者，每选炙甘草、炒白芍相伍为用。常用量：白芍 10～20g，甘草 5～10g。

何子淮经验：芍药配甘草能缓挛急、解拘痛，方虽见于仲景之书，法实起于秦汉以前。《伤寒论》太阳病见"脚挛急"以芍药甘草汤和血养筋、补中缓急，"其脚即伸"。又有中焦不治，则恶气乘虚而客之为腹痛，补脾则中和而邪不留，腹痛自止。重用芍药、甘草，苦甘而微酸，能益太阴之脾，而收涣散之气，亦补肝阴，而安靖甲乙之横逆。古贤每谓腹痛，大都是肝木凌脾，土虚木贼，故芍药倍用，助脾土而疏上中之木；配甘草，甘又能缓急止痛。一般用量为白芍 15g，甘草 9g。

按：白芍配甘草出自《伤寒论》之芍药甘草汤，亦是桂枝汤的重要组成部分。该方是仲景为治疗伤寒脉浮、自汗出、小便数、心烦、微恶寒、脚挛急者所设。在《伤寒论》112 方中，有 31 方用芍药，70 方用甘草，24 方芍药和甘草同用，用芍药而不配甘草的只有 5 方，可见仲景对芍药配甘草的重视程度。《神农本草经》谓芍药主："邪气腹痛，除血痹，破坚积，寒热疝瘕，止痛。"《名医别录》载甘草能："通经脉，利血气。"我们临床体会，白芍长于柔筋止痛，甘草擅长缓急止痛，两药相伍，止痛作用极佳。现代药理研究证明，白芍的有效成分含有芍药苷、羟基芍药甙、芍药酯甙等，含皂苷配糖体 20 多个，其中抗炎的有 14 个，免疫的有 11 个，免疫调节有 9 个。白芍的有效成分白芍总甙对免疫功能有双向调节作用。甘草有糖皮质激素样作用，以及解痉、增强非特异性免疫、增强特异性免疫功能、抗过敏等作用。白芍配甘草，酸甘化阴，缓急止痛，清热解毒，可用于各种风湿痹痛。我们常用量为白芍 30～60g，甘草 10～15g。

山茱萸配白芍

胡荫奇经验：山茱萸味甘酸，性温，入肝、肾经，具有补益肝肾、收敛固涩之功。现代药理研究证实，山茱萸总甙具有免疫调节及抗炎作用。白芍味苦、酸，性微寒，入肝经，具有养血柔肝、缓急止痛之功。中成药白芍总苷（帕夫林）即为白芍提取物。白芍总甙对大鼠佐剂性关节炎有明显防治作用，具有明显的抗炎及免疫调节作用。二者配伍，山茱萸补益肝肾治本，白芍柔肝止痛治标，相须为用，标本兼治，治疗肝肾亏虚所致腰背强痛及膝关节疼痛尤为有效。

按：《神农本草经》谓山茱萸"逐寒湿痹"，芍药"除血痹"，可见二者均有治疗痹证之功。二药皆具酸味，酸入肝，肝主筋，故本组对药更擅长治疗筋痹，尤其对于关节屈伸不利及下肢挛急更为有效。如治疗膝关节痛，我们经常使用养筋汤加山茱萸；治疗下肢挛急，常采用山茱萸、白芍、甘草、木瓜、伸筋草等，多能数剂取效。常用量为山茱萸 10～30g，白芍 15～60g。

巴戟天配知母

胡荫奇经验：巴戟天，辛、甘，微温，归肝、肾经，具有补肾助阳、祛风除湿的功效，与知母相伍为用，辛开苦降，寒温并用，既能祛风散寒除湿，又能清热泻火，生津润燥，治疗外寒内热，寒热错杂之证。现代药理研究示：巴戟天主要成分为糖类、黄酮、氨基酸等，其乙醇提取物及水煎剂有明显的促肾上腺皮质激素样作用。知母与巴戟天配伍，共同发挥类激素作用及退热作用，对成人斯蒂尔病的发热、关节痛、皮疹，可发挥良好的治疗作用。

按：巴戟天性微温，是补肾助阳祛风湿的常用药，虽祛风湿，但其功重在补肝肾，现代药理研究认为它能促使肾上腺皮质激素的分泌。知母性寒，重在清热滋阴，现代药理研究认为它可以调节人体激素分泌的节律。两药相伍，寒热并用，补泻兼施，对各类风湿痹痛属于寒热错杂者最为适合。其常用量为巴戟天 10～30g，知母 10～20g。

狗脊配杜仲

赵和平经验：狗脊味苦、甘，性温，入肝、肾经，具有补益肝肾、强筋壮骨、祛风胜湿之功。《神农本草经》云其："主腰背强、关机缓急、周痹、寒湿膝痛。"《名医别录》谓其："坚脊，利俯仰，女子伤中，关节重。"杜仲味甘，性温，入肝、肾经，具有补肝肾、强筋骨之功。《神农本草经》云其："主腰脊痛，补中，益精气，坚筋骨，强志，除阴下痒湿，小便余沥。"现代药理研究证实，该药有抗炎及镇痛作用。二药药性平和，两者配伍，共奏补肝肾、强筋骨、壮腰膝之功，适用于风湿病夹有肝肾亏虚者。其常用量为各15～30g。

牛膝配杜仲

韩树勤经验：牛膝主下部血分，善行而通血脉、利关节，适于因湿热下注所引起的足膝关节红肿疼痛，长于治疗身半以下的腰膝筋骨酸痛；杜仲主下部气分，舒筋活血，通络止痛。二者一气一血，"气为血之帅""血为气之母"，共奏补肝肾、强筋骨、活血止痛之效，以祛腰膝之痿痹、下肢关节之红肿疼痛，为临床治疗所常用。在临床中，还可根据病证的特点，适时适证地配伍全蝎，取其走窜四肢、搜尽一身之风邪的特性，通经活血止痛；而典型的类风湿关节炎，寒湿胜者必配伍小白花蛇，以止全身各小关节尤其脊柱关节之疼痛，祛其寒湿之邪以通经络、利关节、止疼痛；蜈蚣亦窜脊柱而走膀胱经，搜太阳经之风寒湿邪；细辛升阳走表，搜经络之风邪，可取得较满意的治疗效果。

按：牛膝配杜仲见于《千金要方》之独活寄生汤，牛膝性偏寒，有补肝肾、强筋骨之功，同时具有活血脉并引血下行的作用。杜仲性温，长于补肝肾、强腰膝。牛膝虽补，但其长更在于通，杜仲之功则在于补。两药相伍，补肝肾、强筋骨的作用得到加强。本组对药对于腰椎病、膝关节病及足跟痛等偏于肝肾亏虚者更为适合。常用量为牛膝15～30g，杜仲10～20g。

续断配桑寄生

赵和平经验：续断味苦、辛、甘，性微温，可补肝肾、强筋骨、调血脉。《滇南本草》载其："补肝，强筋骨，定经络，止经中（筋骨）酸痛。"《本草求真》认为："续断，实疏通气血筋骨第一药也。"桑寄生味苦、甘，性微温，既能补肝肾、强筋骨，又可祛风湿、调血脉。《日华子本草》谓其："助筋骨，益血脉。"肝藏血主筋，肝虚则筋爪不荣；肾藏精而主骨生髓，肾虚则骨弱髓减，故补肝肾、强筋骨实为治本之举。两药相须为伍，补肝肾、强筋骨之力大增，兼可活血通脉。无论痹证之急性期或缓解期均可配用，对腰膝等下半身疼痛更为适宜。其常用量为续断 15～20g，桑寄生 20～30g。

苍术配黄柏

钱远铭经验：苍术苦温，性辛香而燥烈；黄柏苦寒，行隆冬肃杀之令。而《丹溪心法》用之治下焦湿热之证，名为二妙散，古今多予称用。盖二药性味相反，正取其相反相成之作用，治一切湿热之证多能生效。余数十年来，对湿热所致之关节痹痛之症，特别对急性风湿热合而为痹之证，用之多建良效。在剂量方面，对急性关节红肿灼痛者，苍术可达 50g，黄柏可达 20～30g。少则药力不到，疗效不显。此余数十年之经验所得。

徐国龙经验：黄柏苦寒，气味俱厚，性沉而降，以清下焦湿热为长。苍术味辛主散，性温而燥，化湿运脾，通治内外湿邪。二药皆有雄壮之气。苍术得黄柏，二苦相合，燥湿之力大增；黄柏得苍术，以温制寒，清热而不致损阳。二药配伍，相使相制，清热燥湿之功尤为显著。常用于下焦湿热证，湿热痿证，可加豨莶草、鹿衔草、五加皮、宣木瓜等。

按：苍术配黄柏出自《丹溪心法》之"二妙散"。《医方考》曰："湿性润下，病则下体受之，故腰膝痛。然湿未尝痛，积久而热，湿热相搏，然后痛。此方用苍术以燥湿，黄柏以去热，又黄柏有从治之妙，苍术有健脾之功，一正一从，奇正之道也。"本药对主要用于湿热下注而致的筋骨疼痛，或足膝红肿热痛，或下肢痿软无力，或湿热带下、下部湿疮等。其常用量为苍术 6～15g，黄柏 6～15g。

虎杖配大黄

路笑梅经验：二药均含有大黄素等多种蒽醌类化合物，都可以清热泻下，有明显的抗菌消炎作用。在治疗风湿热痹时，如有大便干结难解者，一定要用川大黄清热泻下，可达釜底抽薪之效。如痹证患者无明显肠腑热结证，可以用虎杖。虎杖的应用范围很广，多种炎症均可治疗。民间有单用虎杖或配金荞麦，治疗热性关节炎的验方。在治疗风湿、类风湿关节炎急性发作期要及早应用大黄与虎杖，可以防止炎症性破坏与损害，减少关节变形、粘连。虎杖用量可为 15～30g。生大黄用量要注意，各人的耐受力差异很大，可从小剂量 3g 开始。最好是用生大黄粉冲服，每次 1.5～3g。

按：虎杖味苦性平，长于清热解毒，凉血活血通经；大黄苦寒，荡涤肠胃，推陈出新。两药相伍，清热解毒及活血通经作用得到加强。本药对对于湿热痹病，尤其是伴有大便干结或黏滞不爽者，更为适合。患者用药后，常在腹泻几次后，关节肿热疼痛会得到明显改善。本药对亦可等量打粉，蜜调敷患处，亦有明显的消肿止痛作用。

大黄配姜黄

路笑梅经验：大黄味苦性寒，有清热消肿作用；姜黄味辛性温，外用可助大黄有效成分透达入里，并有消肿止痛作用。治关节红肿不退，有变形倾向者，可取大黄 5 份、姜黄 1 份，合研成细粉，与蜜调成膏状涂于关节红肿热痛之部位。敷的范围要大于红肿区，上盖油纸或塑料布，敷 24 小时左右去掉，隔日可再敷。

按：大黄配姜黄见于《伤寒瘟疫条辨》之升降散。原方由僵蚕、蝉蜕、姜黄、大黄组成，用于治疗温病"表里三焦大热，其证治不可名状者"。大黄味苦性寒，气味俱厚，阴中之阴，推陈致新，走而不守，上下通行，长于清脏腑蓄热，止关节肿痛。姜黄味辛性温，长于破血行气，通经止痛，尤其善治上肢及肩背疼痛。大黄配姜黄寒热并用，内调脏腑，外治肢节，对于痹证红肿热痛者最为适合。本对药可以内服，亦可以外用，如如意金黄散中亦有大黄配姜黄。

松节配知母

陈能文经验：松节质坚气劲，久而不朽，故可去筋骨间风湿诸病。但气温性燥，阴虚有火者本应酌用，因有知母之监制，又可大胆用之。类风湿关节炎病位在筋骨，最关肝肾，肝肾之阴易亏、火易旺，配知母恰是对症。本病由于病久失治，又大都有服用激素史，渐成虚实夹杂之病。用此药对，清热泻火，滋肾润燥，一温一凉，治标治本，相得益彰。

按：松节性温，为松树枝干之结节，善于祛风通络，疏利关节，凡历节肿痛、挛急不舒、风湿痹痛、关节肿胀，多有效验。李时珍曰："松节，松之骨也，质坚气劲，久亦不朽，故筋骨间风湿诸病宜之。"朱良春先生认为本品能提高免疫功能。知母性寒质润，长于养阴清热，善消关节之肿痛。两药相伍，寒热并用，润燥共济，祛风除湿而不燥，滋阴清热而不腻，对于寒热错杂之痹证更为适合。常用量为松节 9 ～ 15g，知母 10 ～ 20g。

知母配穿山龙

胡荫奇经验：知母苦、甘、寒，归肺、胃、肾经，具有清热泻火、生津润燥的功效。与穿山龙配伍，共同起到祛风除湿、清热泻火、凉血活血通络作用。知母根茎含多种知母皂苷（甾体皂苷）、知母多糖等，知母浸膏动物实验有防止和治疗大肠埃希菌所致高热的作用。临床研究证明，知母皂苷口服液口服，治疗原发性肾病综合征，能明显减轻糖皮质激素所产生的副作用。穿山龙与知母配伍不仅能增强祛风除湿、清热泻火、凉血活血通络的作用，而且还因具有退热及类激素样作用，对成人斯蒂尔病的发热、关节痛、皮疹，可发挥良好的治疗作用。

按：知母甘寒，长于清热养阴，消肿止痛，对人体糖皮质激素的分泌节律有一定调节作用；穿山龙味苦，微寒，长于祛风除湿，活血通络，有激素样作用。两者相伍，清热凉血、活血通络作用得到加强。本对药对于阴虚痹和热痹较为适合，也常用于激素的撤减中。其常用量为知母 10 ～ 20g，穿山龙 15 ～ 45g。

伸筋草配寻骨风

陈湘君经验：伸筋草，《本草拾遗》谓其主治："久患风痹，脚膝疼冷，皮肤不仁，气力衰弱。"古人认为该药可以："下气，消胸中痞满，横格之气，推胃中隔宿之食，去年久腹中之坚积，消水肿。"其性走而不守，祛湿退肿力强，且无苦寒败胃之弊。近年来有报道认为伸筋草有利尿、促进尿酸排泄的作用。寻骨风具有祛风湿、通经络、止肿痛的功效，用治风湿痹痛、肢体麻木、筋脉拘挛、关节屈伸不利。二药相伍，可用于治疗类风湿关节炎、风湿性关节炎等风湿病引起的肿胀、疼痛。

按：古人对药物的命名皆有深意。伸筋草，药如其名，其治疗的重点在筋，长于舒筋活络，缓解筋之拘挛。《滇南本草》谓之："治筋骨疼痛，其性走而不守。"寻骨风，其治在骨，长于消骨肿，治骨之变形。伸筋草配寻骨风善治筋痹、骨痹，对关节变形及屈伸不利、肿胀麻木者较为适合。其常用量为伸筋草 15 ～ 30g，寻骨风 10 ～ 20g。

佛手配合欢皮

赵和平经验：佛手味辛、苦，性温，归肝、脾、胃、肺经。因其形似手，故有佛手之名。《本草再新》谓其："治气舒肝，和胃化痰，破积，治噎膈反胃，消癥瘕瘰疬。"本品辛行苦泄，善疏肝解郁、行气止痛，可用于治疗肝郁气滞及肝胃不和之胸胁胀痛、脘腹痞满等症。佛手气味芳香，颇能理气醒脾，可用于治疗脾胃气滞之脘腹胀痛、呕恶食少等。合欢皮味甘性平，入心、肝经，《神农本草经》言其："主安五脏，和心志，令人欢乐无忧。"因其能安五脏，和心志，令人欢乐无忧而得合欢之名。本品既能安神解郁，用于七情所致的忧郁忿怒、虚烦不寐等症，又能理气活血止痛，用于肝胃气痛、跌打损伤及风湿痹痛。二药相伍，气血并调，相得益彰，可用于胸胁脘腹痞满胀痛、食欲减退、忧郁伤神、虚烦不寐等病证。常用量为佛手 10 ～ 15g，合欢皮 15 ～ 30g。

姜黄配海桐皮

伍炳彩经验：姜黄，味辛、苦，性温，入肝、脾经，性善走窜，功能破血行气，通经止痛；海桐皮，味苦、辛，性平，入肝经，功能祛风湿、通经络、止痹痛。"血行风自灭""湿随风散"，俾风湿俱去，经络得通，则痹痛止。二药相伍，一为血药，一为风药，故祛风除湿、活血通经止痛作用倍增。伍老常用此药对治疗风湿为患，络道经气闭阻，气血循行不畅的腰腿关节疼痛、周身肌肉酸痛，甚则肢体挛急不遂等症。

按：此配伍见于《温病条辨》中的宣痹汤方后加减，原文曰："痛甚加片子姜黄、海桐皮者，所以宣络而止痛也。"姜黄横行肢节，行气活血，蠲痹通络，是治疗肩臂痹痛之要药。严用和《济生方》蠲痹汤、孙一奎治臂背痛方，皆用之。海桐皮长于祛风湿、通经络、止痹痛，古方用以治百节拘挛、跌仆伤折。二药相伍，活血通经止痛、祛风除湿作用倍增。我们常用三仁汤或于补肝肾、益气血方药中加入此药对，治疗多种风湿痹痛，常获良效。其常用量为姜黄、海桐皮各 15 ～ 20g。

砂仁配豆蔻

赵和平经验：砂仁味辛，性温，入脾、胃经。本品辛散温通，芳香理气，醒脾和胃，温脾止泻。功专于中、下二焦，常用于治疗脾胃虚寒，气机阻滞引起的腹胀、腹痛、恶心呕吐、胎动不安等。豆蔻味辛，性温，入肺、脾、胃经。本品味辛香燥，善治中、上二焦一切寒湿气滞、胸脘胀痛、呕吐、呃逆等症。二药配伍，宣通上、中、下三焦气机，共奏行气止痛、醒脾开胃、和中消食之功，临床常用于痹证的全程治疗，以及胸闷、脘腹胀痛、呕恶纳呆、消化不良、小儿吐乳等属于脾胃虚寒者。常用量为砂仁、豆蔻各6～10g，后下。

合欢皮配首乌藤

赵和平经验：合欢皮"主安五脏，和心志，令人欢乐无忧"。本品既能理气，又能活血止痛，可用于肝胃气痛、跌打损伤及风湿痹痛。首乌藤味甘，性平，归心、肝经，能养血安神、祛风通络。药理研究表明，本品有镇静催眠作用。两药相配，相辅相成，共奏理气活血、养血安神、通络止痛之效，常用于治疗血虚、血瘀引起的各种风湿痹痛。对患者伴随的失眠多梦、心神不宁、头目眩晕等症，亦有佳效。其用量为合欢皮15～30g，首乌藤30～40g。

蒲公英配忍冬藤

赵和平经验：蒲公英味苦、甘，性寒，归肝、胃经，长于清热解毒、消肿散结，且能散滞气，利尿解毒。《本草新编》谓："蒲公英，至贱而有大功，惜世人不知用之。阳明之火每至燎原，用白虎汤以泻火，未免大伤胃气。盖胃中之火盛，由于胃中之土衰也，泻火而土愈寒矣。故用白虎汤以泻胃火，乃一时之权宜，而不恃之为经久也。蒲公英，亦泻胃火之药，但其气甚平，既能泻火，又不损土，可以长服、久服无碍。"忍冬藤味甘，性寒，归肺、胃经，长于清热疏风、通络止痛，其清热解毒通络作用强于金银花，如《本草正义》云："今人多用其花，实则花性轻扬，力量甚薄，不如枝蔓之气味俱厚。故人只称忍冬，不言为花，则并不用花入药。"二者相伍，清热解毒、通络止痛作用得到加强，凡风湿病活动期热毒炽盛，以关节红肿热痛、屈伸不利症状为主者，皆可配用。即使量重，亦不伤脾胃。其常用量为蒲公英 30g，忍冬藤 30～90g。

猫爪草配夏枯草

赵和平经验：猫爪草味甘、辛，性微温，归肝、肺经。本品味辛以散，长于化痰浊，消郁结，解毒消肿，常用于痰火郁结之瘰疬痰核，内服外用均可。夏枯草辛苦寒，《神农本草经》言其："主寒热，瘰疬，鼠瘘，头疮，破癥，散瘿，结气，脚肿，湿痹。"本品味辛能散结，苦寒能泄热，常用于治肝郁化火，痰火凝聚之瘰疬，如《外科正宗》夏枯草汤。二者相配，相辅相成，其清热解毒、消肿散结之力倍增。此药对见于《中药大辞典》，我们常用于治疗各种风湿病活动期病变，症见关节肿痛或有积液者，也常用于治疗乳痈、乳癖、瘰疬痰核、疔疮疖肿及各种肿瘤等。常用剂量为猫爪草 10g，夏枯草 30g。也可用二者等量，水煎取汁，再熬膏贴患处。

紫草配水牛角

赵和平经验：紫草味甘、咸，性寒，归心、肝经。本品色紫入血，故能清理血分之热，长于凉血活血、解毒透疹、活血消痈，常用于麻疹、湿疹、诸血证、疮疡、丹毒、烧伤、热结便秘等病。水牛角味苦，性寒，归心、肝、胃经。本品咸寒，专入血分，善清心、肝、胃三经之火而有凉血解毒之功，为治血热毒盛之要药。其清热凉血解毒之功与犀角相似而药力较缓，常用于温热病热入营血，热盛火炽的高热、神昏，以及血热妄行的发斑、衄血。现代药理研究表明，水牛角煎剂有强心、镇静、抗惊厥、抗炎、抗感染和止血作用，还可兴奋垂体肾上腺皮质系统，近年用于治疗热病昏迷、乙脑等，收到肯定效果。二药相伍，清热解毒、凉血止血作用得到加强，在临床上常用于治疗类风湿关节炎、痛风、结节性红斑等急性发作期。其常用量为水牛角 30～50g，紫草 15～30g。

冰片配青黛

赵和平经验：冰片味辛、苦，性微寒，入心、脾、肺经。本品味辛气香，能开窍醒神；味苦性寒，能清热止痛、生肌敛疮，善治口齿、咽喉、耳目之疾及各种疮疡。青黛味苦，性大寒，入肝、肺经，能清热解毒、凉血消斑，可治疗温病发热、发斑发疹、咽喉肿痛、痄腮、疮肿及丹毒等。二者相伍，清热解毒、生肌敛疮之力倍增。我们常取二者等量，研匀，醋调外敷患处，治疗热痹而见关节红肿热痛者，以及多种感染性炎症，如流行性腮腺炎、带状疱疹、丹毒、急性乳腺炎、蜂窝（组）织炎、疖肿、淋巴管炎、静脉炎、阑尾脓肿等。

按：冰片配青黛名清液散，见于《幼幼新书》，原书记载："汉东王先生《家宝》治小儿、婴孺鹅口、重舌及口疮。青液散方。青黛一钱，脑子少许。上研为末，每用少许敷舌上。"我们将其更名为冰黛散，有时单用，有时与如意金黄散合用，外用治疗风湿热痹，消肿止痛作用较速。

肿节风配透骨草

孟彪经验：肿节风味辛，性温，入心、肝经，能祛风除湿、活血散结、清热解毒。《分类草药性》云："治一切跌打损伤，风湿麻木，筋骨疼痛。"

透骨草味甘辛，性温，入肺、肝经，能祛风除湿，解毒止痛。《东北药植志》云："疗热毒，软坚。外用洗风湿、风气疼痛、毒疮"。二药相伍，活血祛风，消肿止痛，可用于治疗类风湿及骨关节炎所致的关节肿痛、麻木。常用量肿节风 15～20g，透骨草 20～30g。

猫眼草配猫爪草

宋绍亮经验：猫眼草又名泽漆，味苦性寒有毒；猫爪草性温味甘辛，无毒。二者配伍后，加强其散结消肿、清热解毒之功效，主要用于各种风湿病活动期的大小关节及肿胀病变，症见湿痹引起的上下肢关节肿胀、积液、水肿等。所不同的是，猫眼草主要用于上肢小骨关节肿胀积液，如近端指、掌指、腕关节肿胀；猫爪草用于下肢大关节，如膝、踝关节肿胀等。

按：猫眼草乃泽漆之别名，泽漆乃利水的要药，功效很像大戟，《金匮要略》有泽漆汤治"咳而脉沉者"。猫爪草长于解毒化痰散结。现代药理研究证实，本药有抗结核（分枝杆）菌、抗癌、抗急性炎症等作用。泽漆长于祛湿，猫爪草善于化痰，两药配伍，化痰祛湿作用更强。此对药对于全身关节肿胀，有积液者，或风湿结节、痛风石等都有效果。常用量为猫眼草 10～30g，猫爪草 10～30g。

马钱子配全蝎

颜德馨经验：龙马定痛丹：马钱子 30g，土鳖虫、地龙、全蝎各 3g。制时先将马钱子用土炒至膨胀，再入香油炸之，俟其有响爆之声，外呈棕黄色，切开呈紫红色时取出，与地龙、土鳖虫、全蝎共研细末，后入朱砂，制成蜜丸 40 粒。本丸适用于各种痹痛，如肩背腰腿及周身疼痛、屈伸不利、肢体麻木等症，包括现代医学之风湿热、风湿性关节炎、风湿性肌炎、类风湿关节炎、坐骨神经痛、颈椎病、肩周炎等疾病。龙马定痛丹渊出清代王清任之"龙马自来丹"，原方用治痫证、瘫腿。颜德馨教授吸收了历代医家的经验，经过长期临床验证，并不断总结，在原方基础上加入土鳖虫、全蝎等药，定名为"龙马定痛丹"，应用30余年，效果满意。方中主要成分为马钱子，具活血通络、消肿止痛等功效；配以土鳖虫、全蝎搜剔祛风，通络止痛；佐以朱砂为衣，制约马钱子毒性，且能护心神、通血脉。诸药合用，共奏活血脉、化瘀血、祛风湿、止痹痛之功效。

按：马钱子味苦，性温，有大毒，入肝、胃经，功能通经络，散结止痛。《医学衷中参西录》载"其毒甚烈……开通经络、透达关节之力，实远胜于它药也。"全蝎味辛甘，性平，有小毒，入肝经，功能为息风止痉、解毒散结、通络止痛。朱良春老中医认为全蝎："并擅窜筋透骨，对于风湿痹痛，久治不愈者，更有佳效。"现代研究表明，马钱子具有明显抗炎及抑制免疫反应的作用。马钱子的炮制至关重要，我们常采用张锡纯《医学衷中参西录》中制法："将马钱子先去净毛，水煮两三沸即捞出。用刀将外皮皆刮净，浸热汤中，日暮各换汤一次，浸足三昼夜，取出。再用香油煎至纯黑色，掰开视其中心微有黄意，火候即到。将马钱子捞出，用温水洗数次，将油洗净。再用砂土同入锅内炒之。土有油气，换土再炒，以油气净尽为度。"马钱子服用量大后易引起头晕、舌麻、牙关发紧，甚则抽搐等症，而全蝎具有息风止痉作用，恰好能消除以上症状。两药配伍，相反相成，不仅增强了马钱子的止痛作用，而且在一定程度上也制约了马钱子的毒副作用。

酸枣仁配延胡索

刘吉善经验：酸枣仁甘、酸、平，归心、肝、胆经，功善养心益肝、安神敛汗；延胡索辛、苦、温，归心、肝、脾经。二药合用，一辛散，一酸收，辛温行气活血，酸甘敛阴养血，是老师"从肝论治"之常用药对。酸枣仁养肝血、敛肝阴，延胡索善"行血中之气滞、气中之血滞"，以助肝阳。二药相伍，吻合"肝体阴而用阳"之功能特点，既养肝体又理肝气，而使气机畅达，诸症可愈。

按：酸枣仁长于养心益肝，安神定志；延胡索长于活血行气，止痛安神。现代药理研究认为，酸枣仁含有枣仁皂苷、脂肪油、有机酸等，具有镇静、催眠、镇痛的作用；延胡索含有延胡索甲素、乙素、丙素、去氢紫堇碱等 20 多种生物碱，有明显的镇静、催眠与安定作用。两药相伍，镇痛、镇静作用明显加强，尤其适用于各种疼痛而伴有烦躁、失眠的患者。常用量为酸枣仁、延胡索各 30g。

藿香配茵陈

赵和平经验：藿香味辛性微温，归脾、胃、肺经。《本草正义》载："藿香芳香而不嫌其猛烈，温煦而不偏于燥烈，能祛除阴霾湿邪，而助脾胃正气，为湿困脾阳，倦怠无力，饮食不甘，舌苔浊垢者最捷之药。"本品气味芳香，为芳香化湿浊要药。又因其性微温，故多用于寒湿困脾所致的脘腹痞闷、少食作呕、神疲体倦等症。茵陈味苦、辛，性微寒，归脾、胃、肝、胆经。《神农本草经》谓本品："主风湿寒热邪气，热结黄疸。"茵陈苦泄下降，性寒清热，善清利脾胃肝胆湿热，使之从小便而出，为治黄疸之要药。现代药理研究表明，茵陈有显著利胆作用，并有解热、保肝、抗肿瘤和降压作用。两药合用，芳化与清利并举，用于治疗湿热痹、黄疸性肝炎、口腔溃疡、高脂血症等，常获良效。我们经验方解毒 1 号方，即以此药对为主药。其常用量为藿香 10 ～ 15g，茵陈 20 ～ 30g。

白术配车前子

赵和平经验：白术味甘苦，性温，入脾、胃经，以健脾、燥湿为主要作用，被前人誉为"补气健脾第一要药"。脾主运化，因脾气不足，运化失健，往往水湿内生，引起食少、便溏或泄泻、痰饮、水肿、带下诸证。本品既长于补气以复脾之健运，又能燥湿、利尿以除湿邪。车前子甘寒滑利，性专降泄，能利水湿、分清浊而止泻，即"利小便以实大便"，尤宜于小便不利之水泻。《神农本草经》谓其："主气癃，止痛，利水道小便，除湿痹。"白术与车前子相伍，寒温并用，补泻兼施，用治水湿困脾引起的泄泻，效果非常明显。临床上我们常用此药对治疗脾虚湿盛引起的咳嗽、痹证及水肿等。常用剂量为白术 30g，车前子 10～30g。

按： 白术配车前子见于《石室秘录》之分水神丹，原文曰："水泻，用白术一两，车前五钱。二味煎汤，服之立效。"用本药对于临床，治疗水泻的确有效。白术健脾以升清阳，车前子利水湿以降浊阴。二者相合，攻中寓补，补中寓攻，升清降浊，利水除湿，对于湿痹之关节肿胀、重着不利者有一定效果。

防己配生地黄

陈珞珈经验：防己辛苦性寒，辛能宣散，寒以清热，苦以泄邪，能祛风除湿，宣壅滞，通经络；生地黄甘苦性寒，与防己之性相合，养阴生津而凉血清虚热。二药合用，共奏清热生津、宣痹止痛之功。

高学敏引《新中医》经验：用《金匮要略》防己地黄汤加减，防己、生地黄、桂枝、防风、甘草，数倍于常用量，治疗风湿性关节炎，症见发热，关节疼痛而肿，或有汗，或口渴，脉象数。

按： 防己配地黄出自《金匮要略》之防己地黄汤。防己苦寒，阴之阴也，能祛风除湿，通行十二经，擅疗腰以下至足，湿热肿痛；生地黄甘寒，长于清热凉血，养阴生津，《神农本草经》谓本品可以"逐血痹"。两药相伍，标本兼治，养阴清热，宣痹止痛。防己苦寒伤胃，生地黄甘寒滋腻，有碍消化，故腹满便溏者不宜用。其常用量为防己 6～10g，生地黄 10～30g。

白鲜皮配穿山龙

周乃玉经验：取白鲜皮清热燥湿、祛风止痒、解毒之功能，配穿山龙祛除风湿、活血通络、止痛消肿的作用，加强清热祛湿、通络止痛的作用，常应用于风湿病急性期关节红肿热痛。

按：白鲜皮味苦，性寒，有清热燥湿、祛风解毒的功效，临床常用于治疗皮肤瘙痒之症。《本草纲目》记载："白鲜皮，气寒善行，味苦性燥，为诸黄、风痹要药。世医止施疮科，浅矣。"《本草正义》载："湿痹死肌，不可屈伸，起止行步，湿热之痹于关节，着于肌肉者也。白鲜皮气味甚烈，故能彻上彻下，通利关节，胜湿除热，无微不至也。"本药长于燥湿清热，能入肌肉、通血脉、利关节，为治疗湿热痹证不可多得之良药。现代药理研究也证实，白鲜皮有抑制免疫、抗变态反应及抗炎作用，并有抗菌、解热及镇静作用。穿山龙味苦，性微寒，长于祛风除湿、活血通络，临床常用于湿热痰瘀痹阻经络引起的关节疼痛，特别是对缓解晨僵有良效。两药均为寒凉之品，两者相配，对于热痹之关节红肿热痛有良效。如类风湿关节炎的急性发作期，我们常采用此药对与桑枝、忍冬藤、秦艽等药同用，有一定效果。常用量为白鲜皮 10～30g，穿山龙 30～45g。

石见穿与酒大黄

周乃玉经验：石见穿，味苦、辛，性平，苦能泻热解毒，辛以散结破瘀，而且常有止痛之功效。酒大黄破血散结、消积滞。二药相伍，可用于风湿病中邪气痹阻日久，郁而化热，痰瘀互结证。

按：石见穿长于清热解毒，活血止痛，对于红细胞沉降率升高者有效。酒大黄破血导滞，能使癥瘕尽而营卫昌。本对药常用于实证、热证，关节肿痛，局部灼热，而大便干结者更佳。常用量为石见穿 20～30g，酒大黄 3～10g。

参考文献

专著

[1] 江苏新医学院 . 中药大辞典 [M]. 上海：上海科学技术出版社，1977.

[2] 卢祥之 . 名中医治病绝招 [M]. 北京：人民军医出版社，2007.

[3] 陈彤云 . 燕山医话 [M]. 北京：北京科学技术出版社，1996.

[4] 谢海洲 . 谢海洲用药心悟 [M]. 北京：人民卫生出版社，2006.

[5] 徐国龙，陈维华，张明淮，等 . 药对与临床 [M]. 合肥：安徽科学技术出版社，2003.

[6] 岳桂华，张栋 . 名医效验药对：内科卷 [M]. 北京：人民军医出版社，2008.

[7] 谭同来，刘庆林 . 常用中药配对与禁忌 [M]. 太原：山西科学技术出版社，2003.

[8] 胥庆华 . 中药药对大全 [M]. 北京：中国中医药出版社，1996.

[9] 肖森茂，彭永开 . 百家配伍用药经验采菁 [M]. 北京：中国中医药出版社，2004.

[10] 谭同来，张咏梅 . 实用临证对药手册 [M]. 太原：山西科学技术出版社，2015.

[11] 傅文录 . 临证常用药对 200 例 [M]. 北京：化学工业出版社，2010.

[12] 马家骅 . 药对 [M]. 北京：人民卫生出版社，2009.

[13] 唐先平，刘燊仡，胡悦，等 . 胡荫奇风湿病学术经验传薪 [M]. 北京：科学技术出版社，2012.

[14] 史宇广，单书健 . 当代名医临证精华：痹证专辑 [M]. 北京：中医古籍出版社，1988.

[15] 张云鹏 . 姜春华——中国百年百名中医临床家丛书 [M]. 北京：中国中医药出版社，2002.

[16] 谢海洲 . 谢海洲临床经验辑要 [M]. 北京：中国医药科技出版社，2001.

[17] 朱良春. 朱良春医集 [M]. 长沙：中南大学出版社，2006.

[18] 唐东昕. 刘尚义常用药对辨析与临证应用 [M]. 北京：科学出版社，2016.

[19] 孟彪，高立珍，赵和平，等. 常见风湿病中医特色诊治 [M]. 广州：世界图书出版广东有限公司，2014.

[20] 吕景山. 施今墨对药临床经验集 [M]. 太原：山西科学技术出版社，2019.

[21] 吕景山. 施今墨对药 [M]. 北京：人民军医出版社，2005.

[22] 董振华，季元，范爱平. 祝谌予经验集 [M]. 北京：人民卫生出版社，1999.

[23] 周幸来. 神经精神疾病临证药对 [M]. 北京：人民军医出版社，2014.

[24] 宋文芳，李建. 宋祚民——中国百年百名中医临床家丛书 [M]. 北京：中国中医药出版社，2001.

[25] 王为兰. 中医治疗强直性脊柱炎 [M]. 北京：人民卫生出版社，1999.

[26] 周乃玉，谢幼红. 周乃玉风湿病临证精要 [M]. 北京：北京科学技术出版社，2016.

[27] 高春媛，陶广正. 中医当代妇科八大家 [M]. 北京：中医古籍出版社，2001.

[28] 钱远铭. 竹堂医镜 [M]. 武汉：华中师范大学出版社，1992.

[29] 宋绍亮. 病证结合治疗风湿病 [M]. 北京：人民军医出版社，2012.

[30] 刘安平. 刘吉善内科经验传承集 [M]. 北京：人民卫生出版社，2015.

[31] 陈珞珈，李成卫. 痹证名家传世灵验药对 [M]. 北京：中国医药科技出版社，2010.

期刊

[1] 王贵堂，王玉堂. 单味老鹳草治疗带状疱疹 [J]. 中国乡村医生杂志，1992（1）.

[2] 刘敏. 陈纪藩运用对药治疗痹证的经验 [J]. 中华中医药杂志，2006，21（10）.

[3] 狄朋桃. 彭江云教授治疗风湿病药对举隅 [J]. 云南中医学院学报，2007，30（3）.

[4] 朱萍，程燕，王峰. 韩树勤治疗风湿性关节炎药对运用举隅 [J]. 安徽中医临床杂志，2000，12（3）.

[5] 董秋梅. 阎小萍治疗风湿病"对药"辨析 [J]. 中华中医药杂志，2006，21（8）.

[6] 田元祥，李进龙. 杨牧祥教授运用对药经验举隅 [J]. 河北中医，2004，26（12）.

[7] 孙鹏，施杞. 施杞教授运用药对治疗颈椎病经验 [J]. 中国中医骨伤科杂志，2004，12（2）.

[8] 张立亭，张鸣. 鹤治痹用药规律 [J]. 山东中医学院学报，1993，17（5）.

[9] 施建勇.周仲瑛教授用药经验举隅 [J].南京中医学院学报，1988（1）.

[10] 周通池.老鹳草配伍的临床应用 [J].辽宁中医杂志，1989，14（7）.

[11] 朱步先.徐长卿配伍琐谈 [J].上海中医杂志，1985，19（9）.

[12] 周永红，胡怀强.王新陆教授常用对药集释 [J].中医药学刊，1985，22（5）.

[13] 陶国水.张炳秀主任医师临证用药特色拾粹 [J].安徽中医学院学报,2006,25（6）.

[14] 曲环汝，张立艳.苏励教授治疗类风湿关节炎用药特色简释 [J].中医药学刊，2002，20（5）.

[15] 王长洪，陈光新.董建华治疗痹证的临床经验 [J].中医杂志，1982，23（2）.

[16] 孙太振，张叶，刘大新.生地祛邪配伍举隅 [J].河南中医药学刊，1995，10（5）.

[17] 陈淑媛，张肖敏.朱良春老中医治疗痹证的经验 [J].中医杂志，1980，21（12）.

[18] 潘朝曦.张伯臾教授对痹证的认识与治疗 [J].新中医，1988，20（9）.

[19] 胡翘武.附子十配 [J].辽宁中医杂志，1982，9（5）.

[20] 钟丽丹，洪鸿彬.陈湘君治疗风湿病常用药对举隅 [J].中医杂志，2004，45（4）.

[21] 张武.药对心析 [J].江西中医药，1993，24（1）.

[22] 贺学林.肾脏病治疗中的中药配伍用药 [J].中国民间疗法，2000，8（2）.

[23] 李福安.秦艽伍葛根治疗骨关节病举隅 [J].江苏中医药，2004，25（9）.

[24] 汪晓筠.祝谌予教授治疗糖尿病对药辨 [J].青海医药杂志，1997，27（10）.

[25] 叶丽红，周红光.周仲瑛教授配伍用天仙藤鸡血藤经验 [J].吉林中医药，2003，23（12）.

[26] 王承德.谢海洲老师治疗风湿病经验 [J].中国中医风湿病学杂志，2008，11（3-4）.

[27] 王莒生，王萍，邓丙戌.张志礼治疗银屑病的用药特点及常用对药配伍 [J].中华中医药杂志，2006，21（10）.

[28] 王艳玲，多秀瀛，张大宁.张大宁教授治疗肾衰常用药对举隅 [J].天津中医药，2005，22（4）.

[29] 孙伟，何伟明.肾病辨证用药及其配伍应用的研究 [J].中医药学刊,2003,21（1）.

[30] 朱炳林.程门雪用药经验述要 [J].浙江中医杂志，1995，30（8）.

[31] 陈学勤.辨证施治用"药对" [J].上海中医杂志，1987，21（1）.

[32] 肖森茂，彭永开.地龙在临床上的配伍应用 [J].辽宁中医杂志，1983，10（7）.

[33] 邵利平.露蜂房的配伍应用 [J].四川中医，1995，13（8）.

[34] 曲环汝，张立艳.苏励教授治疗类风湿关节炎用药特色简释 [J].中医药学刊，

2002，20（5）．

[35] 王长洪，陈光新．董建华治疗痹证的临床经验[J]．中医杂志，1982，（2）．

[36] 范刚，胡翘武．谈治疗胃脘痛的对药十配[J]．黑龙江中医药，1993，（6）．

[37] 路笑梅．谈痹证用药[J]．江苏中医，1996，17（10）．

[38] 兰青山，陈丽蓉．陈能文临床药对及验方选[J]．江西中医药，1990，21（2）．

[39] 罗文群，郭建生．伍炳彩用药对经验[J]．江西中医学院学报，2001，13（3）．

附 录

天目山采药记

　　我与爱人高立珍主任医师于 2018 年 4 月 8 日至 5 月 20 日在上海中医药大学参加第四批全国中医临床优秀人才的强素养培训，其中一项是本草之旅——采药、认药，现将采药感悟与大家分享。

　　二十多年的行医生涯，使我对中药情有独钟。我认识的中药饮片不下数百种，但对原生植物则认识者寥寥无几。当我看到课表上有天目山采药时，心中异常激动，真的非常感谢上海中医药大学的老师们，他们把课程设计得太好了，这正是我们所缺失的！

　　天目山地处浙江省杭州市临安区境内，主峰仙人顶海拔 1506 米。古名浮玉山，"天目"之名始于汉代，有东西两峰，顶上各有一池，长年不枯，故名。传说这里是韦驮菩萨的道场。

　　4 月 24 日下午，我们乘坐大巴经过 4 个多小时行程，来到了景色秀美的天目山，下榻于天目山庄。次日上午，我们迫不及待地跟在老师的身后，开始了采药、认药之旅。路的两侧是水杉、柳杉、银杏等古老树种。放眼望去，山上一片翠绿，满眼尽是珍稀植被。步行二里许，路旁是一座古刹——禅源寺，寺旁的溪流冲击着石头发出轰鸣声，远听之似涛声，近观之，清澈见底，白云倒映于水中，不时还有小鱼在游动。我不由得感叹，这真是"天上白云地下泉，目览怡人相映间"啊！

老师对照植物给我们讲解药物的生存环境、特征、如何采集、如何与其他药物鉴别等，使我们大开眼界。天目山的地黄颇有特色，叶片是扁圆形的，开着粉红偏暗的小花，比我们北方的地黄显得更有灵气；车前草也是扁圆形的叶片，中间长出一支穗，上面结的叫车前子，比米粒还小。在一棵两三个人才能合抱的古树上，有两种植物攀缘而生。老师说叶对生的是络石藤，互生的是薜荔。这种大圆叶和小圆叶交替生长的是仙鹤草，那种长得像鸟嘴的叫老鹳草。

采到玉竹和黄精时，老师说："这两种药地上部分较难鉴别，因为长得太像了，但地下部分则有明显的区别。黄精的根部一般只有一根，而且是似球状，一节一节的，而玉竹则是多条根。"老师的讲解，使我茅塞顿开，并赋诗《辨药》一首，与同学分享：

> 天目地黄与车前，
> 络石薜荔竞攀岩。
> 仙鹤老鹳非同类，
> 黄精玉竹从根辨。

一天下来，我们认识了不下几十种植物，采药归来，天色将晚，望着山间的溪水，感觉略有一些凉意。触景生情，我写了一首《咏小溪》，文曰：

> 天目小溪处处生，
> 泉水激流似涛声。
> 采药归来途经之，
> 恰逢秋凉一阵风。

爱人颔首称是，山里的早晚温差较大，的确有一丝寒意。

晚上，我们拿出白天采集到的标本，与图谱一一对照，力图把当天学到的东西彻底消化，所以睡得很晚。次日早上6点多，我们起床后正在洗漱，忽然听到窗外传来一声有似老虎的怒吼。妻子笑着说："易筋经。"我随即对她说："夜宿天目山庄中，晨起之时天已明。忽闻窗外一声吼，妻子笑曰易筋经。"她听后大笑。我不解释大家是听不懂的，但我们学员内部都能听懂。原来，我们在此次培训期间，严蔚冰教授向我们传授了一套《古本易筋经十二式》，其中有一式叫"卧虎扑食"，这一式会让我们发出类似老虎的怒吼声，来发泄郁积于心中的郁闷，以达到疏肝解郁的功效。所以听到这种声音，我们第一反应就是"易筋经"。

太子庵始建于明代，砖木结构，浮雕木刻，古朴典雅。相传为昭明太子读书之所。读书楼内有古井，名"太子井"，终年不涸。太子由于读书用眼过度而失明，后用洗眼池之水清洗后复明。院内有许多珍稀植物，还有杜仲树。老师让我们摘片叶子看看，我们发现叶子的根部竟然也有丝，那树皮就更可想而知了。我不禁感叹造物主之神奇，更为太子苦读的精神所折服，于是我写了一首《游太子庵》的诗，用以激励自己。文曰：

太子苦读此庵中，
久视伤血目不明。
洗眼泉水清如许，
天目重开显神功。

两天的本草之旅很快就结束了，我们每个人的感觉都一样——意犹未尽。快乐的时光总是匆匆而逝，但给我们留下了美好的回忆，这也将成为我们人生中的一笔宝贵财富。

在归途中我心情难以平静，于是写下了《天目山采药》一文，算作是对这次本草之旅的总结吧！

天目仙山草木葱，
禅源古刹在此中；
诸师为我传医道，
优才早晚学神农。

但愿我们这些所谓的"优才"，真的能像先祖神农那样，精研医药，造福苍生！

2018 年 4 月 30 日

纸坊沟采药记

十堰市地处秦巴山区，风景秀丽，气候宜人，森林覆盖率达 53%，是国内最宜居的城市之一。即使不在武当山、牛头山等著名景区，也能欣赏到自然美景。十堰素有"天然药库"之称，早在 400 多年前，著名的医学家李时珍曾遍游十堰武当山，写下了惊世宏著《本草纲目》，载药 1892 种，其中在十堰所采草药就有 400 多种。

中药是中医的灵魂，没有好的中药，再好的医生也很难取得好的疗效。作为一线的中医，采药是必修课。平时，我们所见到的都是中药饮片，大多都不知道其原植物为何物。为了补上这一课，我一直计划着再次进山采药，为年轻医生提供一次识药认药、贴近自然的机会。可是近来老天不作美，经常阴雨连绵，我查看了许久的天气预报，知道今天无雨，于是心中窃喜，机会终于来了。由于我认识的药用植物有限，所以特意请来了我的老师赵和平院长，他不仅临床经验丰富，而且对野生药材也颇有研究。

4 月 28 日下午 2 时许，在赵和平院长的带领下，我们一行 20 余人开进纸坊沟。纸坊沟就在我们医院附近，进出很方便，去纸坊沟要过一个小洞，过洞之前还是闹市，过洞后便是世外桃源。由于昨天才下过雨，山中的空气格外清新，还带有泥土的气息，令人心旷神怡。我深深地吸了一口气，工作的紧张和疲劳顿时感觉一扫而光。路的两边到处都是野生的药材，见得最多的是土大黄，其次还有虎杖、贯众、野菊花、艾、紫苏、田基黄等。

采药开始了，大家都感觉新鲜，抢着干。许多规培医生大多数是第一次参加采药，喜悦程度更是难以言表。山有些陡峭，有的地方比较湿滑，赵院长冲锋在前，他一再嘱咐我们要小心从事，注意脚下。药材都是原生态的，许多地方看不到人到过的足迹。药材跟人一样，也喜欢扎堆，发现一种药材就是一片。在山坡上，我们发现了一大片鱼腥草，年轻人每人采了一株，留作标本。有的同学发出了感叹，这还真的有鱼腥味呀！

继续向上爬，我们发现了一株葛根，有胳膊粗细，伴着松树而生，攀缘而上，直冲云霄。赵院长说："这株葛根应该有些年头了，孟彪，你给大家讲讲葛根的功效吧。"我谨遵师命，从葛根是一根藤，很像人体的经络入手，给大家讲解了葛根入膀胱经，擅长治疗颈肩腰腿痛。葛根分为柴葛和粉葛，柴葛长于清热解表，扩张血管；粉葛善于生津止渴，升阳止泻。其实我们在饭店喝的葛粉都是粉葛。粉葛有很好的解酒作用，如果你吃饭前喝了葛粉，那你的酒量就会变大，而不容易醉酒。细心的莫锐芳护士长把我的讲解录制了视频，以后会发给大家做个参考。

路边沟内是山泉汇成的小溪，溪水清澈见底。溪边长着许多叶子，绿绿的，茎部有许多红点，高高大大的植物。赵院长说这是虎杖。虎杖是赵院长最擅长使用，也是最常用的中药。他对虎杖有着非常独到的见解，他说："虎杖是一味清热解毒的中药，可以治疗一切热毒之证，连蛇毒也能解，还可以保肝降酶，治疗烫伤及风湿病。"我们把老师的教诲默默记在心中，以便以后应用。

在路边，同学们发现了一棵较大的土大黄，用了好几分钟的时间，才把它挖了出来。我们不禁欢呼了起来，这个根太粗了，直径有 4～5 厘米。赵院长说："土大黄，又叫羊蹄根，可以通便，可以凉血解毒。这棵植物生长时间应该在 5 年以上，一般来说，长的时间越久，药效就越好。无论是内服还是外用，都药效十足，真是难得的佳品啊！"

进山采药是个体力活，对于我们平时很少参加体力劳动的人来说，的确不容易。张平主任、何菊林、莫锐芳护士长、洪磊、汪宗林、贾成林、彭秀娟等医生年轻力壮，采起药来，非常认真。时间不长，他们的额头上都布满了汗珠。但他们都很开心，一边干一边讨论着药物的特性与功效，掩饰不住内心的喜悦。

经过 2 个多小时的奋战，我们收获颇丰，采集到了 20 余种标本。看着这些战果，我们无比激动。快乐的时光总是过得太快了，大家都有一种意犹未尽的感觉。通过今天的活动，我们不仅增长了知识，培养了对中医药的感情，而且身体得到了锻炼，心情也得到了愉悦，可谓一举多得。

临结束时何护士长让我赋诗一首以结束今天的采药活动，我不揣浅陋，作此小诗以留念。

> 纸坊沟采药
> 莫道纸坊不出名，
> 原生良药济众生；
> 名师为我传医道，
> 吾辈立志学神农。

2021 年 4 月 29 日